Nydahl/Bartoszek (Hrsg.)

Basale Stimulation

Neue Wege in der Intensivpflege

Peter Nydahl (Hrsg.)
Gabriele Bartoszek (Hrsg.)

Basale Stimulation

Neue Wege in der Intensivpflege

3., vollständig überarbeitete Auflage

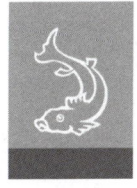

Urban & Fischer Verlag
München · Jena

Zuschriften und Kritiken an:

Urban & Fischer Verlag, z. Hd. Frank Koch, Karlstr. 45, 80333 München

Wichtiger Hinweis:

Die Erkenntnisse in der Medizin unterliegen laufendem Wandel durch Forschung und klinische Erfahrung. Herausgeber und Autoren dieses Werkes haben große Sorgfalt darauf verwendet, daß in diesem Werk gemachten therapeutischen Angaben (insbesondere hinsichtlich Indikation, Dosierung, und unerwünschten Wirkungen) dem derzeitigen Wissensstand entsprechen. Das entbindet den Nutzer dieses Werkes aber nicht von der Verpflichtung, anhand der Beipackzettel zu verschreibender Präparate zu überprüfen, ob die dort gemachten Angaben von denen in diesem Buch abweichen und seine Verordnung und die Umsetzung von Maßnahmen und Angeboten in eigener Verantwortung zu treffen.

Die Deutsche Bibliothek – CIP-Einheitsaufnahme

Ein Titelsatz ist bei der Deutschen Bibliothek erhältlich.

3., vollständig überarbeitete Auflage 2000

00 01 02 03   5   4   3   2   1

© 2000 Urban & Fischer Verlag München • Jena

Lektorat: Frank Koch, München
Herstellung: Wolfram Friedrich, München
Satz: Medienkontor Lübeck, medienkontor-luebeck.de
Druck und Bindung: Franz Spiegel Buch GmbH, Ulm
Umschlaggestaltung: prepress I ulm GmbH, Ulm

Printed in Germany

Aktuelle Informationen finden Sie im Internet unter der Adresse: http://www.urbanfischer.de

Geleitwort _____

Vor ca. 20 Jahren rückten Menschen mit schwersten und mehrfachen Behinderungen ins Blickfeld sonderpädagogischer Bemühungen. Bis dahin waren sie in sog. Pflegeeinrichtungen versorgt, als „Dauerpflegefälle" abgeschrieben. Kinder, Jugendliche, aber auch manche Erwachsene lebten zu Hause, verbrachten ihre Tage meistens im Bett und wurden von ihren Angehörigen versorgt. Medizinische Hilfe war angesichts der schweren und endgültigen Behinderung nicht möglich, therapeutische Ansätze schienen zu versagen und pädagogische, erst recht spezifisch behindertenpädagogische Angebote lagen nicht vor. Es waren Menschen, denen man keine Entwicklungsmöglichkeiten mehr zugestand und von denen man auch nichts erwartete.

An verschiedenen Stellen in Deutschland, aber auch in Europa, wollte man diesen Zustand nicht mehr länger hinnehmen. Eltern besannen sich auf ihre Rechte, Fachleute auf ihre Pflichten. Die Kinderhilfe Westpfalz in Landstuhl, heute Rehazentrum Landstuhl, war ein Kristallisationspunkt für solche Bemühungen. Mit Unterstützung des Landes Rheinland-Pfalz gelang es, ein Pilotprojekt zu installieren, das praktisch und wissenschaftlich die Fördermöglichkeiten für sehr schwer mehrfachbehinderte Menschen untersuchen sollte. Aus dieser Arbeit ging dann nach ca. 5 Jahren das Konzept der Basalen Stimulation hervor.

Pflegerische Maßnahmen waren schon immer ein wichtiger Bestandteil dieses Konzeptes, denn die körperliche Befindlichkeit sehr schwer behinderter Kinder, Jugendlicher und Erwachsener war fast immer problematisch. Atemwegserkrankungen führten bei diesen Menschen nicht selten zu einem frühen Tod. Das Problem des Wundliegens bestand ständig, Ernährungsprobleme und insbesondere Schmerzzustände ließen häufig Ratlosigkeit aufkommen. Im Landstuhler Zentrum waren immer auch Kinderkrankenschwestern und Krankenschwestern tätig, sodass schon früh ein interdisziplinärer Austausch eingeleitet wurde.

Dennoch war es ein großer Schritt als durch den persönlichen Kontakt mit Christel Bienstein, damals Bildungszentrum Essen, heute Institut für Pflegewissenschaften Witten/Herdecke, eine echte Kooperation eingeleitet wurde. Das Konzept der Basalen Stimulation hat sich dann in jahrelanger Zusammenarbeit mit Pflegefachkräften ausdifferenziert und ist zu einem mittlerweile bedeutsamen Bestandteil der Pflegewissenschaft und der Pflegepraxis geworden. Dies ist insbesondere den engagierten Arbeiten vieler Pflegender zu verdanken. Peter Nydahl und Gabriele Bartoszek bemühten sich um eine Integration der Basalen Stimulation in die Intensivpflege. Mit dem hier vorgelegten Buch stellen sie ein erstes, gründlich erarbeitetes Ergebnis dar, das jetzt bereits in überarbeiteter und verbesserter dritter Auflage vorliegt. Die wichtigsten Prinzipien der Basalen Stimulation in der Pflege, wie sie schon 1991 (Bienstein/Fröhlich 1991) in allgemeinerer Form dargelegt wurden, sind jetzt zu spezifizieren und für verschiedene Bereiche der Krankenpflege zugänglich zu machen. Krankenpflege und Sonderpädagogik, d.h. die Pädagogik für behinderte Menschen haben möglicherweise mehr gemeinsam, als bisher gedacht wurde. Das Bemühen, die Selbstheilungs- bzw. Organisationskräfte behinderter Menschen bzw. der Patienten zu unterstützen ist beiden gemeinsam (vgl. Fröhlich/Haupt/Bienstein 1997).

Basale Stimulation ist keine Methode oder neue Technik, sondern versteht sich als ein Konzept, das offen ist für Veränderungen, Weiterentwicklungen, Analysen und neue Ideen. Neue Gedanken und Erfahrungen können jeweils Zugang finden, während eine Methode oder eine Technik hingegen eher ein abgeschlossenes Repertoire von Wissenselementen und Fertigkeiten ist.

Ein solches Konzept bildet darüber hinaus die Basis für die Zusammenarbeit zwischen Patienten, ihren Angehörigen und den beteiligten Fachleuten, speziell den Pflegenden im Zusammenhang mit dem gesamten sozialen Umfeld. Ein Konzept ist immer so etwas wie ein Entwurf oder Plan, der aber noch nicht fertig abgeschlossen ist, sondern das Hinzulernen aller Beteiligten ausdrücklich vorsieht.

Gegenüber enger gefassten Trainingsprogrammen oder Techniken versteht sich Basale Stimulation als Förderansatz, der auf die individuellen Möglichkeiten eines Menschen setzt, sich unter günstigen Umständen zu stabilisieren oder auch weiterzuentwickeln. Es geht also um die positiven Möglichkeiten in einem Menschen, nicht um seine Defekte, Defizite und Ausfälle. Insofern ist Basale Stimulation in der Pflege keine „Behandlung" des kranken Menschen, sondern vielmehr der qualifizierte Versuch, sich seiner Lebenssituation anzupassen und ihm für diese individuelle und aktuelle Lebenssituation geeignete Wahrnehmungs-, Bewegungs- und Kommunikationsangebote zu machen.

Natürlich steht die Gesundung des Patienten als übergeordnetes Ziel allen Beteiligten vor Augen. Eine pflegewissenschaftliche Analyse der Situation auf Intensivstationen ergab schon sehr früh, dass bislang nur Teile des Gesundungspotenzials genutzt werden konnten. Die hoch technisierte, lebenserhaltende Medizin berücksichtigt insbesondere die funktionellen Aspekte des Lebens bzw. des Patienten. Traditionelle Pflege unterstützt dieses Vorgehen und sorgt dafür, dass die medizinischen Richtlinien in die Praxis umgesetzt werden. Pflege sichert in diesem Selbstverständnis die „Bekämpfung" der Krankheit.

Durch die Übernahme des Konzeptes der Basalen Stimulation in die Pflege, speziell in die Intensivpflege und durch notwendige Modifikationen wird nun ergänzend versucht, Patienten in ihrer schwierigen subjektiven Situation, die durch Stress, hohe emotionale Belastung, Angst, Unsicherheit und Gefühle der Hilflosigkeit gekennzeichnet sind, eine Orientierung über den eigenen Körper und seine vorhandenen Möglichkeiten zu geben.

Der Aspekt der Beziehung wird insbesondere durch eine qualifizierte Berührungskultur unterstützt. Berührung wird zur elementaren Kommunikationsform, bei der die Patienten keine „Vorausleistungen" bringen müssen. Wir gehen davon aus, dass auch Patienten in tiefer Bewusstlosigkeit in der Lage sind, elementare Kommunikation aufzunehmen und auch entsprechende elementare Mitteilungen zu machen.

Hierdurch gewinnt Pflege immer stärker dialogischen Charakter, im Pflegeprozess spielen sich wichtige Ereignisse zwischen Pflegenden und Patienten ab. Die Reihenfolge der Berührungen, ihr Tempo, ihre Wiederkehr, ihr Rhythmus und ihre Dauer bestimmen ganz wesentlich die Befindlichkeit von Patienten. Darüber hinaus macht Berührung aber auch möglich, dass sich Patienten in der für sie extrem fremden Situation der Intensivstation als Einheit und Identität erfahren können. Erst auf dieser Basis wird es möglich sein, Patienten zur Mitarbeit im Genesungsprozess zu motivieren. Solange sie sich als Objekt „fremder Mächte" fühlen, sind sie ausgeliefert, werden sie zusätzlich inaktiviert.

Durch die neu entwickelten Möglichkeiten der Basalen Stimulation in der Pflege haben Pflegende ein neues Aufgabengebiet für sich erschlossen. Sie sind nicht länger mehr nur Ausführende, sondern sie planen und gestalten Beziehung zu ihren Patienten und leisten dabei ungemein wichtige Arbeit zur Stabilisierung des Individuums. Basale Stimulation versteht sich so als ein ganzheitliches Konzept, das über den Körper, über Berührung die Person selbst erreicht.

In dem hier vorliegenden Buch werden Sie - scheinbar im Gegensatz zu den hier gemachten Ausführungen - sehr konkrete und technisch exakt beschriebene Handlungsanweisungen finden, wie sie mit Patienten auf der Intensivstation umgehen sollten. Dies betrifft das Waschen, die Lagerung, die spezifischere pflegerische Versorgung und darüber hinaus auch Fragen des Arbeitsrhythmus etc.

Wir sind der Überzeugung, dass es zunächst tatsächlich wichtig ist, Grundprinzipien möglichst genau einzuhalten, um „basale Fehler" zu vermeiden. Wir haben sehr viel über die möglichen Irritationen gelernt, die durch ungeeignete Pflegemaßnahmen ausgelöst werden können. Wir sind davon überzeugt, dass Patienten in einen psychosomatischen Rückzug getrieben werden können, wenn Pflegemaßnahmen nicht qualifiziert und kontrolliert durchgeführt werden können.

Es ist meine große Hoffnung, dass das Buch von Gabriele Bartoszek und Peter Nydahl dazu beiträgt, Pflegende zu befähigen, sich ihren Aufgaben qualifizierter widmen zu können. Die Pflegekompetenz wird steigen, und Patientinnen und Patienten werden dies zusammen mit ihren Angehörigen erleichtert und dankbar annehmen.

Andreas Fröhlich, Dr. paed., Prof. für Allgemeine Sonderpädagogik, Universität Landau/Pfalz

Hinweise der Herausgeber _____

Die literarische Wir-Form bedeutet im Weiteren nicht einen Pluralis Majestatis, sondern meint schlicht und einfach uns beide, Gabriele Bartoszek und Peter Nydahl.

Der Begriff „Basale Stimulation$^{®}$" ist durch Herrn Prof. Fröhlich rechtlich als eingetragenes Warenzeichen geschützt worden. Für den weiteren Text haben wir aus Gründen der besseren Lesbarkeit dieses Warenzeichen weggelassen, weisen aber darauf hin, dass der rechtliche Schutz weiterhin besteht.

Danksagung _____

Wir danken für die Mithilfe an diesem Buch:
allen Patienten, die uns auf unserem Weg begleitet haben;
allen Kollegen, die uns ermutigt und unterstützt haben;
Christel Bienstein und Prof. Andreas Fröhlich;
Renate Gsodam, Ute Hensel und Ulf Linstedt für ihre Beiträge;
für das Gegenlesen Christel Bienstein, Prof. Andreas Fröhlich, Thomas Buchholz, Ansgar Schürenberg und Anke Gebel-Schürenberg;
für die Fotos Haiko, Mark, Steffen, Thommy, Thomas und Rainer;

Inhaltsverzeichnis ─────────

4 Anhang 241

1 Basale Stimulation

1.1 Zum Gebrauch

Es gibt das Gleichnis des Lahmen und des Blinden. Der Blinde kann gehen, findet aber den Weg nicht; der Sehende weiß den Weg, kann aber nicht gehen. Nur wenn der Blinde den Lahmen auf seinen Schultern trägt und der Lahme die Richtung anweist, werden beide zu ihrem Ziel kommen.

Der Lahme ist der Patient, der weiß, wohin er will, aber nicht die Möglichkeiten hat, dorthin zu gelangen. Der Blinde ist der Pflegende. Er macht verschiedene Angebote, einen Weg zu gehen und findet sein Ziel nur dann, wenn er Pflege als Kommunikation versteht. Nur wenn der Blinde die Hinweise und Wegweiser des Lahmen wahrnimmt und auch der Lahme bereit ist, sich tragen zu lassen, wenn beide die Pflege gemeinsam gestalten, finden sie ihr Ziel.

Basale Stimulation bedeutet, für bestimmte Zeit einen Weg zusammen zu gehen. Basale Stimulation erwächst aus der Beziehung zwischen Pflegenden und Patienten. Sie ist eine bestimmte Form von Pflegebewusstsein, aus dem heraus basal stimulierende Pflege angeboten wird.

Basale Stimulation ist keine erlernbare Technik. Sie ist nicht von einem Patienten zum nächsten übertragbar, und die Summe bestimmter Maßnahmen ergibt auch keine Basale Stimulation. Wir sprechen hier vielmehr von dem Anbieten individueller Wahrnehmungserfahrungen, über deren Wirkung und weitere Entwicklung der Patient entscheidet. In diesem Sinne sind die in diesem Buch aufgeführten Angebote natürlich nur eine Auswahl und haben in der beschriebenen Durchführung keinen zwingenden Charakter, sondern sollen nur eine Möglichkeit von mehreren beschreiben. Alle genannten Angebote müssen selbstverständlich auf den einzelnen Patienten abgestimmt werden. Der Patient benötigt auch nicht alle möglichen Angebote, sondern eine gezielte und individuelle Auswahl. Die Entscheidung darüber, welches Angebot sinnvoll ist, trifft letztendlich der Patient selbst!

Um ein Angebot und dessen mögliche Wirkung auf den Patienten wirklich verstehen zu können, ist es ratsam, das gewählte Angebot im Kollegenkreis an sich selbst auszuprobieren. Erst dann werden die Pflegenden sich z. B. der unterschiedlichen Berührungen oder der Wirkung von Vibrationen bewusst und können dann auch eher bestimmte Angebote auswählen. Erst dann sind die Pflegenden in der Lage, die Wahrnehmungssituation des Patienten zu erahnen und dadurch die fehlenden Informationen erfahrbar zu machen oder überfordernde Informationen zu reduzieren. Diese Erfahrung und das nötige Wissen der basal stimulierenden Pflege werden in Einführungs- und Grundkursen durch Kursleiter und seit 1998 auch von Praxisbegleitern für Basale Stimulation in der Pflege an vielen Orten vermittelt. Wir raten der Leserin und dem Leser, einen solchen Kurs zu besuchen, denn erst die dort gemachten Erfahrungen werden das Pflegeverständnis und das Bewusstsein verändern. Ein Buch alleine kann dies nicht leisten. Kontaktadressen finden Sie im Anhang.

Für Interessierte werden ab 1997 im deutschsprachigen Raum Weiterbildungskurse zum „Praxisbegleiter für Basale Stimulation in der Pflege" angeboten. In diesen Kursen werden die Inhalte weiter vertieft und die Teilnehmer dazu befähigt, das Konzept der Basalen Stimulation umzusetzen und andere darin anzuleiten. Auch hier finden Sie Adressen im Anhang.

Das Konzept der Basalen Stimulation wurde nicht von uns entwickelt. Wir wurden durch C. Bienstein und A. Fröhlich zu Kursleitern für Basale Stimulation ausgebildet und haben dieses Förderungskonzept in Kursen und Diskussionen mitgeschrieben.

Das Konzept wurde von uns praxisrelevant strukturiert und durch unsere eigene Erfahrung als Intensivpflegekräfte ergänzt. Wir haben dieses Buch verfasst, weil wir in der Intensivpflege seit einigen Jahren einen Bewusstseinswandel wahrnehmen. Pflege ist neben der Bedienung anspruchsvoller Geräte nicht nur die Verrichtung versorgender und manchmal lästiger Tätigkeiten, sondern sie entwickelt sich zu einer selbstbewussten und professionellen Pflegetherapie. Es wird vermutlich noch Jahre dauern, bis unser therapeutisches Handeln als solches anerkannt werden wird. Dieses Buch soll jedoch ein kleiner Schritt auf diesem Wege sein.

1.1.1   Was beinhaltet Basale Stimulation?

1975 entwickelte Andreas Fröhlich, damals Sonderpädagoge an einem Zentrum für körper- und mehrfachbehinderte Kinder und Jugendliche, das Konzept der Basalen Stimulation zur Förderung geistig und körperlich behinderter Kinder. Dieses Konzept geht davon aus, dass auch schwerst wahrnehmungsgestörte Kinder etwas wahrnehmen können, selbst wenn Außenstehende – Eltern, Pflegende, Therapeuten – keine sichtbaren Reaktionen feststellen können. Solche Kinder brauchen elementare Anregungen, gezielte und systematische

Informationen (Stimulation) über sich selbst und ihre Umwelt. Sie bedürfen einer elementaren Kommunikationsform, die sie wahrnehmen und – eventuell – auf gleicher Ebene beantworten können. Damit diese Stimulationen nicht verwirrend oder bedrohlich wirken, sollten sie klar und eindeutig wahrnehmbar sein und an bekannte Erfahrungen anknüpfen und aufbauen, selbst wenn dies erste (basale) Wahrnehmungserfahrungen wie die im Mutterleib waren.

In den 80er-Jahren knüpfte die Krankenschwester und Diplompädagogin Christel Bienstein erste Kontakte mit Professor Fröhlich, und gemeinsam begannen sie, dieses Konzept in die Krankenpflege zu übertragen, wobei sie feststellten, dass die Förderungsmöglichkeiten behinderter Kinder ebenso bei wahrnehmungsgestörten Erwachsenen Anwendung finden konnten. Die ersten, sehr überraschenden Erfolge wurden bei komatösen und apallischen Patienten erzielt, später konnte das Konzept in alle Bereiche der Pflege eingeführt werden. Diese Erfahrungen haben sie in ihrem Buch „Basale Stimulation in der Pflege" veröffentlicht.

Die Patienten der Basalen Stimulation sind somit alle Patienten, die in ihrer Fähigkeit zur Wahrnehmung, Bewegung und Kommunikation gestört sind: Bewusstseinsbeeinträchtigte, Beatmete, Immobile, Desorientierte, Somnolente, Schädel-Hirn-Traumatisierte, Sterbende; Patienten mit hypoxischem Hirnschaden, Morbus Alzheimer, hemiplegischem oder apallischem Syndrom; und für eine begrenzte Zeit ihrer Entwicklung auch Frühgeborene u.a.

Wir verstehen den Patienten dabei als gleichwertigen Partner, als ganzheitlichen Menschen mit einer individuellen Geschichte und einer stets vorhandenen Fähigkeit zum Erleben, als einen Menschen mit dem elementaren Bedürfnis nach Ausdruck und Kommunikation in seiner gegenwärtigen Lebenssituation und mit einer Identität, die sich sowohl geistig wie auch körperlich manifestiert.

Gleichwertig heißt hier, den Patienten so zu akzeptieren, wie er ist. Weder wollen und müssen wir ihn heilen, noch muss der Patient gewisse Ziele innerhalb einer definierten Zeit erreichen. Basale Stimulation ist dabei nicht die Summe einzelner Maßnahmen und kann auch nicht täglich von 9 bis 10 Uhr am Patienten durchgeführt werden. Basal stimulierende Pflege entwickelt sich aus der Beziehung zwischen dem Patient und dem Pflegenden. Sie ist hoch individualisiert und bietet dem Patienten gezielt aktivierende, fördernde Wahrnehmungsmöglichkeiten an. Wir begleiten einen Menschen auf seinem Weg.
Ebenso führen wir keine Maßnahmen am Patienten durch, sondern entwickeln die Pflege mit ihm gemeinsam.

Pflege wird hier als ein Angebot verstanden, über dessen Annahme der Patient entscheidet. Pflege ist Basis zur Kommunikation. Wir wählen dabei eine

Kommunikationsform, die der Patient wahrnehmen und verarbeiten kann, zum Beispiel eine basal stimulierende Ganzkörperwaschung oder eine bestimmte Geschmacksrichtung.

Wir begeben uns hier auf die Ebene des Patienten und vermitteln ihm dabei Kommunikation, die sich bei schwer wahrnehmungsgestörten Patienten auf elementare Inhalte bezieht: sich selbst erleben, die Grenzen des Körpers erspüren, eine Welt außerhalb des Körpers wahrnehmen, die Gegenwart eines anderen, interessierten Menschen fühlen.

Diese häufig nonverbale, intensive Kommunikation kann sich nur in einer entsprechenden Beziehungsqualität entwickeln. Diese Beziehung muss nicht kuschelig nahe sein, aber sie ist kontinuierlich, sicher und individuell. Erst in einer solchen Begegnung ist es dem Patienten möglich, die eigenen Grenzen und damit auch die eigene geistige und körperliche Identität wieder zu finden. Hierbei wird gezielt auf verbliebene Erinnerungen und frühere Gewohnheiten zurückgegriffen, und diese werden wiederholt angeboten, um damit assoziierte Fähigkeiten zu mobilisieren. Etwas Bekanntes schafft für den sich in einer fremden Umgebung aufhaltenden Intensivpatienten Sicherheit und Orientierung, und wenn dies nur die gewohnte Schlafposition oder ein vertrautes Lied ist. Diese orientierende Sicherheit bewirkt Selbst-Sicherheit, ein Wiedererkennen der eigenen Identität, des eigenen Körpers, der Wahrnehmung und gewohnter, eigener Bewegungen.

Schrittweise soll dem Patienten sein Körper wieder erfahrbar gemacht werden, sodass er lernt, diesen immer differenzierter wahrzunehmen, mit ihm und durch ihn zu kommunizieren. Die basal stimulierenden Angebote können eine den Körper nachformende Ganzkörperwäsche, eindeutige Berührungen, die vibratorische Erfahrung von Körpertiefe, ein Bewusstmachen der Lage im Raum, ein bekannter Geruch sein. Dem Patienten werden gezielt Informationen über seinen Körper angeboten, damit er ein intaktes und vollständiges Körpergefühl aufbauen kann. Durch basal stimulierende Pflege kann dem Patienten angeboten werden, solche Erfahrungen wahrzunehmen und sich dadurch neu zu orientieren und im Rahmen seiner Fähigkeiten zu sich selbst und damit zurück in die Realität zu finden.

Begleitung und Förderung orientieren sich an den Fähigkeiten und ganzheitlichen Wachstumsmöglichkeiten des Patienten. Der Patient wird gefördert, in dem was er kann und wie er es kann. Er wird auf seinem Lebensweg begleitet.

Erst in der Beziehung werden wir zum Menschen, werden wir zum „Ich" und „Du". Eine ganzheitliche Pflege wie die Basale Stimulation ist nicht technisches Verrichten, sondern individueller Beziehungsaufbau zweier ganzheitlicher Menschen. Dieses individuelle und ganzheitliche Menschenbild der Basalen Stimulation bedeutet auch, dass die Pflegenden sich individuell und ganzheitlich verstehen. Gerade in der Basalen Stimulation können Pflegende ihre ganze

Kreativität, ihre Fähigkeiten verwirklichen. Genauso wichtig ist es, die persönlichen Grenzen zu erkennen und zu akzeptieren.

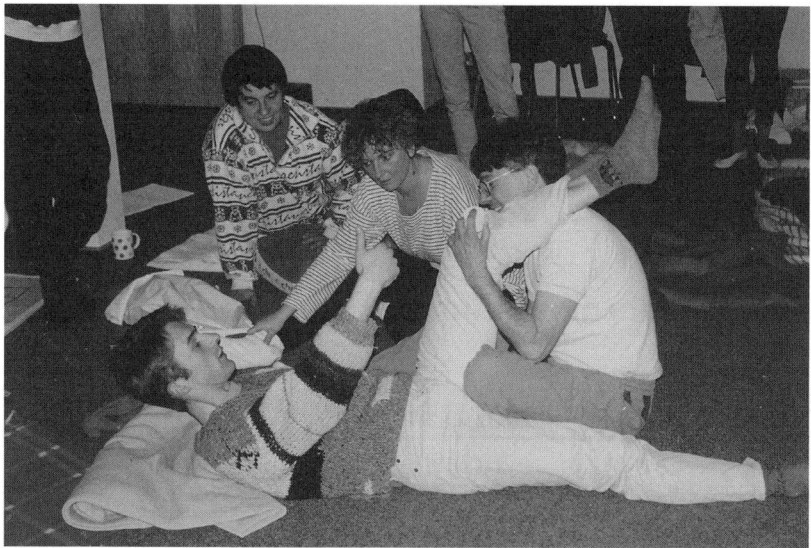

Abb. 1.1: Erst die sinnliche Erfahrung lässt uns spüren, was wir den Patienten jeden Tag anbieten.

Damit unsere Beziehungsqualität zu wahrnehmungsgestörten Patienten professionell wird, ist es notwendig, am eigenen Körper simulierte Wahrnehmungsstörungen (Oropax etc.) zu erfahren und vor allem, basal stimulierende Pflege an sich zu erfahren. Erst die Selbsterfahrung von Berührungen, Vibrationen etc. wird unser Pflegebewusstsein und unser Menschenverständnis verändern. Reines Wissen um Berührungen etc. befähigt uns nicht, eine echte, lebendige Beziehung aufzubauen.

Erst die sinnliche Erfahrung lässt uns spüren, wie das ist, was wir den Patienten jeden Tag anbieten (Abb. 1.1). Und erst diese Erfahrung wird unsere Kommunikation, unser Verhalten und unser Verständnis verändern.

Die professionelle Beziehung und Nähe, die in der basal stimulierenden Pflege vermittelt wird, ist nicht austauschbar und nicht unterbrechbar. Sie ist jeden Tag anders, genauso wie wir jeden Tag anders sind.

Zusammenfassend lässt sich sagen:

- Basale Stimulation ist ein ganzheitliches, wachstums- und entwicklungs-orientiertes Konzept
- Ziel ist die Begleitung und Förderung in der Fähigkeit zur Wahrnehmung, Bewegung und Kommunikation
- Das Wesentliche der basal stimulierenden Pflege orientiert sich an dem voraussetzungslosen, strukturierten und sinngebenden Anbieten bekannter Informationen und der dadurch entstehenden und darauf aufbauenden, wechselseitigen Kommunikation.

1.2   Wahrnehmung

1.2.1   Was ist Wahrnehmung?

Wir nutzen unsere Wahrnehmung nahezu selbstverständlich. Wir können uns fühlen, uns bewegen und mit uns und unserer Umwelt kommunizieren. Wahrnehmung ist so natürlich, dass wir erst dann über sie nachdenken, wenn wir in eine Lage geraten, in der wir ihre möglichen Grenzen erfahren, wenn wir zum Beispiel übermüdet sind und durch ein eingeschränktes Gesichtsfeld etwas falsch erkennen oder dermaßen konzentriert arbeiten, dass wir herantretende Personen nicht bemerken.

Unsere Wahrnehmung ist alles andere als selbstverständlich. Sie ist sehr dynamisch und derartig komplex, dass viele unterschiedliche Wege gefunden wurden, sie zu beschreiben. Entwicklungspsychologen beschreiben Wahrnehmung anders als Neurophysiologen. Wir werden versuchen, Wahrnehmung von verschiedenen Aspekten aus zu betrachten und ihre Bedeutung in einem umfassenden Sinne verständlich zu machen.

Wahrnehmung lässt sich in verschiedene Wahrnehmungsbereiche differenzieren. So stehen uns sieben Bereiche zur Verfügung: somatische, vestibuläre, vibratorische, auditive, orale, taktil-haptische und visuelle Wahrnehmung (der Begriff „somatische Wahrnehmung" wurde von A. Fröhlich eingeführt und umfasst die Wahrnehmung durch die subkutanen Muskelschichten: Druck, Bewegung, Schmerz, Kälte, Wärme und Kitzel). Diese Bereiche ermöglichen uns schon pränatal differenzierte Wahrnehmungserfahrungen und können anhand neurophysiologischer Prozesse beschrieben werden. Wahrnehmung meint hier die Verarbeitung einer in elektrische Impulse umgesetzten Information, die in kortikalen Zentren sinnhaft verarbeitet wird. Die Grundlage hierfür bilden die aufmerksame Wachheit als das mittlere neuronale Aktivitätsniveau und das Gedächtnis, in dem Informationen in Form neuronaler Schaltkreise zwischen- und abgespeichert werden

Darauf aufbauend können wir die Bedeutung der Wahrnehmung erkenntnistheoretisch einordnen: Wahrnehmung ermöglicht uns Identität, die Entdeckung unseres „Ich's".

Wir können zwischen Ich und Nicht-Ich unterscheiden, dem „Du" und „Es". Wir können uns dadurch von anderen Menschen abgrenzen und erst dann auch kommunizieren. Wir nehmen wahr, dass ein „Ich" und „Du" etwas grundsätzlich anderes ist als die uns umgebende Umwelt, dem „Es".

Entwicklungspsychologisch bedingen hierbei Wahrnehmung, Bewegung und Kommunikation einander. Durch unsere Wahrnehmung haben wir gelernt, uns zu bewegen und zu kommunizieren. Bewegung, Wahrnehmung und Kommunikation beeinflussen sich gegenseitig, Bewegung macht Wahrnehmung erst möglich. Umgekehrt beeinflusst unsere Kommunikation unsere Wahrnehmung und unsere Bewegung.

Wir haben ein bestimmtes, unverwechselbares Ich-Bild und differenzierte Vorstellungen über unseren Körper, ein Körperbild, welche uns befähigen, mit unserer Umwelt zu kommunizieren und eine eigene Geschichte zu chronologisieren.

Wahrnehmung hat verschiedene Aspekte. Dementsprechend können unterschiedliche Ursachen für Wahrnehmungsstörungen gefunden werden: Neurologische Schädigungen haben Wahrnehmungsstörungen zur Folge, etwa eine Sehstörung infolge einer Schädigung des Nervus opticus nach einem Schädel-Hirn-Trauma. Ebenso kann das gestörte Körperbild eines hemiplegischen Patienten zu einer veränderten Identität und zu einer gestörten Orientierung führen. Eine verminderte Beweglichkeit, die Immobilität eines sedierten Patienten zum Beispiel, reduziert ebenfalls die Wahrnehmungsmöglichkeiten und kann diese erheblich stören.

Diese unterschiedlichen Aspekte führen uns zu der Frage, welche Bedeutung Wahrnehmung für das Bewusstsein haben kann. Bewusstsein kann je nach Betrachtungsweise als reger Transmitteraustausch, als Vorgang der Wahrnehmung an sich oder auch als Produkt eines bestimmten, kommunikativen Verhaltens gesehen werden.

Entscheidend ist für uns als Intensivpflegende, wie wir wahrnehmungs- und bewusstseinsgestörte Patienten betrachten und welche therapeutischen Angebote daraus resultieren. Basale Stimulation versucht als ganzheitliche Pflege verschiedene Aspekte der Wahrnehmung und des Bewusstseins zu integrieren.

Wir versuchen, die neuronale Vernetzung eines Patienten mit Schädel-Hirn-Trauma zu fördern, bieten gezielte Wahrnehmungen zur Förderung der körperlichen und psychischen Identität an und versuchen in einem kommunikativen Prozess, die Wahrnehmung und Beweglichkeit des Patienten aktivierend zu fördern.

Diese unterschiedliche Aspekte schließen sich nicht aus, im Gegenteil, sie ergänzen sich sehr gut und helfen uns, bewusster mit Patienten umzugehen. In den folgenden Kapiteln gehen wir auf die hier genannten Grundlagen der basal stimulierenden Pflege ein.

1.2.2   Bereiche der Wahrnehmung

Die grundlegenden Möglichkeiten der Wahrnehmung haben ihre entwicklungsgeschichtliche Bedeutung und sind für unser Überleben in dieser Welt wichtig. Sie haben sich für unseren Lebensraum optimal bewährt. Die entwicklungsbedingte Ausgestaltung und Vernetzung der Wahrnehmungsbereiche unterliegen dabei ganz individuellen Begebenheiten, die intrauterinen Ursprung haben und sich nach der Geburt voll ausdifferenzieren. Von daher hat jeder von uns eine andere Vorstellung von dem, was er als „Wirklichkeit" wahrnimmt und welche Bedeutung das Erlebte für ihn hat. Beispielsweise kann der gleiche Geruch dem einem Menschen als wohlriechend und von einem anderen als übel stinkend empfunden werden. Aus diesem Grunde ist eine wesentliche Voraussetzung für die Auswahl geeigneter Stimuli die genaue Kenntnis der Vorgeschichte des Patienten, um ihm Bekanntes anbieten zu (siehe 2.3).

In unserem Erleben empfinden wir Wahrnehmung immer als einheitliches Geschehen und differenzieren unsere Wahrnehmung meistens nicht künstlich in einzelne Bereiche. Den größten Teil unserer Wahrnehmung verarbeiten wir nicht bewusst und reagieren unwillkürlich: Wir merken beim Lesen beispielsweise nicht, wie der Muskeltonus uns aufrecht hält oder welchen Blickwinkel wir einnehmen, sondern wir vertiefen uns ganz in das Lesen. So unterliegt Wahrnehmung unserer Aufmerksamkeit und ihrer Bewertung auf Grund unserer bisherigen Erfahrungen, wir verhalten uns entsprechend. Gleichzeitig beeinflusst Wahrnehmung diese Qualitäten (Abb. 1.2).

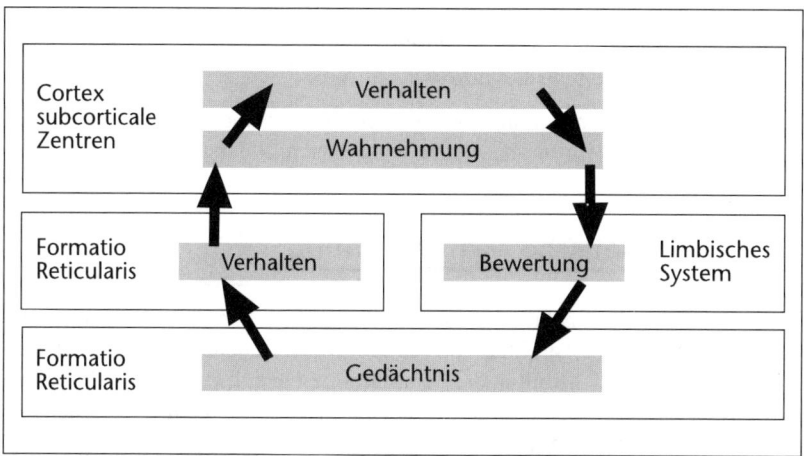

Abb. 1.2: Kreislauf zwischen Verhalten, Bewertung, Gedächtnis, Aufmerksamkeit und Wahrnehmung. Aus Roth, G.: Das Gehirn und seine Wirklichkeit. Suhrkamp Verlag, Frankfurt/M., 1996

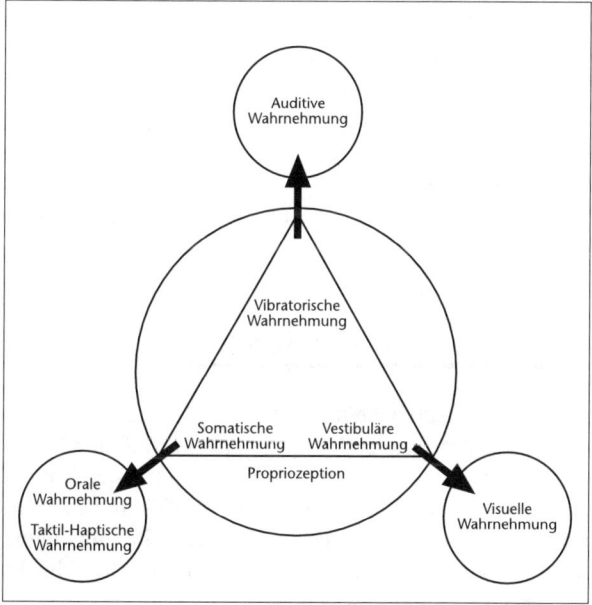

Abb. 1.3: Entwicklung der embryonalen Wahrnehmung nach Fröhlich

Wahrnehmung ist stets ein ganzhcitlicher Prozess, wobei die einzelnen Wahrnehmungsbereiche sich gegenseitig beeinflussen und uns ganz unterschiedliche Qualitäten erfahren lassen.

Zur Übersicht und Verständlichkeit möchten wir auf diese Bereiche eingehen, die eine Grundlage für unser pflegerisches Handeln darstellen.

1.2.3   Somatische Wahrnehmung

Die somatische Wahrnehmung lässt uns Empfindungen von der Körperoberfläche (Oberflächensensibilität) und aus dem Körperinneren (Tiefensensibilität) erleben. Die Tiefensensibilität der Muskeln und Gelenke (Stellung, Bewegung und Kraft) wird Propriozeption genannt und steht in engem Zusammenhang mit dem visuellen System.

Die Informationen können wir über spezifische Rezeptoren aufnehmen:
- Druckveränderungen (Mechanorezeptoren) bis hin zum Schmerz (Nocizeption über Chemorezeptoren),
- Temperaturveränderungen (Thermorezeptoren),
- Propriozeption (Mechanorezeptoren),
- Ekterozeption (Sensorik der inneren Organe über Mechanorezeptoren).

In der Embryonalzeit entwickeln sich aus dem äußeren Keimblatt die Haut, ihre Anhangsorgane und das Nervensystem. Diese enge Vernetzung bewirkt, dass z. B. propriozeptive Reize sich durch das gesamte Nervensystem fortsetzen und so eine primäre Rolle bei der neuralen Organisation und deren Stabilisierung spielen (Abb. 1.3).

Die Qualität, in der wir eine somatische Stimulation erfahren, hat einen wesentlichen Einfluss auf unser Körper- und Selbstbewusstsein.

1.2.4   Vestibuläre Wahrnehmung

Embryonalgeschichtlich entwickeln sich die vestibulären Kerne bereits ab der neunten Woche nach der Konzeption und sind im fünften Monat bereits gut ausgebildet. Die vestibuläre Wahrnehmung dient in erster Linie der unwillkürlichen motorischen Steuerung des Gleichgewichts. Mechanorezeptoren geben Informationen über die Linear- und Kreisbeschleunigung unseres Körpers (entgegen der Schwerkraft) sowie über die statische Position des Kopfes weiter an das Vestibularorgan.

Dabei ist der Nervus vestibularis eng verbunden mit den Kerngebieten der Nerven, die die Augenmuskeln steuern, um die Augen- mit den Kopfbewegungen zu koordinieren. Die Verarbeitung dieser Informationen gibt uns letztendlich eine Orientierung über unsere Position und Lageveränderung im Raum, wie schnell wir uns bewegen und in welche Richtung. Die vestibuläre Wahrnehmung ist das grundlegende Bezugssystem, um optische Informationen sinnvoll zu verarbeiten. Gerade Intensivpatienten erfahren oftmals eine sensorische Verarmung in diesem sensiblen Bereich und bedürfen einer sinngebenden vestibulären Stimulation.

1.2.5   Vibratorische Wahrnehmung

Die Wahrnehmung von Vibration entwickelt sich ebenfalls in einer sehr frühen Phase der embryonalen Entwicklung. Das Vibrationsempfinden wird durch Schwingungen (Frequenz, Amplitude) hervorgerufen, die wir über spezielle Mechanorezeptoren als periodische Erschütterungen der Haut wahrnehmen. Vibrationen werden vorwiegend von unserem Skelettsystem weitergeleitet, z. B. beim Gehen oder Sprechen. Diese rhythmischen Empfindungen geben uns eine Information über unsere Körpertiefe und -fülle. Vibrationsrezeptoren an Gelenken und Sehnen nehmen auch einen regulierenden Einfluss auf den Muskeltonus und unser Empfinden bei Bewegung. Oft bedürfen Patienten im intensivpflegerischen Bereich einer Harmonisierung ihres Muskeltonus, sei es, dass sich eine Spastizität ausprägt oder dass eine Muskeldystrophie eintritt.

Rhythmus beinhaltet aber auch noch eine andere Qualität. Er weckt unsere Aufmerksamkeit und ermöglicht ein Hineinhorchen in uns selbst.

Zusammenfassend kann gesagt werden, dass vibratorisches Erleben im Zusammenspiel mit unserer somatischen und vestibulären Wahrnehmung die Grundlage für unser Körper-Ich bildet.

1.2.6   Orale Wahrnehmung/ Olfaktorische Wahrnehmung

Der Geschmackssinn registriert mittels Chemorezeptoren die Wahrnehmungsqualitäten süß, sauer, bitter und salzig. Bereits intrauterin wird beim Föten der Geschmackssinn durch gelöste Geschmacksstoffe im Fruchtwasser angeregt. Der Geschmack als unmittelbarer Nahsinn ermöglicht uns eine gustatorische Nahrungskontrolle und Steuerung der Nahrungsaufnahme und -verarbeitung (z. B. Speichelreflex).

Darüber hinaus hat jeder von uns eine eigene Vorstellung von dem, was gut schmeckt und so zu unserm Wohlbefinden beiträgt.

Speisen werden von uns aber nicht nur den vier benannten Geschmacksqualitäten zugeordnet, sondern auch als pikant oder herzhaft bezeichnet. Die volle Geschmacksempfindung wird möglich, wenn die freigesetzten Aromastoffe über den hinteren Rachenraum zu den Riechzellen der Nasenschleimhaut aufsteigen und so vom Geruchssinn identifiziert und über den Nervus trigeminus weitergeleitet werden können.

Neben den Aromastoffen, nehmen wir mit dem Luftstrom Duftmoleküle auf, die direkt zur Riechschleimhaut gelangen und dort mittels Chemorezeptoren an den Riechnerven weitergeleitet werden. Der Geruch hat neben seiner Warn- und Kontrollfunktion auch einen ganz spezifischen Einfluss auf unsere Befindlichkeit. Die Differenzierung, was gut riecht bzw. gut schmeckt, unterliegt einer komplexen Bewertung. Diese kann ganz individuell ausfallen oder auch beim einzelnen Menschen von seiner augenblicklichen emotionalen Situation abhängen. Es besteht also die Möglichkeit, durch olfaktorische Stimulation an frühere Erfahrungen anzuknüpfen.

Der orale Bereich stellt, durch seine komplexe nervale Versorgung eine hochsensible Einheit dar! Die taktilen Empfindungen des Mundbereiches, insbesondere der Zunge geben uns Auskunft über die Temperatur, Menge und Konsistenz der Speisen. Die außerordentlich hohe Wahrnehmungsspezifität unserer Zunge beinhaltet einen hohen individuellen Wiedererkennungswert.

Bienstein hat auf Grund ihrer Beobachtungen die Aktivitäten des Mundbereiches mit dem Wachheitsgrad stark bewusstseinseingeschränkter Menschen in Verbindung gebracht. Sie beschreibt dies so: „Anhand der Aktivität des Mundes ist die Konzentration/Wachheit, Schläfrigkeit oder Zunahme eines Komas erkenntlich. Ist ein Mensch wach und ansprechbar, bleibt der Mund zumeist geschlossen, die Zunge bewegt sich im Mundinnenraum. Je müder ein Mensch wird, desto geringer werden die Zungenbewegungen, häufig fällt der Unterkiefer herab, Speichel läuft heraus." Auch wir konnten in unserer Praxis diese Beobachtungen machen und sehen von daher durch die orale Stimulation eine Möglichkeit, Patienten aus ihrer Isolation heraus zu locken! (Bienstein, Fröhlich 1994)

1.2.7   Auditive Wahrnehmung

Bereits ab der 26. Woche der fötalen Entwicklung können eindeutige Reaktionen auf akustische Reize festgestellt werden. Auditive Informationen werden über Mechanorezeptoren registriert und in elektromagnetische Impulse umgewandelt. Die Hörbarkeit von Schallereignissen hängt von der Frequenz (Töne, Klänge, Geräusche) und ihrer Intensität (Lautstärke) ab. Das beidohrige (binaurale) Hören ermöglicht uns eine fokussierende Richtungsbestimmung des Gehörten. Die auditive Wahrnehmungsfähigkeit hat ferner eine Warnfunktion, die auch im Schlaf erhalten bleibt. Jeder hat sicher schon einmal erlebt, dass ihn Geräusche beunruhigt, ja sogar aufgeweckt haben. Dies ist für uns von hoher Bedeutung, insbesondere im Umgang mit sedierten oder bewusstseinsgetrübten Patienten. Es stellt sich in diesem Zusammenhang die Frage, welche Auswirkungen negative Äußerungen für den bewusstseinseingeschränkten Patienten haben.

Die auditive Wahrnehmung ist individuell geprägt durch unsere Erfahrungen. Bestimmte Geräusche können von unterschiedlichen Personen jeweils anders wahrgenommen werden. Es ergibt sich daraus, dass für die Qualität der auditiven Stimulation besonders die Eindeutigkeit des Angebotes von großer Bedeutung ist.

1.2.8   Taktil-haptische Wahrnehmung

Taktile Empfindungen werden von speziellen Mechanorezeptoren aufgenommen. Eine hohe Anzahl von Tastpunkten befinden sich an den Fingerkuppen und Lippen. Hier finden auch embryonalgeschichtlich am häufigsten Berührungen statt, durch die sich anbahnende Mund- und Handkoordination (z. B. beim Saugen am Finger). Die haptische Ausprägung des Greifens ist beim Feten ab der 26. Schwangerschaftswoche zu beobachten. Im Alter von zwei bis drei Monaten entfällt der angeborene Greifreflex und wird durch ein bewusstes Greifen ersetzt. Dabei inspirieren und unterstützen visuelle und auditive Angebote diesen Entwicklungsschritt. So versucht das Kind beispielsweise, durch das Geräusch einer Rassel aufmerksam geworden, danach zu greifen.
Der taktil-haptische Sinn (Tast- und Greifsinn) ermöglicht es uns, nicht nur zu spüren, sondern durch den aktiven Vorgang des Abtastens und Greifens unsere Umwelt zu identifizieren (Was ist das?) und zu differenzieren (Ist es für mich wichtig?), ja zu begreifen.
Hier liegt ein hoher individueller Wiedererkennungswert für den in der Wahrnehmung beeinträchtigten Patienten.

1.2.9   Visuelle Wahrnehmung

Die visuelle Wahrnehmung ist ein äußerst komplexes System. Die kindlichen Entwicklungsstufen können für uns eine Orientierung darstellen, welche visuellen Angebote wir an die in der Wahrnehmung beeinträchtigten Patienten richten. Die Hell-Dunkel-Wahrnehmung ist der Beginn der visuellen Wahrnehmungsfähigkeit, dem folgt das Erkennen von Umrissen auf kurze Distanz (ca. 10–15 cm), gefolgt vom Sehen eigener Körperteile über die Wahrnehmung von Umrissen auf größere Distanz (ca. 1–2 m). Nun erst nehmen sie schärfere Konturen wahr bis hin zum Unterscheiden einzelner Personen oder Gegenstände.

Visuelle Reize werden über Fotorezeptoren in drei kortikalen Zentren verarbeitet:

Zunächst werden Formen, Bewegungen, Entfernung, Kontraste und Farben als dreidimensionale Bilder erkannt (primäres Sehzentrum).

Dann folgt das Erkennen auf der Basis von Erfahrung und Erlerntem (sekundäres Sehzentrum), das schließlich mit dem Erinnerten verknüpft wird (tertiäres Sehzentrum).

Beeinträchtigungen der visuellen Wahrnehmung können vielfältige Ursachen haben, sei es, dass eine sensorische Verarmung eintritt oder dass der Patient nicht in der Lage ist, seinen Blick zu fixieren.

1.2.10   Sinngebende Wahrnehmung

Die Fähigkeit, das Wahrgenommene in einen sinnvollen Zusammenhang zu bringen, stellt hohe Anforderungen an unsere Intelligenz und setzt eine intakte neurologische Verarbeitung innerer wie äußerer Informationen voraus. Dieser Kontext ist individuell verschieden und beruht auf unserer jeweiligen Entwicklung, in der wir komplexe Wahrnehmungen als Erfahrungen abgespeichert haben.

Die Reize, die unsere Sinneszellen registrieren, werden über die sensiblen peripheren Nerven ins Rückenmark und dann zum Gehirn bzw. direkt in die einzelnen, entsprechenden Zentren weitergeleitet. Dort werden die Informationen nach Relevanz gefiltert (nur 10 % des Wahrgenommenen sind wichtig) und mit bisherigem Wissen verglichen, kategorisiert und in einem persönlichen Gesamtzusammenhang beurteilt. Wir unterscheiden in diesem Zusammenhang zwischen Realität und Wirklichkeit. Realität ist die Gesamtheit der Objekte, Wirklichkeit hingegen ist die „mentale Repräsentation" (Pickenhain 1998) der Realität in unserem Kortex und wird relativiert durch die Selektion unserer

Wahrnehmung und deren Beurteilung. Wirklichkeit ist die subjektive Interpretation der Realität.

Diese mentale Repräsentation beruht auf dem Zusammenwirken der einzelnen Wahrnehmungsbereiche, und erst dann, wenn diese Wahrnehmungsbereiche eine sinnvolle Übereinstimmung ergeben, wird Wirklichkeit glaubwürdig. Je eindeutiger dabei eine Information wahrgenommen wird, desto glaubhafter ist sie. Wenn sich Informationen der Wahrnehmung widersprechen, wird die Wirklichkeit unglaubwürdig.

Dies kann bei einer eingeschränkten Wahrnehmungsfähigkeit zu Orientierungs- und Identitätsstörungen führen.

Wenn Sie zum Beispiel sehen, wie eine Krankenschwester auf Sie zukommt, dabei jedoch hören, wie sie sich entfernt, so erhalten Sie widersprüchliche Informationen und werden verunsichert sein: Was stimmt denn nun? Kommt sie oder geht sie? Sie werden versuchen, diese verwirrende Wirklichkeit zu überprüfen, indem Sie ihre Position verändern, die Schwester ansprechen oder andere Methoden zur Überprüfung wählen.

Bleiben diese Information in ihrer Struktur unverändert widersprüchlich, so müssen Sie sich entscheiden, welcher Wahrnehmung Sie Glauben schenken können (kommt sie oder geht sie?) und danach ihr Handeln orientieren.

Solche Fehlinterpretationen treten häufig bei Wahrnehmungsstörungen oder auch durch eine fremde, reizarme Umgebung auf, wie sie im Krankenhaus gegeben ist:

Beispiel:

Ein beatmeter, im Bett liegender Intensivpatient erhält viele Informationen über seine Situation. Somatisch erfährt er bei Bewegungen seine Körpergrenzen und spürt, dass er ausgestreckt liegt. Er nimmt vestibulär wahr, dass er eine um ca. 15° nach oben gerichtete Position einnimmt, vibratorisch wird er wahrscheinlich nicht viel spüren können, auditiv nimmt er das Piepsen von Geräten, das Zischen der Beatmung und weiter Stimmen, Klappern, Papiergeraschel wahr. Es wird ihm möglicherweise leicht übel sein, denn er ist oral intubiert, wobei der Tubus riesenhaft erscheint und außerdem ein schlechter Geschmack im Rachen besteht. Er wird eine beige Decke sehen, Personen, die vorbeihuschen, und ab und zu ein freundliches Gesicht. Er spürt mit seinen Händen und Fingern eine seltsam weiche Unterlage, die mit Stoff bezogen ist und nur wenig Konturen bietet (Abb. 1.4).

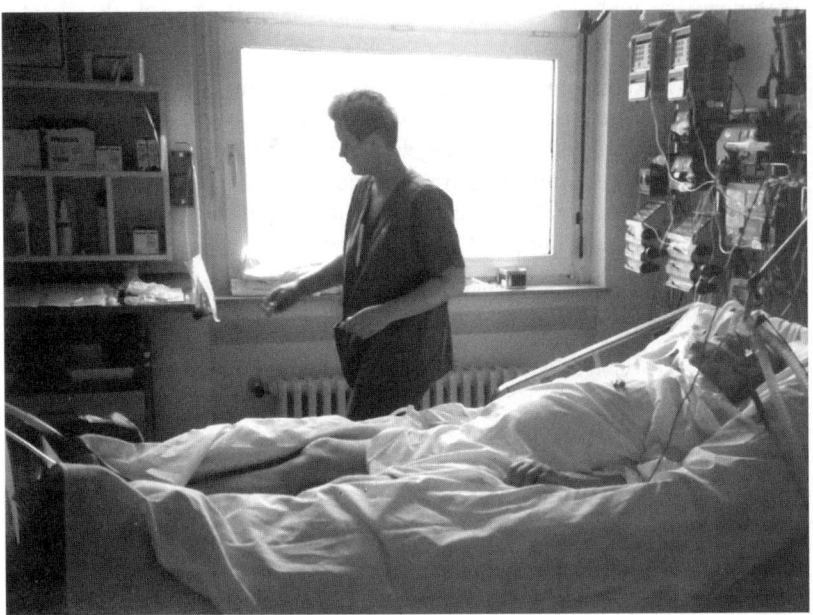

Abb. 1.4: Was kann der Patient wahrnehmen?

Wenn wir uns vorstellen, dass dieser Patient sein zeitliches Kontinuum – sein Gedächtnis – durch eine retrograde Amnesie infolge eines Unfalls oder einer Narkose verloren hat, so wird er seine Wirklichkeit nur schwer glaubwürdig finden können. Es könnte sein, dass er Traum und Wirklichkeit verwechselt, dass er seine Wirklichkeit an einer vermeintlich eindeutigen Wahrnehmung – z. B. dem Piepsen – festmacht und dadurch die Realität falsch interpretiert. Er könnte auch bereits erlebte Situationen mit der aktuellen Situation verwechseln und glauben, er würde diese Situation noch einmal erleben. Durch die Verunsicherung werden schließlich die Orientierung und die Kommunikation gestört. Eine sinngebende und realitätsnahe Wahrnehmung wird also erst möglich, wenn alle Bereiche der Wahrnehmung übereinstimmende Informationen liefern.

1.3 Gedächtnis

Die Wahrnehmung eines zeitlichen Kontinuums wird erst möglich durch die Fähigkeit, Erlebtes zu speichern. Erfahrungen werden in rasterhaften Grundmustern in unserem Gedächtnis abgespeichert, wo sie jederzeit abrufbar sind, um neue Wahrnehmungen einzuordnen und darauf reagieren zu können. Dabei können zwei Arten von Gedächtnis unterschieden werden: deklaratives und prozedurales Gedächtnis.

Das deklaratives Gedächtnis ist explizit und bewusst verfügbar. Es speichert assoziativ Fakten und Wissen im medialen Temporallappen durch entsprechende Dendritenverknüpfung ab. Die assoziative Verknüpfung erfolgt über den Hippokampus, über den auch Inhalte des Kurzzeitgedächtnisses in das Langzeitgedächtnis abgespeichert werden. Ist dieser gestört, erscheint jede Situation neu, die Merkfähigkeit ist erheblich gestört (anterograde Amnesie).

Das prozedurale Gedächtnis ist implizit und unbewusst verfügbar. In ihm werden Fertigkeiten, Gewohnheiten, die klassische Konditionierung und nichtassoziative Lerninhalte in subkortikalen Regionen abgespeichert. Kleinhirnläsionen stoppen weitere prozedurale Lernvorgänge, diese Patienten können sich aber Fakten merken.

Lernen und Erfahrung führen zu strukturellen Veränderungen an den kortikalen Dendriten. Hier werden die Lerninhalte als „Schaltkreise", d.h. Dendritenverknüpfungen abgespeichert. Die kindliche Entwicklung zeigt, dass hierfür ein maßvolles Reizangebot notwendig ist: Eine Über- oder Unterforderung an Stimulation hemmt das Dendritenwachstum und schränkt damit die Fähigkeit, etwas Wahrgenommenes abzuspeichern, ganz erheblich ein und führt zu einer Unterentwicklung des Kindes.

Aus diesem Umstand lässt sich eine Hypothese (Bienstein, Fröhlich 1994) zur Rehabilitation von Patienten mit Schädel-Hirn-Trauma formulieren: Verloren gegangene Neuronen können nicht ersetzt werden, jedoch kann die Dendritenvernetzung durch ein gezieltes Maß an Stimulation regeneriert werden. Assoziative, deklarative Gedächtnisinhalte können, je nach Schädigung, wieder bewusst werden, weil sie mehrfach abgespeichert wurden. Aus diesem Grund legen wir in der basal stimulierenden Pflege großen Wert auf die Biografie und Anamnese, um zu „erhalten, was bekannt ist und geschätzt wird."

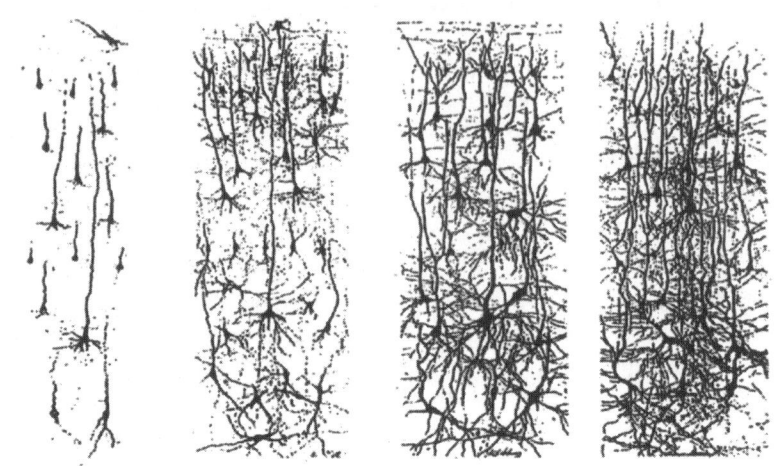

Abb. 1.5: Neuronales Netzwerk.
Nach: Vester, Frederik: Denken, Lernen, Vergessen. dtv Verlag, München 1978

1.4   Ich-Bild und Körpergefühl

Durch die Fähigkeit, sich selbst wahrzunehmen und diese Erfahrungen im Gedächtnis zu speichern, entwickeln wir ein Bewusstsein für uns selbst. Wir sind uns unserer selbst bewusst, wir haben eine kontinuierliche Geschichte, die unser Fühlen und Denken geprägt hat.

Ebenso haben wir uns durch unsere Wahrnehmung über Jahre hinweg ein genaues Bild von unserem eigenen Körper formen können: Wir wissen und fühlen, wie groß wir sind. Wir wissen, was wir fühlen und was wir leisten können. Wir wissen, wie wir uns bewegen müssen, um bestimmte Dinge zu erreichen. Wir differenzieren den Begriff Körperbewusstsein in Körperschema, Körperbild und Körpergefühl:

- Das Körperschema scheint veranlagt und schon im Embryonalstadium vorhanden zu sein. Es beschreibt kategorisierend und ideenhaft unseren Körper und gibt uns die Möglichkeit, uns selbst als Menschen und andere Wesen als Nicht-Menschen zu erkennen: Ich habe zwei Beine, gehe aufrecht; ich bin ein Mensch.
- Das Körperbild ist die persönliche Form des Körperschemas: Meine Beine sind so und so lang; ich gehe in einer bestimmten Weise aufrecht. Das

Körperbild verändert sich nur langsam, z. B. benötigen hemiplegische Patienten einige Wochen, um ihr Körperbild der Realität anzugleichen.

• Das Körpergefühl spiegelt das momentane Körperbild: Meine Beine fühlen sich heute so und so an. Das Körpergefühl kann sich innerhalb von Minuten an Situationen anpassen oder bei gleich bleibender Position auch verloren gehen: Ich spüre meine Beine nicht mehr.

Wir haben also unser Selbstbewusstsein und unser Körperbewusstsein durch unsere Wahrnehmung bilden können. Im kontinuierlichen Austausch mit uns selbst und unserer Umwelt haben wir gelernt, mit uns und der Umwelt umzugehen. Austausch bedeutet eine wechselseitige Beziehung zwischen Bewegung, Wahrnehmung und Kommunikation. Wenn wir uns bewegen, können wir wahrnehmen und miteinander kommunizieren (Abb. 1.6).

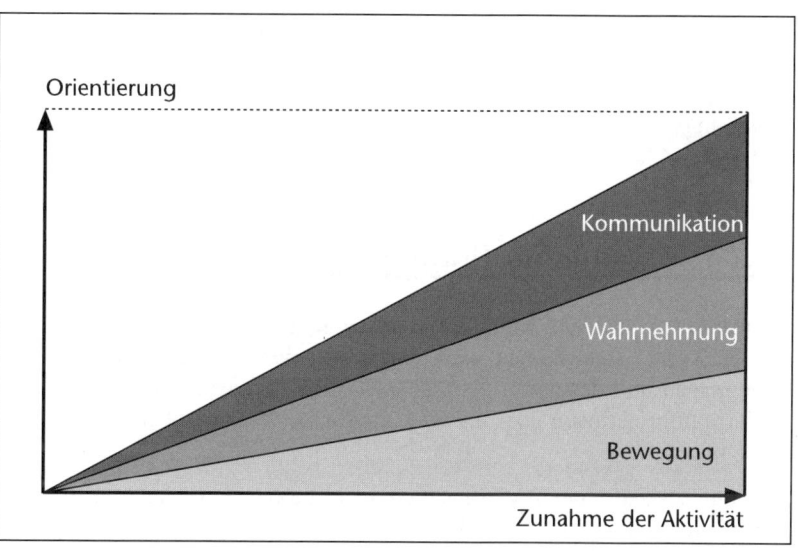

Abb. 1.6: Bewegung, Wahrnehmung und Kommunikation

Diese Fähigkeit, sich selbst bewegen und für ausreichende Wahrnehmungsinformationen sorgen zu können, gibt uns die Möglichkeit, mit der Umwelt zu kommunizieren und uns abzugrenzen. Wie wichtig dieses Körpergefühl für unser Erleben ist, wird erst bei einer Störung deutlich.

1.5   Wahrnehmungsstörungen

Auf der Wahrnehmung beruhen Denken und Fühlen, unser Verständnis für uns selbst und unseren Körper, aber auch unser Verhalten, unsere Kommunikation und unsere Wirklichkeit . Wahrnehmungsstörungen behindern diese je nach Ausmaß. Sie wurden früher primär auf die Grunderkrankung oder medikamentöse Nebenwirkungen zurückgeführt. Es ist ein großes Verdienst von Christel Bienstein, dass sie vor allem die veränderte, über- oder unterfordernde Umwelt und eine reduzierte Kommunikation als relevante Ursachen für Wahrnehmungsstörungen der Öffentlichkeit deutlich gemacht hat.

Im Folgenden werden wichtige, intensivmedizinisch relevante Ursachen von Wahrnehmungsstörungen kurz zusammengefasst:
- Habituation
- Autostimulation
- Reizüberflutung und taktile Abwehr
- Altersbedingte Wahrnehmungsstörungen
- Medikamente
- Sonstige.

1.5.1   Habituation (Buchholz et al. 1998)

Die ständig vorhandene Möglichkeit zur Eigenbewegung ermöglicht es uns, unseren Körper stets immer wieder als Ganzheit wahrzunehmen. Durch die Bewegungen und der damit verbundenen Veränderungen erhalten wir differenzierte Informationen über unsere körperliche Beschaffenheit und Umweltbedingungen.

In einem Zustand, in dem wir uns nicht mehr bewegen können, reduziert sich dieser Informationsfluss. Die Wahrnehmung des Körpers, des Körperbildes und der Umwelt wird immer undeutlicher. Es können Missempfindungen auftreten, die schließlich in Orientierungsstörungen oder sogar schweren Identitätskrisen münden.

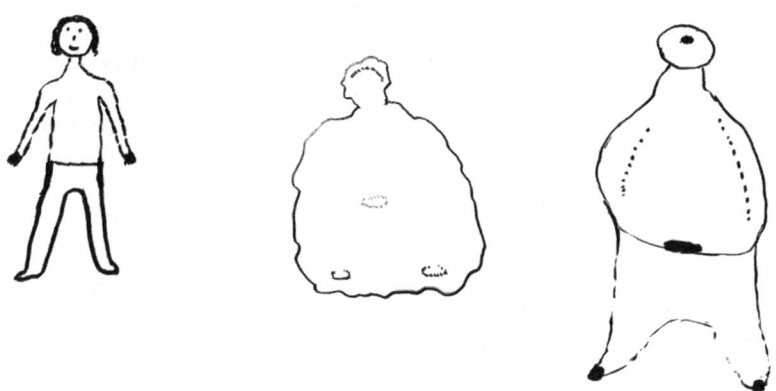

Abb. 1.7: Zeichnung des Körpergefühls vor und nach 30-minütigem, ruhigem Liegen Aufschlag einer weichen und harten Unterlage

Fröhlich bezeichnet diesen Prozess als *degenerierende Habituation* (Fröhlich 1998, Bienstein, Fröhlich 1994)

Jeder von Ihnen wird entsprechende Patienten kennen, die nach einigen Tagen Krankenhausaufenthalt scheinbar grundlos über ein Kribbeln in den Beinen klagen, die Orientierung verlieren oder die anfangen, sich und die Pflegenden für andere Personen zu halten. Die Patienten sind plötzlich in einer anderen Welt, erzählen scheinbaren Unsinn und sind unerreichbar für unsere sach- und handlungsbezogenen Informationen („Sie sind hier im Krankenhaus"). Dies sind:

- Patienten, die den Trinkbecher nicht zum Mund, sondern zum Hals führen
- Patienten, die häufig danebengreifen
- Patienten, die sich an uns Pflegenden festkrallen
- Patienten, die in die „Luft" greifen
- Patienten, die nesteln, rhythmisch klopfen oder sich kratzen
- Patienten, die Zu- und Ableitungen in ihr Körperbild integrieren, etwa einen Tubus (Smith 1989) oder eine Kanüle
- Patienten, die Geräusche und Stimmen fehlinterpretieren
- Patienten, die Dinge sehen, die nicht da sind (Spinnen an der Decke)
- Patienten, die emotional regredieren und/oder zutraulich werden (Hospitalismus)
- Patienten, die sich gelangweilt oder unwohl fühlen
- Patienten, die Vergangenes als wirklich erleben
- Patienten, die sich oder andere in ihrer Identität verwechseln.

Allen gemeinsam ist eine erhebliche Störung der Wahrnehmungsfähigkeit und dadurch verbundene Fehlinterpretation der wahrgenommenen Informationen.

Sie werden für „verrückt" gehalten, dadurch medikamentös beruhigt und infolgedessen in ihrer Beweglichkeit weiter eingeschränkt. Es kommt zur „degenerierenden Habituation" mit der Folge eines Teufelskreises. Dies führt fast zwangsläufig zu einem prolongierten Krankenhausaufenthalt. Ausgangspunkt für die beschriebene Situation kann somit der Mangel als auch das Übermaß an sensorischer Stimulation sein. Die Folgen einer Habituation können bestehen in:

- Störung des Körperbildes und der körperbezogenen Wahrnehmung
- Störung der körperlichen Identität
- Koordinationsstörungen
- Fehlinterpretationen der Umweltreize
- Räumliche und zeitliche Desorientierung
- Kommunikationsstörungen
- Verhaltensauffälligkeiten
- Beeinträchtigung der auf dem Intellekt beruhenden Leistungsfähigkeit
- Emotionale Störungen
- Identitätsverlust.

Dies betrifft vor allem immobile Patienten, die in großen Zeitabständen gelagert werden. Bei diesen kann es nicht nur zur somatischen, sondern auch zur vestibulären, auditiven, visuellen usw. Habituation kommen. Im Bereich der somatischen Habituation finden wir vor allem eine Störung des Körperbildes, in der auditiven Habituation eine undifferenziertes Hörvermögen und dadurch resultierende Fehlinterpretation des Gehörten: nicht der Lärm ist eine Belastung für die Patienten, sondern die gleich bleibende Geräuschkulisse.
Ebenso finden wir in der visuellen Habituation entsprechende Desorientierungen (Abb. 1.8)
Auch in der Habituation versuchen die Patienten, ihrer gestörten Wahrnehmung einen Sinn zu geben und sich in einer glaubwürdigen Wirklichkeit wieder zu finden.

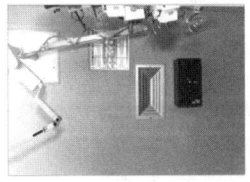 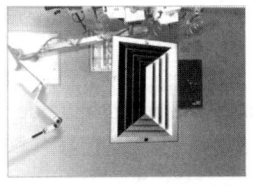 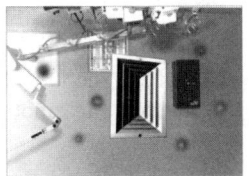

a)   b)   c)

Abb. 1.8: Abnahme der Differenzierungsfähigkeit

Wenn ein Patient stundenlang an die Zimmerdecke starrt (a), wird er entdecken, dass sich z. B. die Farben und die Entfernung der Decke verändern (b); oder er wird nach einiger Zeit kleine, schwarze Punkte an der Decke sehen (c). Irgendwann werden diese Punkte anfangen, sich zu bewegen, und der Patient wird nervös glauben, dort Spinnen zu sehen. Die Kommunikationsprobleme, die dieser Patient dann mit den Pflegenden haben wird, sind offensichtlich.

Der Zustand der degenerierenden Habituation mit allen seinen Konsequenzen findet nur selten im pflegerischen Alltagshandeln Berücksichtigung, noch wird dieser Zustand als Kostenfaktor im Krankenhaus betrachtet. Die bedrohlichste Konsequenz sowohl für den Patienten als auch für das Gesundheitswesen ist die damit einhergehende Zunahme der Verweildauer mit all seinen möglichen Komplikationen.

Daraus lässt sich die Hypothese ableiten, dass chronische Habituation zur sensorischen Deprivation führt, eine Situation, in der die Patienten neurologisch kaum noch wahrnehmungs- und kommunikationsfähig sind (Fröhlich 1998).

Habituationsprophylaxe

Wir möchten deshalb an dieser Stelle den Begriff der *Habituationsprophylaxe* einführen, um auf die Bedeutung der oben angeführten Problematik vermehrt aufmerksam zu machen. Habituation ist der Prozess, in welchem sich die Wahrnehmung an eine nahezu immer gleiche – reizarme oder reizüberflutende – Situation degenerierend anpaßt. Die Konsequenz kann die undifferenzierte, mit der gegenwärtigen Realität im Widerspruch stehende subjektive Wirklichkeit des Patienten sein.

Eine Habituationsprophylaxe meint in diesem Sinne alle pflegetherapeutischen Interventionen, die geeignet sind, die selbstständige Wahrnehmungsfähigkeit des Patienten zu erhalten und zu fördern oder sie wiederherzustellen. Grundsätzlich bieten sich alle basal stimulierende Angebote, wie sie im Weiteren beschrieben werden, zur Habituationsprophylaxe an.

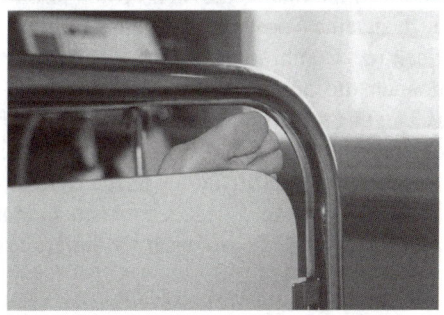

Abb. 1.9: Werden die Zehen wahrgenommen?

1.5.2 Autostimulation

Der Prozess der Habituation kündigt sich bei einigen Patienten deutlich an: In einer Situation der Reizarmut (Habituation) versuchen einige Patienten, sich die fehlenden Informationen über sich und ihre Umwelt selbst zu geben. Wir sprechen hier von Autostimulation. Dies kann sich zum Beispiel als Nesteln, Zähneknirschen oder periodische Kopfbewegungen äußern. Fröhlich sagt in diesem Zusammenhang: „Autostimulation ist eine Information, die der Patient Ihnen gibt. Er braucht etwas! Geben Sie ihm mehr davon, aber in größerer Bandbreite und mehr davon" (Fröhlich 1998). In den genannten Beispielen benötigen die Patienten individuelle Stimulationen über ihre Hände (taktil-haptische Stimulation), eine Erfahrung des Mundbereiches (orale Stimulation) oder eine gezielte Erfahrung der Lage im Raum (vestibuläre Stimulation).

1.5.3 Reizüberflutung und taktile Abwehr

Hannich konnte zeigen, dass interdisziplinäre Intensivpatienten alle fünf Minuten von mindestens einer Person berührt werden (Hannich 1987). Dies kann beträchtlichen Stress auslösen. Wird eine kritische Schwelle überschritten, sind wir nicht mehr in der Lage, die Informationen sinngebend zu strukturieren, da wir nur ein gewisses Maß an Reizen gleichzeitig wahrnehmen und verarbeiten können. Wir reagieren in solchen Situationen zunächst mit einer Stresssymptomatik, die sich später in eine aktive Isolation (abschalten) oder auch in eine Form der taktilen Abwehr verändern kann. Oberflächliche und flüchtige Berührungen oder ein überraschendes Heranschreiten an das Bett können die taktile Abwehr auslösen, die sich zum Beispiel in schlagenden Bewegungen, Spasmen oder in einer sich schützenden, kontrakten Haltung darstellen kann.

Auch in der Reizüberflutung ist die Gefahr der Habituation in einem homogenen Wahrnehmungsfeld gegeben. Auch hier nimmt die differenzierte Wahrnehmungsfähigkeit ab, wodurch Orientierungsschwierigkeiten auftreten können.

1.5.4 Altersbedingte Wahrnehmungsstörungen

Im Alter nimmt die kindliche Wahrnehmungsentwicklung quasi ihren umgekehrten Weg, die Wahrnehmungsqualitäten verändern sich, und die Differenzierungsfähigkeiten lassen nach. Grond weist auf diese Veränderungen hin (Grond 1992):

*   Die Berührungsempfindlichkeit lässt nach, vor allem an Händen und Füßen (50 % > 80 J.). Die Fähigkeit, somatische Reize zu lokalisieren, schwindet etwas, ebenso die Fähigkeit, sich Temperaturveränderungen anzupassen.
*   Der Vibrationssinn nimmt ab einem Alter von 50 Jahren ab.
*   50 % der Männer und 30 % der Frauen über 65 Jahre hören schwer. Eingeschränkt sind das Hören von hohen Tönen, das Richtungshören und das Verstehen des Gehörten. Schnelle Sprache erscheint verhallt, die Reaktionszeit auf Ansprache ist verlängert.
*   12 % der über 70-jährigen klagen über Geschmacksverluste. Die Zungenrezeptoren für süß und salzig nehmen stärker ab als die für sauer und bitter. Die Riechzellen schwinden bei 70-jährigen um ein Drittel, ebenso das olfaktorische Differenzierungsvermögen.
*   75 % der über 80-jährigen haben eine altersbedingte Makuladegeneration, d.h. ein schwarzer Fleck tritt im Gesichtsfeld auf, ebenso können Linsenverunreinigungen schwarze Flecken, den Effekt des „Nach-Fliegen-Greifens" hervorrufen. Das Gesichtsfeld wird enger, die Fähigkeit, sich Hell-Dunkel-Änderungen anzupassen, lässt nach. Bei plötzlicher Helligkeit besteht die Gefahr der Blendung, oder bei plötzlicher Dunkelheit tritt eine vorübergehende Nachtblindheit auf. Kontraste und Farben werden schlechter wahrgenommen; die Farben Blau, Braun und Beige sind schwer zu unterscheiden, Rot und Gelb hingegen sind noch gut zu differenzieren. Das 3-dimensionale Sehen lässt nach, so können Entfernungen falsch eingeschätzt werden. Ebenso können das Nah- bzw. Fernsehen eingeschränkt sein.

1.5.5 Medikamente

Übliche Dosierungsangaben beziehen sich auf einen 20-Jährigen, 70 kg schweren Menschen. Ältere Menschen verarbeiten Medikamente anders, bauen sie z. B. langsamer ab, wodurch die Gefahr einer Kumulation wesentlich stärker gegeben ist. Zudem haben viele Standardmedikamente wahrnehmungsstörende Nebenwirkungen:

*   Nifidepin kann neben Schwindelgefühlen einen feinschlägigen Tremor auslösen

- Acetylsalicylsäurc kann Unruhezustände oder Parästhesien bewirken
- Atropinsulfat kann zu Gedächtnisschwäche und Verwirrtheit führen
- Diazepam kann die körperliche Koordination beeinträchtigen
- Digitoxin kann bekannte visuelle Halluzinationen hervorrufen.

Es lohnt sich, den Beipackzettel oder die Rote Liste einmal in Hinblick auf Nebenwirkungen durchzulesen (Fragen Sie Ihren Arzt oder Apotheker...).

1.5.6 Sonstige mögliche Ursachen von Wahrnehmungsstörungen

Die im Folgenden genannten Störungen stellen nur einen kleinen Ausschnitt aus den möglichen Ursachen dieses Bereiches dar und sollen anregen, Wahrnehmungsstörungen dahingehend zu überprüfen (Thiele 1980):

- Dehydratation (Durstdelir ist bei älteren Patienten und Kindern wegen des geringeren Flüssigkeitsquotienten eher möglich)
- Hyperkaliämie (> 5,0 mval/l)
- Hyperkalzämie (> 5,5 mval/l)
- Magnesiummangel (< 2,0 mg/100 ml)
- Azidose eher als Alkalose (PH < 7)
- Erhöhter Harnstoff (> 35 mg%)
- Sauerstoffmangel (klinisch, pO_2 < 70 mmHg)
- Hypotonie (klinisch)
- Hypo- (< 40 mg/dl) und Hyperglykämie (> 300 mg/dl).

Letztlich richtet sich die Beurteilung nach dem klinischen Bild.

1.5.7 Orientierung und Verwirrtheit

Bewegung, Wahrnehmung und Kommunikation bedingen einander. Je weniger wir über Informationen über uns selbst und unsere Umwelt verfügen, desto weniger können wir wahrnehmen und desto weniger können wir uns durch die Wahrnehmung eine glaubwürdige Wirklichkeit strukturieren. Erst die Verarbeitung der Wahrnehmungsinformation regt uns an und lässt uns (wieder)erkennen. Ist nur ein Sinn, z. B. das Sehen, gestört, hat dies Auswirkungen auf die gesamte Wahrnehmung des Menschen. Wahrnehmungsstörungen führen zu Orientierungsstörungen. Ständig vergleichen wir unsere Wahrnehmung mit rasterhaft abgespeicherten Erfahrungen und können uns daran orientieren: Wir wissen, wer, wo, wann, wie und warum wir sind. Wahrnehmungsgestörte Patienten vergleichen ihre für sie glaubwürdigen Wahrnehmungen genauso mit ihren abgespeicherten Mustern, interpretieren die Informationen fehl und wähnen sich dadurch in einer anderen Realität. Drei Beispiele sollen dies im Folgenden verdeutlichen.

Beispiel 1:

Ein desorientierter Patient, der ständig aufstehen wollte, um sich etwas zu Trinken zu holen, reagierte auf die üblichen Bemühungen des Pflegepersonals („Bitte bleiben Sie liegen") sehr barsch und empört. In einem späteren Gespräch stellte sich heraus, dass er schlecht sehen und seine Umwelt nur undeutlich erkennen und einordnen konnte. Was er aber wahrnahm, war rechts neben ihm ein typischer, aufgeklappter Nachtschrank (Abb. 1.10), darauf eine Sondenkostflasche und Dokumentationsbögen. Dieses Raster, das er sah - Tisch, Flasche, Papierstapel – kannte er von zu Hause (Abb. 1.10). In seinem Wohnzimmer waren diese Dinge genauso angeordnet, also war er in diesem Moment auch zu Hause – und empörte sich über die fremden Menschen, die versuchten, ihn im Sofa festzuhalten.

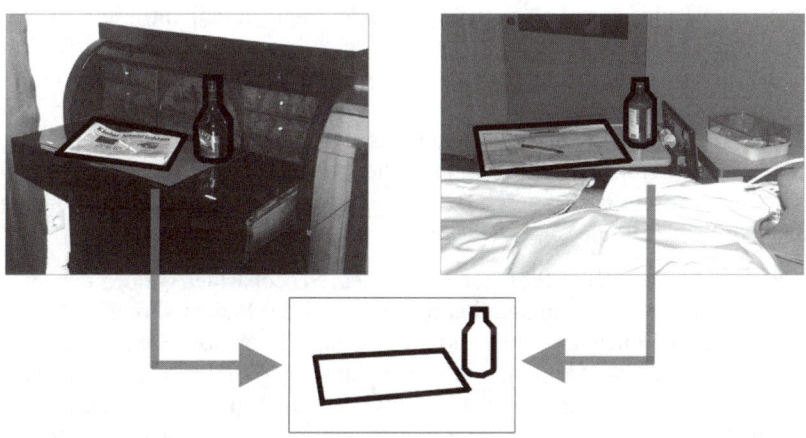

Abb. 1.10: Die reale Situation (rechtes Bild) wird verwechselt mit einer abgespeicherten Erinnerung (linkes Bild); Erläuterung im Text.

Beispiel 2:

Ein unruhiger, wacher Patient wollte andauernd aufstehen mit den Worten: „Ich muss meine Schuhe reinholen." Er lag in einem Doppelzimmer, neben ihm ein zurzeit freier Beatmungsplatz, auf dem ein Beatmungsgerät auf „bereit" gestellt war. In der Einstellung gab das Beatmungsgerät ein kontinuierliches

Klicken von sich, das der unruhige Patient als Regentropfen interpretierte, und zwar als genau die Regentropfen, die er einmal gehört hatte, als seine Schuhe vor der Tür gestanden hatten und nass geworden waren. Durch dieses Geräusch wurde die Erinnerung an die vergangene Situation wachgerufen und zu einer für ihn unsicheren, aber dennoch überzeugenden Wirklichkeit: Er wollte seine Schuhe 'reinholen.

Beispiel 3:

Ein Intensivpatient mit verminderter Sehfähigkeit glaubte, im Einkaufswagen durch einen Supermarkt herumgefahren zu werden. Sein Bett mit den Bettgittern, ein als sehr klein wahrgenommener Körper, umhereilende Personen mit Notizzetteln, Flaschengeklirr, Papiergeraschel und dezente Hintergrundmusik vermittelten ihm diesen Eindruck. Für ihn war dies alles sehr eindeutig; er wusste nur nicht, warum er diese Situation erleben sollte, und das machte ihn unsicher.

Wahrnehmungsstörungen führen zu Verwechslungen von Raum, Zeit und Personalität sowie zu kommunikativen Missverständnissen. Wichtig ist hierbei, dass diese Patienten meistens spüren, dass etwas nicht stimmt. Sie sind sich unsicher, weil bestimmte Dinge zu sehen oder zu hören sind, die nicht 100 %ig in die für sie aktuell gültige Wirklichkeit passen. In den genannten Beispielen konnten die Patienten durch ein Gespräch ihre Unsicherheit zugeben und dadurch erstmalig für sich realisieren, dass ihre Wirklichkeit gar nicht richtig sein könne. Schließlich wurde ihnen ihre Situation sinnlich und eindeutig erfahrbar gemacht – z. B. durch Betasten ihrer Bauchwunde – und sie konnten dadurch wieder in die eigentliche Wirklichkeit zurückfinden.

Wenn wir uns in solchen Situationen befinden, so beobachten wir den Patienten genau. Durch die Kommunikation mit uns wird der Patient verunsichert und sich seiner Wirklichkeit vergewissern wollen, d.h. er hört, sieht oder spürt zwischendurch irgendwo hin. Wir achten darauf und stellen fest, an welchem Raster der Patient seine Wirklichkeit festmacht und machen ihm dann seine jetzige Situation sinnlich erfahrbar, indem wir uns fragen, was dieser Mensch in diesem Augenblick braucht.

Wenn wir mit solchen Patienten ein Gespräch beginnen, so verhätscheln wir sie nicht, sondern reden mit ihnen als gleichwertige Partner. Wahrnehmungsstörungen führen häufig dazu, dass die Patienten sich selbst nicht verstehen, dass sie sich unsicher, isoliert, gedemütigt oder zurückgesetzt fühlen. Auf eine herablassende Gesprächshaltung in Mimik, Körperhaltung, Tonfall und Wortwahl werden diese Patienten unter Umständen nur empört reagieren.

1.6   Bewusst-los?

Es ist schwierig, über Bewusstlosigkeit und Bewusstsein zu schreiben. Je nach Wissensstand, kulturell-religiösem Hintergrund und persönlicher Erfahrung wird etwas anderes unter diesen Begriffen verstanden. Gleichzeitig stehen diese Begriffe in engem Zusammenhang mit unserem Menschenbild und Selbstverständnis. Es sind persönliche Antworten auf die Frage nach dem Menschsein. Diese Vorstellungen beeinflussen unser Denken, Fühlen und Handeln. Wenn ich davon ausgehe, dass ein bewusstloser Patient geistig „nicht da ist", so ist es auch nicht sinnvoll, ihn anzusprechen. Weiter beeinflussen diese Vorstellungen auch unsere Wahrnehmung: Wenn ich einen Patienten für bewusstlos halte, werde ich sein „zufälliges" Augenzucken nicht in Zusammenhang mit einem bestimmten Geräusch bringen können. So gesehen wird eine materialistische, streng naturwissenschaftliche Welt- und Menschenanschauung den bewusstlosen Patienten als nicht wahrnehmungsfähig und erlebnisfähig einstufen. Wir halten diesen Standpunkt für äußerst fragwürdig.

Intensivmedizin ist in erster Linie eine Medizin, die den Menschen auf seine Funktionalität reduziert. Ist etwas „kaputt", muss es repariert, ersetzt oder ausgetauscht werden. Bewusstsein wird hier über die Funktionalität des Gehirns definiert: Wenn das Gehirn geschädigt oder durch Sedierung außer Kraft gesetzt wird, so geschieht dasselbe auch mit dem Bewusstsein. Bewusstheit ist hier die Fähigkeit zur reaktiven Wahrnehmung innerer und äußerer Reize. Wachheit lässt sich als mittleres neurologisches Aktivitätspotenzial definieren und mithilfe eines EEGs messen. Wenn nichts messbar ist oder keine Wahrnehmungsreaktionen feststellbar sind, so gilt der Patient als bewusstlos. Die Glasgow-Komaskala verdeutlicht dies (Tab. 1.1).

Tab. 1.1: Glasgow-Komaskala					
Augen öffnen	**Pkt.**	**Beste verbale Antwort**	**Pkt.**	**Beste motorische Antwort**	**Pkt.**
Spontan	4	Voll orientiert	5	Gezielt auf Aufforderung	6
Auf Aufforderung	3	Teilorientiert	4	Gezielt auf Schmerzreiz	5
Auf Schmerzreiz	2	Inadäquat	3	Ungezielt auf Schmerzreiz	4
Kein Augenöffnen	1	Unverständlich	2	Beugemechanismen	3
		Keine	1	Streckmechanismen	2
				Keine	1

Was hier gemessen wird, ist die Fähigkeit des Patienten, auf äußere Reize zu antworten, d.h. mit der Außenwelt zu kommunizieren. Von der Kommunikationsfähigkeit wird zurückgeschlossen auf den Zustand des Bewusstseins.

Die üblichen Methoden zur Bewusstseinsdiagnostik eignen sich ausgezeichnet zur Feststellung eines defizitären Bewusstseinszustandes, Benommenheit, Somnolenz, Sopor, Koma. Aus unseren praktischen Erfahrungen und aus ethischen Gründen sehen wir uns aber gezwungen, den Begriff „Bewusstlosigkeit" zu erweitern. Bewusstsein nur als neuronale Aktivität zu definieren, stellt für uns eine Reduktion des Menschen auf seine Funktionalität dar, und somit ist in diesem Sinne auch nur defizitäres Bewusstsein messbar. Die Aussage: „Der Patient ist bewusstlos", kann nicht bedeuten, dass der Patient ohne eine Form von Bewusstsein ist, sondern bedeutet, dass mit diesen Methoden keine andere Bewusstseinsform feststellbar ist.

Wir haben es oft erlebt, dass ein Arzt an das Patientenbett kam, die Hand des Patienten ergriff und ihn anrief: „Machen Sie mal die Augen auf!" Nichts geschah, der Patient zuckte nicht mal mit der Wimper. Nach dem Arzt traten wir an den Patienten heran.

Da uns die Kommunikationsebene des Patienten bekannt war, strichen wir sanft über dessen Augenbrauen und die geschlossenen Lider: „Hier, das sind Ihre Augen. Spüren Sie sie. Die Augen. Machen Sie bitte Ihre Augen auf. Ich möchte sehen, ob Sie mich hören." Und der Patient öffnete die Augen...

Wahrnehmungsgestörte Patienten sind auch kommunikationsgestört. Sie erleben Inhalt und Bedeutung unserer Kommunikation teilweise oder sogar gänzlich anders. Sie sind in ihren Ausdrucksmöglichkeiten verändert, sodass eine Kommunikation auf unserer Ebene gar nicht stattfinden kann. Ein fast schon berühmtes Fallbeispiel von Gustorff (1996) soll dies verdeutlichen:

Ein herztransplantierter Mann, 52 J., komatös auch noch zwei Wochen nach der Operation. Die Werte der Glasgow-Komaskala bewegten sich zwischen 3 und 5. Hirnorganisch waren keine Schädigungen feststellbar. Das EEG zeigte generalisierte Theta-Aktivitäten. Nachdem alle Therapiemöglichkeiten ausgeschöpft waren, begann die Musiktherapeutin, Frau Gustorff, einmal täglich für 20 Minuten im Atemrhythmus des Patienten zu singen. In der dritten Sitzung, nicht davor und nicht danach, zeigte der Patient die ersten hämodynamischen Reaktionen. Später öffnete der Patient die Augen. Im weiteren Verlauf konnte dieser Mensch rehabilitiert werden und aus seiner Zeit des Komas berichten.

Nach der Operation fand er sich auf einem mittelalterlichen Schlachtfeld wieder, auf dem umhermarodierende Ritter alles abschlachteten, was sich bewegte und sich lebendig zeigte. Die rote Blutdruckmanschette erlebte er als Feuerlöscher, die Hämofiltration als Bombe.

Aufforderungen wie „Öffnen Sie mal die Augen" erlebte der Mann als außerordentliche Bedrohung. Die einzige Möglichkeit, um überleben zu können, bestand für ihn darin, sich tot zu stellen. Die Musiktherapeutin hingegen betrachtete er als ein Mädchen, das auf einer Schalmei nur für ihn sang und ihn am Leben haben wollte. Sie war der Grund, aus der Isolation herauszukommen.

Es gibt viele weitere Fallbeispiele, in denen Patienten Ähnliches aus ihrer Zeit des Komas oder apallischen Syndroms berichteten, wie Hannich vergleichend feststellte (Hannich 1996). Aus unseren eigenen Erfahrungen vermuten wir, dass solche Patienten eben nicht auf den herkömmlichen Wegen kommunizieren können, sondern sich selbst und ihre Umwelt – uns – auf eine „elementare" Art erleben, in der Handlungen und Kommunikation unreflektiert und unmittelbar erlebt werden. Die Außenwelt wird hierbei häufig als gefährlich und lebensbedrohlich wahrgenommen, der eigene Körper als eine Art Gefängnis, in dem Gefühle wie Schmerz, Ohnmacht und Sehnsüchte übermächtig und schrecklich empfunden werden. Der einzige Weg, in diesem Chaos zu überleben, ist der völlige Rückzug von der Außenwelt und der eigenen körperlichen Wahrnehmung. Die Patienten können sich nicht intelligent über einen Zustand hinwegtrösten oder Erlebnisse rational verarbeiten. Sie verstehen nicht, warum sie ständig in den Arm gekniffen werden oder die Augen aufmachen oder eine fremde Hand drücken sollen. Sie können nicht verstehen, warum sie ihrer gestörten Wahrnehmung so hoffnungslos ausgeliefert sind... und retten sich in eine Art Totstellreflex.

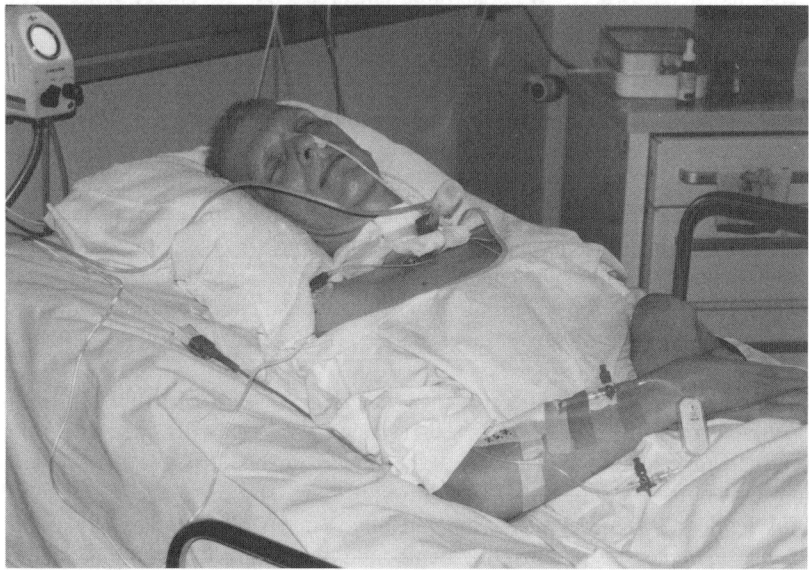

Abb. 1.11: Dem eigenen Leben Ausdruck geben ...

Gründler (1996) berichtet von neueren Untersuchungen durch A. Zieger an komatösen Patienten. Diese haben ergeben, dass sehr wohl ein aktives, von uns häufig unbemerktes Erleben im Koma möglich ist. So wurden die

Ergebnisse von Langzeitmessungen (Herz- und Atemfrequenz, Hautwiderstand und Muskeltonus) in Relation zu äußeren Reizen gestellt. Es zeigte sich, dass komatöse Patienten signifikant auf unterschiedliche Berührungen, unangeneh-me Reize wie endotracheales Absaugen oder auch auf die Gegenwart vertrauter Personen reagieren können.
Koma oder auch das apallische Syndrom können heute als Überlebensstrategie verstanden werden. Das Bewusstsein scheint sich hierbei auf eine Ebene zurückzuziehen, die wir funktional nicht feststellen oder beweisen können, was jedoch nicht heißt, dass es nicht in irgend einer Form vorhanden wäre. Dies hat ethische Konsequenzen, auf die Bienstein bereits Ende der 80er-Jahre in ihren Vorträgen hingewiesen hat: Wenn wir einen Menschen medizinisch-konventionell betrachten, so gehen wir erst dann anders mit ihm um, wenn der Patient die erste Reaktion zeigt. Dies muss allerdings eine Reaktion sein, die wir eindeutig verstehen und verifizieren können. Erst dann ist es sinnvoll, den Patienten zu fördern; ansonsten „kriegt er ja sowieso nichts mit".

Wenn wir einen Menschen als ganzheitliches Wesen mit der Möglichkeit verschiedener Bewusstseinsebenen und entsprechenden Wahrnehmungs- und Ausdrucksmöglichkeiten betrachten, so ist eine Kommunikation und damit Feststellung des Bewusstseinszustandes nur möglich, wenn wir uns auf die Kommunikationsebene des Patienten begeben. Wenn sich ein Mensch – aus welchen Gründen auch immer – dafür entschieden hat, im Koma zu leben, so können wir ihn dort nur dann erreichen, wenn wir seine Kommunikationswege wählen. Wenn ein komatöser Patient sich nur über die Frequenz seiner Atmung äußern kann, dann atmen wir gemeinsam und „spiegeln" seinen Ausdruck durch atemsynchrones Summen oder Singen. Wenn sich ein Patient nur durch Streckkrämpfe ausdrücken kann, so antworten wir, indem wir ihm die Grenzen seiner Haut angenehm erfahrbar machen. Eine solche Kommunikation ist elementar und meint nichts anderes als: „Ich höre dich", „Ich verstehe dich", „Ich bin da".
Es muss die Frage gestellt werden, ob der Begriff „Bewusstlosigkeit" heute noch seine bisherige Gültigkeit besitzt. Bewusstsein ist nicht gleichzusetzen mit Erlebnislosigkeit. Wir können keine Bewusstlosigkeit feststellen, sondern nur das Fehlen einer bestimmten Form von Bewusstsein.
Entscheidend ist hierbei unsere innere Haltung und Wahrnehmung. Nur wenn ich den Patienten als potenziell erlebnis- und kommunikationsfähig betrachte, werde ich seine Aktionen sinngebend wahrnehmen und beantworten können. Oder, wie Fred Salomon schreibt: „Die Diagnose ‚Bewusstlosigkeit' ist ein Deutungsversuch von uns, den Mangel an Rückkopplung zu uns als Handelnde zu beschreiben. Er sagt nur, dass uns die Antenne fehlt, Botschaften dieser Menschen zu empfangen." (Salomon 1994)

1.7 Wahrnehmungsfähigkeit unter Narkose und bei Langzeitsedierung

von Ulf Linstedt

Auch unter der Wirkung bewusstseinsdämpfender oder -ausschaltender Medikamente kann es eine Wahrnehmung von äußeren Reizen geben.

In einer Reihe von Untersuchungen konnte festgestellt werden, dass es sogar unter Narkose, einer recht ausgeprägten Form der medikamentösen Bewusstseinsdämpfung, zu Wahrnehmungen kommen kann. Dabei sind bewusste, u. U. sogar schmerzhafte Wahrnehmungen mit oder ohne Erinnerung von solchen zu unterscheiden, die im Unterbewusstsein aufgenommen und gespeichert werden (Jones 1986).

Das Vorkommen dieser zwei verschiedenen Gedächtnissysteme (bewusst und unterbewusst) ist hier herauszustellen. Das explizite (bewusste) Gedächtnis speichert Erlebnisse mit einer Erinnerung an Ort und Zeit. Das implizite Gedächtnis (Unterbewusstsein) steuert das Verhalten auf Grund von Erfahrungen, ohne dass eine Erinnerung an die zu Grunde liegenden Erlebnisse besteht (z. B. Angst vor Hunden). Interessant ist die Tatsache, dass beide Gedächtnisse offenbar unabhängig voneinander funktionieren. Die Beeinträchtigung des bewussten Gedächtnisses durch Krankheiten oder Medikamente heißt nicht, dass der Patient unterbewusst keine Informationen aufnehmen kann. Das gilt auch für die unbedachte Äußerung am Krankenbett.

Ein Beispiel lieferte schon Anfang des 20. Jahrhunderts der französische Neurologe Claprede. Er behandelte Patienten, die sich auf Grund einer organischen Hirnerkrankung auch an kurz zurückliegende Dinge überhaupt nicht mehr erinnern konnten (Amnestiker). Einmal gab er ihnen zur Begrüßung die Hand, wobei er sie mit einer zwischen den Fingern gehaltenen Nadel stach. Am nächsten Tag erkannten die Patienten zwar den Arzt nicht wieder und wussten auch von der Nadel nichts mehr, sie weigerten sich dennoch, ihm die Hand zu geben (Zit. n. Schwender 1995). Das veranschaulicht, dass die Patienten die Information „Nadelstich" gespeichert hatten und die resultierende Erfahrung auch anwenden konnten, obwohl sie keine bewusste Erinnerung hatten.

In einem weiteren Experiment (Schwender 1995) spielte man narkotisierten Patienten einen Text vor, in dem das Schicksal von Robinson Crusoe mit der Situation des Patienten verglichen wurde (Einsamkeit, Ausgeliefertsein, kritische Situation). Nach der Narkose wurden die Patienten befragt, was sie mit

dem Wort „Freitag" assoziieren. Alle Patienten, denen kein Tonband vorgespielt worden war, gaben an: „Wochenende", „Fischessen"... Dagegen äußerten
einige der Patienten, die das richtige Band gehört hatten: „Robinson Crusoe".
Eine Erinnerung an intraoperative Begebenheiten bestand in keinem Fall.

Mit der Frage „Woran denken Sie zuerst, wenn Sie ... hören (oder sehen)?"
können Psychologen Inhalte des Unterbewusstseins prüfen. Es wird mit diesem
Test gezeigt, dass auch ein bewusstloser Patient Informationen aufnehmen
kann. Diese können unter bestimmten Umständen Einfluss auf sein Verhalten
oder seine Emotionen nehmen. So werden postoperativ auftretende Neurosen
oder Psychosen auf negative intraoperative Wahrnehmungen zurückgeführt
(Zit. n. Schwender 1995).

Da die bisher geschilderten Untersuchungen eine intraoperative Wachheit
lediglich nach der Narkosephase nachweisen, suchte man nach Möglichkeiten,
schon während der Bewusstlosigkeit eine mögliche Wahrnehmung zu erkennen.
Dies gelang mittels akustisch evozierter Potenziale (AEP) (Schwender 1992,
1995, Thornton 1991). Für deren Messung werden über Kopfhörer Töne
appliziert, und die elektrische Reizantwort des Gehirns wird über EEG-Elek-
troden gemessen. Bei wachen Personen kann man eine Folge von Wellen
(Potenziale) ableiten, die nach ihrem Auftreten in frühe, mittellatente und späte
akustisch evozierte Potenziale unterteilt werden (Abb. 1.12):
Frühe Potenziale entstehen bei der Reizleitung im Hirnstamm; sie sind durch
Medikamente kaum zu beeinflussen.
Mittellatente akustisch evozierte Potenziale (MLAEP) sind die ersten kortikalen
Reizantworten (Abb. 1.13).
Späte akustisch evozierte Potenziale werden durch komplexe Reizverarbeitun-
gen generiert.

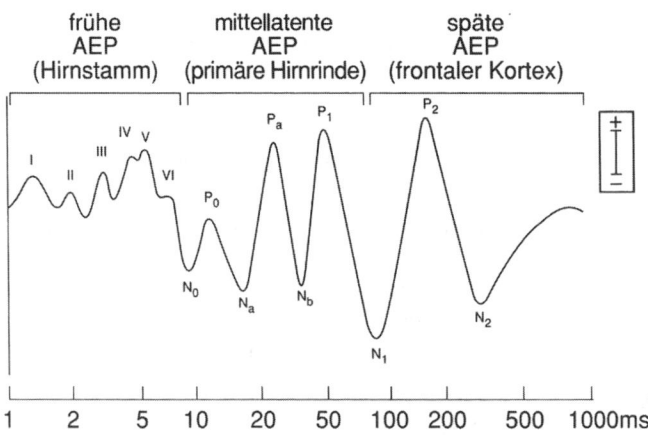

Abb. 1.12: Schema der akustisch evozierten Potenziale (AEP) und deren zeitliche Unterteilung in frühe, mittellatente und späte AEP (Thornton, Newton 1989).

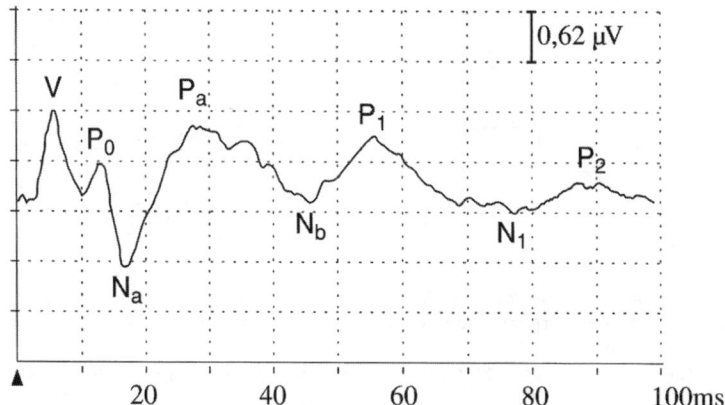

Abb. 1.13: Mittellatente akustisch evozierte Potenziale (AEP) bei einem wachen Probanden.

Je ausgeprägter eine medikamentöse Bewusstseinsausschaltung ist, umso geringer sind frühere Komponenten der akustisch evozierten Potenziale ableitbar. Durch den Vergleich intraoperativer akustisch evozierter Potenziale bei Gabe unterschiedlicher Medikamente mit den oben genannten postoperativen Untersuchungen fand man heraus, dass bei Vorhandensein der mittellatenten Komponenten (zwischen 10 und 100 ms) eine unbewusste Wahrnehmung erfolgt. Auch bei dem beschriebenen Experiment mit dem Robinson-Text konnte festgestellt werden, dass „Freitag" nur dann mit „Robinson" assoziiert wurde, wenn MLAEP auslösbar waren. Es konnte weiterhin in dieser Studie gezeigt werden, dass für Medikamente, die spezifische Rezeptoren besetzen (Benzodiazepine, Opiate, Ketamin), in der Regel gilt, dass die Wahrnehmung auch bei ausreichender Dosierung nicht vollständig zu unterdrücken ist. Dies wird durch das Vorhandensein von MLAEP belegt (Abb. 1.14, obere Kurve).

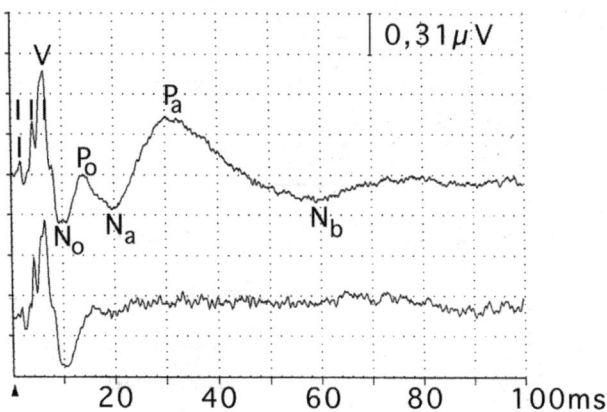

Abb. 1.14: Mittellatente akustisch evozierte Potenziale, abgeleitet bei einem nicht auf Ansprache reagierenden Patienten auf der Intensivstation (postoperative Sedierung nach Herzklappenersatz).
Obere Kurve: Sedierung mit Sufentanil-Perfusor (0,1 mg/h) und Rohypnol 12 x 2 mg pro Tag. Frühe AEP (Wellen I–V) und MLAEP (Wellen No, Po, Na, Pa, Nb) ableitbar; eine Wahrnehmungsfähigkeit ist gegeben.
Untere Kurve: Nach zusätzlicher Gabe von 150 mg Propofol sind nur frühe AEP ableitbar, es kann keine Wahrnehmung erfolgen.

Unspezifisch wirkende Substanzen (siehe Tab. 1.2) führen jedoch bei suffizienter Dosierung zu einer Unterdrückung der MLAEP (Abb. 1.14, untere Kurve). Diese Patienten haben dann auch keine Wahrnehmungen (Schwender 1992).

Tab. 1.2: Vergleich zwischen rezeptorspezifischen und unspezifischen Substanzen	
Rezeptorspezifisch wirkende zentralnervöse Pharmaka	Unspezifisch wirkende zentralnervöse Pharmaka (Unbewusste Wahrnehmung wird unterdrückt)
Benzodiazepinen (z. B. Flumitrazepam, Diazepam, Midazelam)	Barbituraten (z. B. Methohexital, Phenobarbital)
Opiate (z. B. Morphium, Fentanyl, Sufentanil)	Propofol
Ketamin	Volatile Anästhetika (z. B. Halotan, Isofluran)

Es sei nochmals betont, dass die Wahrnehmungen unbewusst und nicht spontan erinnerbar sind. Tritt eine Wahrnehmung ohne Schmerz auf und hat keine den Patienten betreffenden negativen Inhalte, muss das keine Komplikation sein.

Die oben genannten jüngsten Untersuchungen beziehen sich auf Wahrnehmungsphänomene unter Narkose. Da aber zur Analgosedierung auf der Intensivstation zum Teil die gleichen Medikamente verwendet werden, gibt es keinen Grund, daran zu zweifeln, dass gleichartige Vorgänge auch bei sedierten Patienten ablaufen (s. Abb. 1.14). In der Intensivpflege können diese unterbewussten Wahrnehmungen einen Zugang zum bewusstlosen Patienten eröffnen.
Ulf Linstedt ist Anästhesist am Klinikum der Christian-Albrechts-Universität Kiel.

1.8 Kommunikation

von Ute Hensel

Unter Kommunikation verstehen wir gemeinhin die gesprochene oder geschriebene Sprache. Das setzt voraus, dass zwei oder mehrere Menschen sich verständigen können, also z. B. die gleiche Sprache beherrschen. Pflegende kennen aber sehr gut die Situation, dass ein Patient sich beim morgendlichen Bettenmachen beispielsweise einfach wortlos von ihnen abwendet. Er spricht mit dem Körper. Das gesprochene oder geschriebene Wort muss also um den Aspekt der Körpersprache ergänzt werden. Die verschiedenen Kommunikationsmodelle die entwickelt wurden und u.a. auch in der Krankenpflegeausbildung vermittelt werden, gehen von diesen beiden Aspekten als Grundvoraussetzung für Kommunikation aus: verbale Äußerungen und Körpersprache. Beide Anteile unserer Kommunikation haben in den meisten Modellvorstellungen eine nicht weiter hinterfragbare Bedeutung. Das körperliche Abwenden eines Patienten von der bzw. dem Pflegenden besagt demnach, dass er in Ruhe gelassen werden möchte. Dieses klare Bild von der Körpersprache gerät jedoch spätestens dann ins Wanken, wenn der besagte Patient sich später beklagt, er sei schlecht versorgt worden, obwohl er doch zuvor die Zusammenarbeit mit dem Pflegepersonal verweigert hat.

Ein Kommunikationsmodell, das die Widersprüchlichkeit menschlicher Aussagen zu entschlüsseln versucht, ist das TALK-Modell (Scheidt et al. 1991). Die vier Buchstaben stehen für verschiedene Aspekte eines Gesprächs:

- Tatsache – kennzeichnet den Informationsgehalt eines Gesprächs,
- Ausdruck – bezeichnet den Gefühlsausdruck des Sprechenden,
- Lenkung – steht für die Absichten, die in einem Gespräch vermittelt werden sollen,
- Kontakt – kennzeichnet die Beziehung zwischen den Sprechenden.

Diese vier Aspekte oder Ebenen sind in jedem Gespräch vorhanden, und jeder einzelne Aspekt bestimmt auch den Gesprächsverlauf. Dabei können sich die einzelnen Ebenen untereinander widersprechen und so zu Missverständnissen und Konflikten führen.

Es lohnt sich daher, dieses Modell der Kommunikation einmal näher zu beleuchten und sich damit die Faktoren zu verdeutlichen, die beim eigenen Sprechen eine Rolle spielen, gewöhnlich aber unbewusst ablaufen.

1.8.1 Die Tatsache

Man möchte meinen, dass die reine Informationsvermittlung in einem Gespräch objektiv ist und damit kaum wert, näher betrachtet zu werden. Es ist jedoch zu bedenken, dass schon die Auswahl der weitergegebenen Informationen der subjektiven Bewertung unterliegt.

In unserem Patientenbeispiel sind wir mit der Tatsache konfrontiert, dass der Patient sich in dem Moment abwendet, in dem die bzw. der Pflegende ins Zimmer kommt und die Betten machen will. Zwar handelt es sich dabei um eine Tatsache, jedoch um eine, die interpretationsbedürftig ist. Noch gravierender ist dieser Umstand bei bewusstseinseingeschränkten Patienten. Da der gesprochene Austausch im Kontakt mit diesen Patienten eine nicht kontrollierbare Rolle einnimmt, liegt hier eine Quelle größter Verunsicherung, und zwar auf beiden Seiten. Die Pflegenden bekommen keine eindeutigen Informationen von den Patienten, und diese wiederum befinden sich in einem Zustand, in dem Worte vielleicht gar nicht verarbeitbar sind und eher noch zur Verwirrung beitragen.

1.8.2 Der Ausdruck

In jedem Gespräch offenbart die sprechende Person Anteile ihrer eigenen Persönlichkeit. Die Gefühle der Sprechenden werden zum Teil sichtbar, manchmal auch ihre Herkunft durch Dialekt oder Slang oder auch ihre Berufszugehörigkeit anhand der Fachsprache. Zum Tragen kommen hier vor allem begleitende Aspekte der verbalen Sprache. Gestik und Mimik, aber auch die Art und Weise des Sprechens, Sprechgeschwindigkeit, Lautstärke, Sprechpausen oder Schwankungen in der Stimme verraten mehr über unseren Gefühlszustand, als uns manchmal lieb ist. Es gibt also eine ganze Reihe von Informationen, die in einem Gespräch so ganz nebenbei vermittelt und registriert werden.

Der bereits zitierte Patient bringt mit seiner Körpersprache auf dieser Ebene möglicherweise zum Ausdruck, dass es ihm nicht gut geht. Vielleicht ist er aber einfach müde und möchte noch ein wenig dösen und in Ruhe gelassen werden.

1.8.3 Die Lenkung

In einem Gespräch verfolgen die Sprechenden meist auch – bewusst oder unbewusst – ein Ziel. Sie lenken somit den Verlauf der Unterhaltung oder versuchen es zumindest. Manchmal erfolgen die Beeinflussungsversuche sehr direkt, beispielsweise in Form von Drohungen. Eltern tun das oft gegenüber ihren Kindern oder Arbeitgeber bzw. Vorgesetzte gegenüber ihren Untergebenen. Oft bedarf es dieser Direktheit aber gar nicht, wenn zum Beispiel eine Person auf Grund ihres Status ein höheres Ansehen genießt. Dann genügt schon diese Tatsache, um einem Gespräch ein einseitiges Gewicht zu verleihen. Drohungen oder Versprechungen, Autorität und Autoritätsgläubigkeit, Selbstsicherheit oder Leichtgläubigkeit, Macht und Ohnmacht, Einstellungen und Vorurteile – dies alles sind Faktoren, die ein Gespräch lenken und zwar oft, ohne dass wir es uns klarmachen.

In unserem Beispiel mit dem sich abwendenden Patienten versucht dieser durch eine eher defensive Lenkung, seinem Sich-Abwenden, die bzw. den Pflegenden davon abzuhalten, sein Bett zu machen.

1.8.4　Der Kontakt

Über die Art und Weise, in der wir miteinander reden, drücken wir aus, welchen Kontakt wir zueinander haben. Das Duzen beispielsweise lässt auf relative Nähe und Vertrautheit schließen, kann aber in bestimmten Zusammenhängen auch ein Zeichen von Respektlosigkeit sein. Dabei ist das Duzen oder Siezen ein vergleichsweise deutliches Kontaktzeichen. Die allermeisten Informationen in diesem Bereich setzen sich jedoch aus einer Vielzahl von Einzelelementen zusammen. Ist der Tonfall jovial oder geschäftsmäßig? Ist der Blick drohend oder gutmütig? Lächelt mich der Sprechende an, oder sieht er ernst aus? Aus der Beantwortung solcher Fragen versuchen wir, uns ein Bild von unserem Gegenüber und seiner Art der Kontaktaufnahme zu machen. Auch dieser Prozess läuft meist weitestgehend unbewusst ab. Wir merken es lediglich daran, dass wir selbst uns entsprechend der vermuteten Beziehung des anderen zu uns verhalten.

In unserem Patientenbeispiel scheint es sich um einen Kontaktabbruch zu handeln. Dabei spielt sicherlich eine Rolle, dass der Patient sich der bzw. dem Pflegenden unterlegen und ausgeliefert fühlt.

In dem Wechselspiel der Kommunikation zwischen unseren beiden Akteuren, dem Patienten und der bzw. dem Pflegenden, hat diese nun wiederum die Möglichkeit, den Patienten auf den vier Ebenen zu verstehen und entsprechend zu antworten. Sehr viel häufiger geschieht es jedoch, dass wir unseren Blick auf einen Teil dieser Ebenen einschränken und auch entsprechend reagieren. Die bzw. der Pflegende könnte das Signal des Patienten beispielsweise so interpretieren: „Ich kann machen, was ich will, dem ist es nie recht. Wahrscheinlich mag der mich einfach nicht." In diesem Fall hätte die Pflegekraft ausschließlich die Kontaktebene im Auge. Entsprechend würde sie vielleicht eine Kollegin bitten, an ihrer Stelle zu dem Patienten ins Zimmer zu gehen. Möglicherweise steigt sie auch auf der Lenkungsebene in die Interaktion ein und versucht nun ihrerseits, den Patienten dazu zu bringen, sich nach ihren Vorgaben zu richten. Ihrem Pflichtbewusstsein folgend wird sie dem Patienten klarmachen, dass eine Ausnahme nicht gemacht werden kann und einfach mit dem Bettenmachen beginnen. Vielleicht begleitet sie das gesamte Geschehen durch Kommentare auf der Tatsachenebene, indem sie dem Patienten einen Vortrag darüber hält, warum es wirklich unerlässlich ist, dass die Betten jeden Tag gemacht werden. Vielleicht steigt sie aber auch auf die Eindrücke ein, die sie auf der Ausdrucksebene vom Patienten empfängt. Sie könnte beispielsweise Mitleid mit dem Patienten bekommen oder aber im Gegenteil ihn für allzu wehleidig halten, da es anderen doch viel schlechter geht.

Auf diesen vier Ebenen bewegen wir uns, wie gesagt, in unserer Kommunikation, wobei die einzelnen Aspekte unterschiedlich betont sein können. Ich möchte dies an einem weiteren Beispiel verdeutlichen. Stellen wir uns das Problem der Arbeitsüberlastung durch besonders gehäufte Angehörigengespräche vor. Es gibt verschiedene Möglichkeiten, dieses Problem zu verdeutlichen. Manche Menschen versuchen beispielsweise, ihre Interessen hauptsächlich auf der Kontaktebene durchzusetzen. Sie würden in diesem Fall also versuchen, durch ihre Beziehung zu Vorgesetzten oder beteiligten Ärzten das Problem zu bewältigen. Naturgemäß gelingt dies umso besser, je enger und für die andere Seite verpflichtend die Beziehung ist. Andere argumentieren in einem solchen Fall vorwiegend auf der Tatsachenebene. Sie vertrauen auf die Kraft ihrer sachlichen Argumentation.

Wieder andere appellieren an ihre Umgebung, indem sie ihre eigene Bedürftigkeit ausdrücken und hoffen, so ans Ziel zu kommen. Durch permanentes Stöhnen und Lamentieren über die aufreibenden Angehörigengespräche hoffen sie, andere darauf aufmerksam zu machen, dass sie überlastet sind und keine zusätzliche Arbeit mehr verkraften können.

Gleichgültig aber, welchen Weg wir wählen, alle setzen die prinzipielle Möglichkeit der sprachlichen Verständigung voraus. Und dies wiederum setzt voraus, dass wir einen gemeinsamen Bezugspunkt haben, uns also in einer Sprache verständigen können und auf Grund gemeinsamer kultureller Wurzeln auch körpersprachliche Signale einigermaßen zuverlässig deuten können. Man könnte auch sagen, verbale oder nonverbale Kommunikation setzt ein System gemeinsamer Symbole voraus. Die Abfolge der Buchstaben T-i-s-c-h steht beispielsweise für ein ganz bestimmtes Möbelstück, schwarze Kleidung in einem bestimmten Kontext bedeutet Trauer usw. Gerade dieser gemeinsame Bezugspunkt der Symbolisieren aller Gegenstände und Ereignisse ist infrage gestellt, wenn wir mit verwirrten oder komatösen Patienten konfrontiert sind. Sie erscheinen uns unendlich weit entfernt, in einer anderen Welt. Sie reagieren gar nicht oder äußerst paradox auf uns. Sie sind nicht berechenbar. Durch diese Unberechenbarkeit aber lösen sie bei uns eine Menge emotional getönter Reaktionen aus. Sie flößen uns Angst ein oder machen uns betroffen. Wenn wir uns auf sie, auf ihre Welt einlassen, drohen sie uns in ihren „Strudel" hineinzuziehen. So kann es beispielsweise passieren, dass Menschen, die längere Zeit intensiv mit Aphasikern arbeiten, selbst Sprachstörungen bekommen. Aus Angst, in diesen Abgrund mit hineingezogen zu werden, neigen wir dazu uns abzugrenzen. Indem wir diese Menschen verächtlich oder lächerlich machen, versichern wir uns gleichsam unserer „Normalität" und unseres Bezugssystems, das ja nur scheinbar unumstößlich ist. Wer sich uns nicht auf vernünftige Weise verständlich machen kann, fällt aus diesem System heraus.

1.8.5   Dissoziativer Dialog

Wir gehen davon aus, dass unsere Verständigung Allgemeingültigkeit besitzt,
die prinzipiell von allen verstanden wird und eben deswegen als normal gilt.
Die einfache Botschaft, auf der auch die allermeisten Kommunikationsmodelle
aufbauen, lautet: Es gibt einen Sender, der über verschiedene Kanäle eine
Botschaft aussendet, die dann von einem Empfänger aufgenommen, verarbeitet
und beantwortet wird (Abb. 1.15).

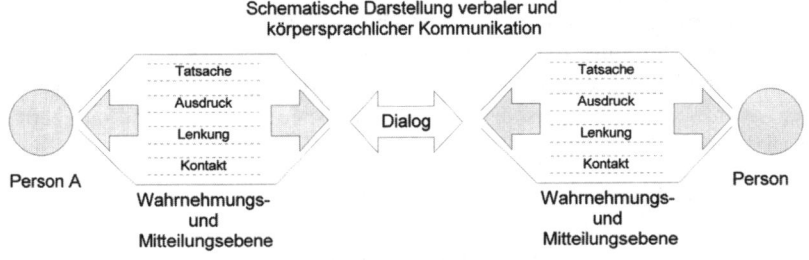

Abb. 1.15: Schematische Darstellung verbaler und körpersprachlicher Kommunikation

Der wesentliche Gedanke dieses Modells ist es, dass wir von der grundsätz-
lichen Steuerbarkeit unserer Kommunikation ausgehen. Das beruhigt uns und
lässt uns in dem Glauben, „Herr im eigenen Hause" zu sein, also uns selbst
und wenigstens teilweise auch unsere Umgebung zu kontrollieren. Dieser
Denkweise unterliegen auch Kommunikationsmodelle wie das vorgestellte. In
einem gewissen Rahmen sind diese auch durchaus brauchbar und können
helfen, Missverständnisse in Gesprächen zu erhellen und vielleicht sogar in
Zukunft zu vermeiden. Wenn ich einmal begriffen habe, dass meine Mitteilungen zumeist auf der Kontaktebene erfolgen, andere dies aber als unange-
messen empfinden, kann ich versuchen, mein Vorgehen zu ändern. Ich kann
dann stattdessen versuchen sachlicher zu argumentieren, professionelle Distanz
zu wahren usw. Allerdings gibt es Grenzen der Machbarkeit, die uns z. B. sehr
schnell deutlich werden, wenn wir uns in einer Hilfe suchenden Position im
Ausland befinden und uns nicht in der Landessprache verständigen können –
oder aber angesichts von Patienten, die nicht in der Lage sind, innerhalb des
symbolisierten Bezugsrahmens mit uns zu kommunizieren.

Kommunikation, wie ich sie verstehe, setzt umfassende Wahrnehmung voraus. Dies betrifft die bewussten Wahrnehmungsanteile, die unbewussten Wahrnehmungsanteile, die aber prinzipiell verbalisierbar sind sowie die Bereiche, die sich der Möglichkeit, sie auszusprechen, entziehen. Was ich meine, wird sehr schnell deutlich, wenn wir uns den Umgang mit Säuglingen vergegenwärtigen. Hier können wir nicht auf unsere vertrauten Muster der vernünftigen Kommunikation zurückgreifen.

Wir sind vor allem darauf angewiesen, die nonverbalen Signale, die der Säugling aussendet, richtig zu deuten, um dies dann in eine angemessene Handlung umzusetzen. Wie wir aber ebenfalls aus dem Umgang mit Säuglingen oder verbal noch nicht ausreichend kommunikationsfähigen Kleinkindern wissen, ist diese auf Versuch und Irrtum beruhende Methode der Verständigung mitunter unbefriedigend, weil sich das erwünschte Ergebnis, ein zufriedenes Kind, eben oft genug nicht prompt einstellt. Hier wie auch im Zusammenhang mit dementen, verwirrten oder komatösen Menschen stellt sich die ganz praktische Frage, wie sich mit diesen Menschen kommunizieren lässt.

Der Ausweg aus dem Dilemma klingt banal, wenn ich sage, wir müssen begreifen, dass alles Sprache ist, das Schreien des Säuglings oder des Patienten ebenso wie der Vortrag eines Dichters. Der Dichter hat den beiden lediglich voraus, dass er in der Lage ist, seinen Gefühlen in symbolischer Form Ausdruck zu verleihen. Nicht viel anders verhält es sich – wenn auch mit graduellen Unterschieden – im Verhältnis zwischen Patienten und Pflegekräften. Wenn wir uns der gesprochenen Sprache bedienen, um uns zu verständigen, handelt es sich dabei bereits um eine symbolische Form der Mitteilung, die erlernt werden muss und zudem voraussetzt, dass ich mich zu anderen Menschen in Beziehung setze. Dies wiederum setzt voraus, dass ich mich als eigenständige Person bewusst wahrnehme. Das Bewusstsein vom Ich, das uns „normal funktionierenden" Erwachsenen so selbstverständlich erscheint, dass wir gar nicht mehr darüber nachdenken, ist uns nicht von Anfang an mitgegeben. Es muss mühsam erworben werden und kann folgerichtig auch – vorübergehend oder gänzlich – wieder verloren gehen. In einem solchen Stadium sind wir auf ganz direkte Erlebens- und Äußerungsformen angewiesen, die vermutlich zumindest zum Teil denen ähneln, die ein Säugling hat. Natürlich wissen wir es nicht wirklich, denn wir können weder den Säugling noch den verwirrten Patienten im Moment ihres Erlebens fragen, was und wie sie erleben. Mir scheint diese gedankliche Überlegung hilfreich, um Wege der Kommunikation mit Patienten zu eröffnen, die sich außerhalb unserer symbolisierten Welt bewegen, für die ein Beatmungsgerät nicht dieselbe festgelegte und nützliche Bedeutung hat, wie für uns. Patienten können sich dadurch bedroht fühlen, weil es auf schmerzhafte und für sie nicht durchschaubare Weise in ihr Körpergeschehen eingreift.

1.8.6   Instanzen des Ich's

Kommunikation, wie wir sie gemeinhin verstehen, setzt also ein voll entwik-
keltes Ich und das Bewusstsein von demselben voraus, das jedoch nicht auf
dem Nichts aufbaut, sondern auf bereits vorhandenen Strukturen. Da die
psychische Entwicklung, die ein Mensch auf seinem Weg zum Erwachsenen-
dasein durchmacht, einige Rückschlüsse auf das Befinden von eingeschränkt
handlungsfähigen Patienten zulässt, möchte ich hier näher auf die Strukturen
der Psyche eingehen. Die Psychoanalyse stellt dafür ein sehr anschauliches
Modell zur Verfügung. Sie geht zum einen davon aus, dass es in der Psyche
bewusste und unbewusste Anteile gibt. Zum anderen versucht die Psychoanalyse durch die Annahme, dass die Psyche in drei innerpsychische Instanzen
aufgeteilt ist, die Funktionsweise unserer psychischen Vorgänge zu veran-
schaulichen. Diese Instanzen werden Es, Ich und Über-Ich genannt.

Das Es ist die Instanz, die zu Beginn des Lebens bereits vorhanden ist und
uns unser ganzes Leben begleitet. Sie ist sozusagen unser Fundament. Das Es
repräsentiert Gefühle, Sehnsüchte und Bedürfnisse und funktioniert nach dem
Lust-Unlust-Prinzip. Alles was Lust verschafft, wird angestrebt, während alles
Unlust-Verursachende vermieden wird.
Dies lässt sich wiederum an dem Verhalten von Säuglingen gut verdeutlichen.
Ein kleines Kind, das Hunger verspürt, verleiht seinem Unbehagen, das aus
dem ungestillten Hunger resultiert, unmittelbar Ausdruck und lässt sich
anderweitig auch nicht beruhigen. Der als Ersatz präsentierte Schnuller wird
mit allem Anschein nach großer Wut ausgespuckt, und Ruhe kehrt erst dann
ein, wenn der Säugling gestillt wird – weswegen ja das Geben der Brust durch
die Mutter auch die bedeutungsvolle Bezeichnung Stillen trägt. Grenzen kennt
und akzeptiert der Säugling noch nicht. Ist also die Brust leergetrunken, das
Kind aber noch nicht satt, wird es seinem Unmut augenblicklich Ausdruck
verleihen, auch wenn es durch häufige Wiederholung wissen könnte, dass es
noch eine zweite Brust gibt. Das gilt auch für die eigenen Körpergrenzen.

Die Tatsache, dass ein kleines Kind über kein abgeschlossenes Bild und keine
klare Vorstellung des eigenen Körpers verfügt, erkennt man u.a. daran, dass
es nicht in der Lage ist, sein eigenes Spiegelbild zu identifizieren. Das ganze
Universum des Säuglings sind seine unmittelbare Umgebung und die dazuge-
hörigen Menschen, die er noch nicht als von sich getrennt erlebt. Das erklärt
meines Erachtens die Empfindlichkeit kleiner Kinder gegenüber unterdrückten
Gefühlen seitens der sie betreuenden Menschen. Die Kommunikation läuft
hier sozusagen von Unbewusst zu Unbewusst. Kinder erleben unsere Gefühle
unmittelbar mit, ohne dass wir sie aussprechen müssen. Eine sich mühsam
beherrschende Mutter kann so ihre Ängstlichkeit oder Unsicherheit vor dem

eigenen Kind nicht wirklich verbergen. Es wird dies spüren und darauf reagieren.

Das Ich wurde bereits angesprochen. Es ist die Instanz, die zum einen zwischen den beiden anderen, dem Es und dem Überich vermittelt, zum anderen ist sie für die so genannte Realitätsprüfung zuständig. Ganz konkret gesprochen entscheidet das Ich, welche aus dem Es kommenden, dem Lustprinzip gehorchenden Bestrebungen umsetzbar sind. Das Ich setzt also dem Es Grenzen. Aber es bildet auch eigene Grenzen aus, z. B. die Körpergrenzen. Ihre Ausbildung ist Voraussetzung dafür, dass wir uns und andere wahrnehmen und differenzieren können zwischen dem, was von außen kommt und was seinen Ursprung in uns selbst hat. Das gesicherte Bewusstsein dieser Grenzen ermöglicht uns unser tägliches Funktionieren. Durch Erkenntnisse, die uns psychische Erkrankungen offenbaren, wissen wir, dass dieses normale Funktionieren schwer gestört sein kann. Die Einschränkungen des Bewusstseins und der freien Willensbekundung, unter denen solche Patienten mitunter leiden, haben in diesen Fällen psychische Ursachen. Das Ich hat auf Grund psychischer Defekte seine haltende und grenzbewahrende Funktion verloren. Es ist zu vermuten, dass reale (Körper-) Grenzverletzungen, traumatische Grenzerfahrungen und vergleichbare Ereignisse auf körperlicher Ebene eine ebenso zerstörerische Auswirkung auf das Ich entfalten können, wie dies psychische Entwicklungsdefekte tun (McDoughall 1996)

Das Überich, die dritte innerpsychische Instanz, ist sozusagen der moralische Richter in uns. Sie wird vor allem durch elterliche Ge- und Verbote entwickelt und repräsentiert darüber auch unser kulturelles Erbe. Wir wissen alle sehr gut, dass Kleinkinder noch nicht über das (Ge-) Wissen verfügen, was man tun darf und was nicht. Das lernen sie zunächst durch die Anleitung der Eltern. Im Laufe der Entwicklung aber wird die direkte Einwirkung der Eltern immer weniger notwendig. Das Kind tut von sich aus bestimmte Dinge nicht mehr bzw. bekommt ein schlechtes Gewissen, wenn es den Geboten zuwider handelt. Man spricht davon, dass es die elterlichen Werte verinnerlicht hat. Ist dies der Fall, ist die dritte innerpsychische Instanz, das Überich, ausgebildet.

Im Falle einer einigermaßen gesunden Entwicklung sorgt, wie gesagt, das Ich für einen realitätsbezogenen Ausgleich zwischen den gesellschaftlichen Anforderungen, repräsentiert durch das Überich, und den individuellen lustbetonten Antrieben, die aus dem Es resultieren (Abb. 1.16).

Modell der innerpsychischen Instanzen

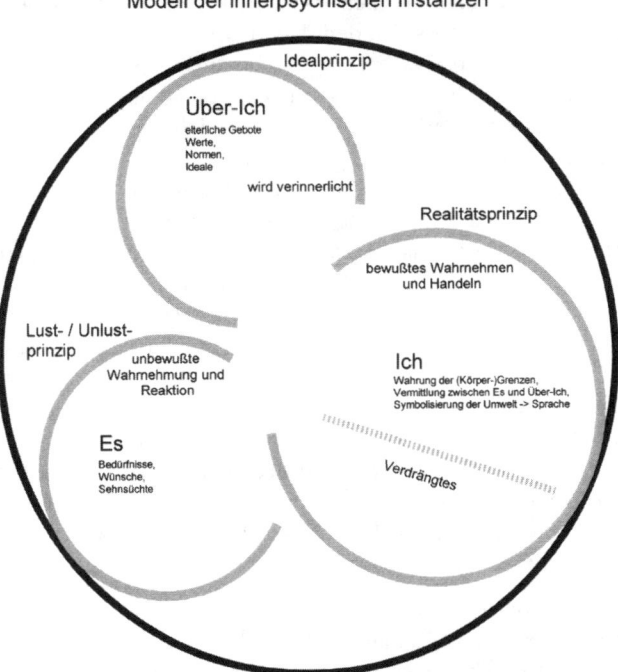

Abb. 1.16: Darstellung des Instanzenmodells

Dieses engmaschige, aufeinander abgestimmte Gefüge dient uns dazu, im Alltag normal und angepasst zu funktionieren und schützt uns vor Eindrücken, die uns überfordern und im Moment nicht zu bewältigen sind. Es gerät aus den Fugen, wenn eine der Instanzen gestört ist. Wir sind dann hilflos dem Ansturm innerer und äußerer Wahrnehmungen ausgeliefert, ohne sie in ein für uns sinnvolles System einordnen zu können. Anderes wiederum gerät im wahrsten Sinne des Wortes aus unserem Gesichtsfeld. Auch das bedeutet aber, dass es gravierende Differenzen und Defizite in der Wahrnehmung der Umgebung gibt.

Die Folge solcher Ausfälle sind oft extreme Angst und Verunsicherung aufseiten der Betroffenen, die sich in komplettem Rückzug, aber auch in Aggressivität äußern können. Zudem ist damit zu rechnen, dass die betreffenden Patienten mit der so genannten Regression reagieren. Das bedeutet, dass sie sich psychisch auf ein eher kindliches Niveau zurückentwickeln. Sie beanspruchen ähnlich viel Aufmerksamkeit wie ein Kind, werden hilflos und benötigen viel Halt und Sicherheit. Der Kontakt mit ihnen sollte möglichst klar und deutlich sein. Erklärungen über pflegerische oder medizinische Verrichtungen sollten auch dann erfolgen, wenn man sich nicht sicher ist, ob auch jedes einzelne Wort ankommt. Andererseits sollte bedacht werden, dass ein Patient, auch wenn er in seiner Kommunikation schwer eingeschränkt ist, möglicherweise dennoch vieles aus seiner Umgebung aufnehmen und sehr wohl verstehen kann. Man sollte also vermeiden, über den Patienten hinweg Dinge zu besprechen, die ihn zwar betreffen, die er aber auf Grund der mangelhaften Kommunikationsmöglichkeit nicht verarbeiten kann.

Diese einfachen Verhaltensregeln sind für viele Pflegende bereits selbstverständliche Handlungsbedingungen. Sie helfen aber in Bezug auf das Verstehen des Patienten nicht weiter. Manche versuchen, dies zu erreichen, indem sie sich ganz besonders weit auf den Patienten einlassen, sich in seine Lage hineinversetzen und von Angehörigen beispielsweise möglichst viele Informationen zu erlangen versuchen. Oftmals stellen diese Pflegekräfte nach einer geraumen Zeit fest, dass sie erschöpft und entmutigt sind, denn auch ein noch so einfühlsames Pflegen führt allzu oft nicht zu den erwarteten Erfolgen. Ebenso bleibt die erhoffte Rückmeldung darüber, ob die Pflegehandlungen wirklich im Sinne des Patienten sind, in der Regel aus. Die Kommunikation wird als einseitig und damit verunsichernd erlebt.

Als Ausweg aus diesem Dilemma möchte ich statt der gebend-helfenden Haltung eine allgemeine Suchhaltung (Dörner 1996) vorschlagen. Diese vorgeschlagene Haltung bezieht sich dabei nicht nur auf den Patienten, sondern auch auf die Pflegeperson selbst. Sie hat ihren Schwerpunkt auf der Suche nach einem Verstehen des Patienten, aber auch der suchenden Person selbst. Indem ich nach Verstehensmöglichkeiten in Bezug auf den Patienten forsche, sollte ich mich selbst einbeziehen und nach dem Echo in mir suchen. Übertragungen und Projektionen sind so identifizierbar. Gleichzeitig bedeutet dieses Forschen, dass ich Abstand gewinne. Ich trete innerlich neben die Situation und betrachte mich und den Patienten in der Interaktion. Die Suchhaltung beinhaltet auch das Eingeständnis, dass ich nicht weiß, ja nicht einmal wissen kann, was für den Patienten gut ist. Ich kann auf diesem Weg auch scheitern und feststellen, dass ich nichts finde, was dem Patienten den Weg zurück in die Bewusstheit ebnet. Gleichzeitig beinhaltet das ernsthafte Suchen nach einem Verstehen für den Patienten Nähe und Fürsorge. Er bleibt dadurch Subjekt und wird nicht zum Objekt gemacht, an dem es gewisse Techniken zu verrichten gilt, damit er wieder gesund werden kann.

1.9   Basal stimulierende Pflege

Die bisher hier dargestellten Überlegungen führen uns Pflegende dazu, unsere Tätigkeit und unsere Haltung kritisch zu hinterfragen. Was bedeutet es, wenn ein Mensch, den wir bislang für nicht wahrnehmungsfähig hielten, doch etwas erlebt? Können Verwirrtheitszustände eine andere Ursache als nur eine Entzugssymptomatik haben? Was haben wir bisher getan?

Pflege und medizinische Therapie wurden gerade im Intensivbereich bislang defizitorientiert strukturiert. Durch die Begegnung mit dem Konzept der Basalen Stimulation hat ein Umdenkungsprozess statt gefunden. Pflege kann fördernd und begleitend organisiert werden. In der Vergangenheit gab es hierzu schon viele Ansätze, durch die Basale Stimulation wurden diese umfassend und sinnvoll strukturiert (Bienstein, Fröhlich 1994).

Hierbei geht es nicht darum, Schuld zuzuweisen oder zu behaupten, den Patienten könne nicht auch so „etwas Gutes getan werden". Basal stimulierende Pflege bedeutet nicht, den Patienten etwas Gutes tun zu wollen. Sie ist mehr. Sie ist eine entwicklungs- und wachstumsorientierte Pflege und kann überdies auch therapeutische Momente haben. Sie zeichnet sich unserer Meinung nach vor allem durch folgende Schwerpunkte aus (Nydahl 1999):

• Struktur
• Körper- und Umwelterfahrung des Patienten
• Sinnhaftigkeit
• Individuelle Normalität
• In Beziehung treten
• Begleitung und Förderung.

1.9.1   Struktur

Basal stimulierende Pflege ist strukturiert. Dies kann einen bestimmten, wiederkehrenden Ablauf innerhalb eines Angebots bedeuten, aber auch eine gewisse Tagesstruktur mit rhythmisch auftretenden Elementen zu fest definierten Uhrzeiten. Ebenso meint eine Struktur auch ein Vorgehen der Pflegenden, das durchdacht und zielgerichtet ist. Durch solche Strukturen werden Tätigkeiten für den Patienten nachvollziehbar, er kann sich daran gewöhnen und Sicherheit und Orientierung finden. Die Konzentrationsfähigkeit muss nicht mehr für neue Tätigkeiten oder andere Personen aufgewendet werden, sondern kann ganz für das Erleben und die Interaktion genutzt werden. Erst durch diese Strukturierung ist wiederholendes Üben sinnvoll, damit die Rehabilitation und die Selbstorganistation des Gehirns stimuliert werden kann.

Entsprechend muss diese Struktur bei schweren Schädigungen über Wochen beibehalten werden, damit die betroffenen Nervenkomplexe wieder angeregt und sich neu organisieren können.

In der Praxis kann dies bedeuten, dass ein bestimmter Mensch täglich um 8 Uhr morgens in einer festgelegten Reihenfolge gewaschen wird. Auch die Körpererfahrung ist dabei strukturiert, wie zum Beispiel von zentral nach peripher oder bei hemiplegischen Patienten von der nicht betroffenen zur betroffenen Seite.

Ebenso sind ritualisierte Berührungen wie die Initialberührung oder wiederkehrende Abläufe der basal stimulierenden Mundpflege denkbar. Strukturiertes Vorgehen meint aber auch, dass die Pflegenden sich selbst strukturieren und sich vor einer Ganzkörperwaschung überlegen, was für Material benötigt wird, damit diese Förderung nicht zwischendurch unterbrochen werden muss, um zum Beispiel ein Handtuch noch zu holen.

1.9.2 Körper und Umwelterfahrung des Patienten

Wir haben bisher gesehen, dass wahrnehmungsgestörte Menschen verzerrte oder undeutliche Körper- und Umwelterfahrungen machen. Basal stimulierende Pflege versucht, den Patienten den Körper und die Umwelt deutlich erfahrbar zu machen. Dies bezieht sich auf das direkte Erleben des Körpers, aber auch auf die nächste Umgebung, d.h. Kleidung, Matratze, das Zimmer und andere Personen – und damit auch auf die Pflegenden selbst! Waschwasser kann nicht nur gehört werden, es kann mit den Händen vor dem Waschen ertastet werden, es kann gesehen und gerochen und gefühlt werden. Wenn Sie einen Patienten ein Hemd anziehen, so lassen Sie ihn es nochmal fühlen, indem Sie mit seiner Hand über das angezogene Hemd rüberstreichen. Ein Verband kann vor und nach dem Wechsel vom Patienten ertastet werden. Die Information „Wir ziehen Sie mal nach oben" kann durch eine Berührung am Scheitel unterstützt werden. Wenn Sie sagen „Ich nehme mal die Decke weg!", so machen Sie dem Patienten die Decke erstmal erfahrbar, indem Sie die Decke über der Haut des Patienten bewegen oder mit einer geführten Bewegung den Patienten die Decke selbst – ansatzweise – wegnehmen lassen. Drehen Sie einen Patienten nicht einfach auf die Seite, sondern lassen Sie ihn sich selbst in Bewegung erfahren!

Strukturieren Sie Ihre Pflege zu einem Erlebnis für den Patienten, machen Sie ihm mit allen Sinnen erfahrbar, um was es jetzt geht.

1.9.3 Sinnhaftigkeit

Die strukturierte Körper- und Umwelterfahrung führt zu einer sinnhaften Pflege. Dadurch, dass Handlungen eine klare Abfolge haben, können die dabei erfahrbaren Erlebnisse und Empfindungen besser wahrgenommen und verarbeitet werden. Neue Handlungen stellen keine Überforderung mehr dar, die womöglich Stress und Rückzug zur Folge haben, sondern können die Aufmerksamkeit des Patienten wecken, können Interesse für die Handlung und dessen Sinn anregen. Nicht nur die Handlung an sich, sondern ihre Bedeutung, ihr Ziel und ihr persönlicher und gesellschaftlicher Kontext kann – wieder – bewusst werden. Somit kann gerade zu Beginn eines Angebotes der Sinn erfahrbar gemacht werden, indem dem Patienten Gelegenheit gegeben wird, diesen im wahrsten Sinne des Wortes zu begreifen. Lassen Sie zum Beispiel den Patienten vor der Mundpflege die Zahnbürste ertasten, die Zahnpasta riechen, bieten Sie einige geführte Bewegungen des Zähneputzens an, damit dem Patienten die Möglichkeit bleibt, diese Handlung zu verstehen. Warten Sie kurz ab, ob der Patient das Angebot als solches begreift und führen Sie dieses dann weiter. Begleiten Sie Ihre Handlungen sprachlich, betonen Sie bei schwer wahrnehmungsgestörten Menschen bestimmte Worte, die den Sinn am ehesten ausdrücken können, ohne den Patienten durch zu viele Informationen dabei zu überfordern. Lassen Sie den Patienten das Wesentliche eines Angebotes selbst verstehen!

1.9.4 Individuelle Normalität

Die strukturierte, sinnhafte Körper- und Umwelterfahrung lässt den Patienten die Handlungen und Geschehnisse nachvollziehbar verstehen. Zu einer Form der Förderung wird dies aber erst, wenn wir dabei die individuelle Normalität des Patienten berücksichtigen und diese in der Pflege anamnestisch beachten und auch nutzen.

Selbst eine strukturierte, sinnhafte und geführte Mundpflege kann eher störend wahrgenommen werden, wenn zum Beispiel für den Patienten die falsche und ihm Ekel erregende Zahnpasta verwendet wird. Anders kann ein Patient gerade durch einen bekannten Geruch und Geschmack das Wesentliche einer Situation verstehen und dann auch fördernd erleben. Gerade gewohnte Tätigkeiten können „wie von selbst" vom Patienten getan oder ansatzweise unterstützt werden, weil hier die Basis auf allen Ebenen jahrelang geübt wurde: psychisch, emotional und körperlich. Hier können Gedanken, Empfindungen, Bewegungen und auch Kommunikation wiedererfahren werden, Handlungen werden zu einem umfassend sinnhaften und sinnvollen Erleben. Dies können bestimmte Personen, aber auch individuelle Tagesabläufe, Handlungen, Bewegungen oder auch Objekte sein.

1.9.5   In Beziehung treten

Durch die individuelle, strukturierte und sinnhafte Pflege kann dem Patienten bewusst werden, dass *er* gemeint ist, dass er nicht nur Objekt der Pflege, sondern auch wichtiges Subjekt ist.

Basal stimulierende Pflege wird nicht am Patienten gemacht, sondern es wird im Rahmen der Fähigkeiten der Patienten *und* der Pflegenden versucht, diese Pflege gemeinsam zu gestalten. Der Patient muss nichts von sich aus leisten, um erlebnis- und beziehungswürdig zu gelten. Er ist es, weil er da ist, weil er lebt und erlebt. Er ist ein prinzipiell erlebnisfähiger Mensch, der auf seine Umwelt reagiert und in ihr nach seinen Möglichkeiten auch agiert. Er ist zwar abhängig, hat aber dennoch -oder gerade deswegen- das Bedürfnis, seinen Willen und seine Gefühle zu äußern, auch wenn dies nur über Atmung, Spastik oder Schweißsekretion möglich ist. Er hat das selbstverständliche Grundbedürfnis nach Selbsterfahrung, nach Kontakt, Beachtung und Interesse an seiner Person.

Dementsprechend wird diese Pflege mit all ihren Erfahrungen dem Menschen angeboten. Es wird versucht, Reaktionen und Aktionen der Patienten wahrzunehmen und zu interpretieren.

Die Aufmerksam- und Konzentrationsfähigkeit des Patienten wird nicht überfordert, sondern die Quantität und die Qualität der Informationen der Wahrnehmungsfähigkeit des Patienten angepasst. Es wird nicht initial berührt und gleich gehandelt, sondern das Erleben der Initialberührung wird abgewartet und erst dann gehandelt. Eine Ganzkörperwaschung folgt nicht dem Tempo der Pflegenden, sondern wird im Tempo des Patienten angeboten. Sollte so ein Angebot scheinbar auf Widerwillen des Patienten stoßen, so muss dieses nicht gleich verworfen werden (zudem dies bei einer Ganzkörperwaschung schlecht möglich ist), aber es kann in seiner Form variiert werden, den Bedürfnissen und Fähigkeiten des Patienten angepasst werden. So kann ein Wechselspiel aus Angeboten, Aktionen und Reaktionen entstehen, es entsteht eine gemeinsame Interaktion. Basis hierfür ist die pflegerische Handlung und die Wahrnehmungsfähigkeit des Patienten.

1.9.6   Begleitung und Förderung

Basal stimulierende Pflege ist strukturiert, lässt den Körper und die Umwelt erfahren, ist sinnhaft, für den Patienten normal und interaktiv. Sie lssßt Raum und Zeit, Wirklichkeit zu erleben und zu verarbeiten. Sie unterstützt den Patienten in seiner Person und in seinen verbliebenen Fähigkeiten, sie fördert, was er kann und entwickelt daraus eine individuelle Interaktion. Diese Pflege ist entwicklungsorientiert. Sie will fordern, nicht überfordern. Pflegende bieten den Patienten eine Art Einladung zum Spüren und gemeinsamen Handeln an, bei der die Aktion des Patienten klar gewünscht ist.

Je nach Entwicklungsstand und Lebenssituation lässt sie dem Patienten aber auch immer Gelegenheit zur eigenen Entwicklung, zum eigenen Wachstum, und selbst wenn dies die Vorbereitung auf das eigene Sterben ist.

Sie beachtet die Autonomie des Patienten, hat Respekt vor eigenen Entscheidungen und eigenen Wegen und bietet hierfür eine Begleitung an. Sie ist genauso strukturiert und sinnhaft, verfolgt aber klar die Ziele des Patienten oder lässt dem Patienten Zeit, diese für sich selbst zu finden. Basal stimulierende Pflege lädt ein zum Spüren, zur behutsamen Begegnung.

Diese sechs Schwerpunkte der basal stimulierende Pflege können in einzelnen Tätigkeiten unterschiedliche Gewichtung haben, sie können von Patient zu Patient variieren und auch in verschiedenen Krankheitsphasen individuelle Prioritäten zeigen, aber sie liegen immer zu Grunde. Bei verwirrten Menschen kann der Schwerpunkt zum Beispiel in dem „In Beziehung treten" liegen, bei bettlägerigen Menschen in der „Körper- und Umwelterfahrung", bei Apallischen in der Struktur, bei Sterbenden in der Begleitung. Und sie kann bei unterschiedlichen Patienten und unterschiedlichen Pflegenden andere Gewichtung haben. Diese Schwerpunkte drücken das Wesentliche der basal stimulierenden Pflege aus, nicht so sehr die korrekte Ausführung der im Weiteren beschriebenen Angebote. Wichtig: sie sind immer individuell!

2 Basal stimulierende Angebote

2.1 Grundsätzliches

Es ist schwierig für uns, basal stimulierende Angebote differenziert zu erklären. Auf der einen Seite bedeutet Basale Stimulation für uns ein neues Pflegebewusstsein, aus dem heraus basal stimulierende Pflege rund um die Uhr gelebt wird.

Dieses Bewusstsein wird vor allem durch die Selbsterfahrung in Weiterbildungskursen vermittelt. Auf der anderen Seite können wir in dieser literarischen Form Selbsterfahrung und damit einen Bewusstseinswandel nicht vermitteln und möchten dennoch die Angebote so genau beschreiben, dass sie eine Hilfe für den pflegerischen Alltag sein können, ohne dass sie als „Patentrezept" verstanden werden. Wir werden also eine Gradwanderung wagen und versuchen, Ihnen Grundsätzliches anhand von Fallbeispielen zu beschreiben. Achten Sie darauf, die Beispiele nicht ohne weiteres zu übernehmen, sondern modifizieren Sie diese auf die individuelle Situation Ihres Patienten. Außerdem stellen die jeweiligen Angebote in ihrer Beschreibung nur einen Ausschnitt aus einer kontinuierlichen therapeutischen Beziehung dar, den wir gewählt haben, um basal stimulierende Pflege anschaulich zu machen. Diese Beschreibungen sind keine allgemein gültigen Maßnahmen, sondern waren individuelle Angebote an einen individuellen Menschen. Schließlich ist Basale Stimulation keine Pflegetechnik, sie ist eine Form der Kommunikation, die sich aus einem pflegerischen Handlungsdialog entwickelt.

Weil Basale Stimulation eben eine Kommunikationsform ist, gibt es nur wenige Prioritäten, die wir grundsätzlich beachten, alles andere entsteht aus den jeweiligen Beteiligten und der entsprechenden Situation heraus.

Verstehen Sie die Beschreibung einzelner Angebote bitte nicht als eine Art krankheits-relevante Handlungskompetenz. Wir möchten im Weiteren zwar *einzelne* Angebote beschreiben, in den Fallbeispielen dann aber erst eine patienten-relevante Methodik darstellen, nach der die einzelnen Angebote ausgewählt und *umfassend* angeboten werden können.

Wir beginnen also mit den Voraussetzungen für Pflegende, gehen dann auf die Bedeutung von Anamnese und Beobachtung ein, um schließlich in die eigentlichen Angebote einzuführen.

2.2   Voraussetzungen für Pflegende ⸻

Wir sind langsam in das Pflegebewusstsein der Basalen Stimulation hineingewachsen. Dies war und ist für uns ein Prozess, der immer noch andauert. Basale Stimulation hat unser Pflege- und Patientenverständnis verändert, wir haben neue Möglichkeiten in uns selbst und unserer Kommunikation entdeckt. In der Pflege haben wir einen ganz eigenen Weg für uns gefunden und können anderen Pflegenden nicht vorschreiben, wie sie sich zu verhalten haben. Sie müssen ihren eigenen Weg finden. Daher beurteilen wir die Voraussetzungen für Pflegende zur Basalen Stimulation ganz unterschiedlich, je nach Schwerpunkt des Einzelnen.

In diesem Sinne möchten wir hier unsere Prioritäten im Umgang mit Patienten nennen:
• Wissen um persönliche Fähigkeiten und Grenzen
• Aufbau und Erhalt einer individuellen Beziehung zum Patienten
• Bereitschaft zur professionellen Nähe
• Bereitschaft zur pflegerischen Interaktion
• Berücksichtigung der Biografie und Wahrnehmungssituation des Patienten.

Dann beginnen wir mit unserem Angebot. Wir versuchen, in unserer Kommunikation ehrlich, klar und eindeutig zu sein. Worte, Gestik, Mimik und Körperhaltung stellen eine übereinstimmende Bedeutung dar. Wir vermitteln nur eine Information auf einmal, entweder reden oder berühren wir, aber nicht beides auf einmal. Wir beobachten den Patienten, interpretieren seine Äußerungen und lassen ihn das Tempo und den weiteren Verlauf der Stimulation bestimmen. Wir bieten Bekanntes an und versuchen, die Gewohnheiten des Patienten, z. B. eine bestimmte Bewegung, in die Stimulation zu integrieren. Wir sind beständig nahe und halten den Kontakt konzentriert aufrecht, ohne intim zu sein. Unser Schwerpunkt liegt darin, Erfahrungen zu vermitteln.

Schließlich beenden wir die Stimulation ähnlich, wie wir den Kontakt aufgebaut haben, wenn wir wahrnehmen, dass der Patient in seiner Aufmerksamkeit nachlässt.

Darüber hinaus drückt sich das Wesentliche basal stimulierender Pflege durch die Schwerpunkte aus, die wir schon in Kap. 1.9 erläutert haben:
- Struktur
- Körper- und Umwelterfahrung des Patienten
- Sinnhaftigkeit
- Individuelle Normalität
- In Beziehung treten
- Begleitung und Förderung.

2.3 Anamnese

In der Basalen Stimulation dient die Anamnese in erster Linie dazu, den Patienten kennen zu lernen. Die Pflegenden übernehmen die meisten Patienten nach der Operation beatmet und sediert und wissen vieles über den Körper, aber nichts über den Menschen. Das Wissen um die Geschichte und Lebensgewohnheiten ändert häufig das Bewusstsein der Pflegenden und damit auch ihre Pflege. Es werden keine Routinemaßnahmen durchgeführt, sondern individuelle Pflege. Vor diesem Hintergrund wird die Pflegeanamnese erhoben. Nicht nur der körperliche und psychische Zustand werden beobachtet, sondern auch die verbliebenen Fähigkeiten, seien sie motorischer, sensibler oder allgemein wahrnehmender Art.

Diese Beobachtungen können als Grundlage für Angebote aus vertrauten Wahrnehmungen dienen. Das Angebot, etwas Bekanntes zu spüren, bedeutet für den Patienten, dass er nichts Neues lernen, sondern auf Gewohntem aufbauen kann! Bekannte Gerüche oder vertraute Berührungen werden selbst bei Hirnschädigungen eher als solche erkannt, als neue Informationen. Durch die sinnvolle, regelmäßige Stimulierung durch bekannte Angebote kann die Dendritenvernetzung wahrscheinlich neu strukturiert werden (Bienstein, Fröhlich 1994) Bekannte Wahrnehmungen, die mehrfach abgespeichert wurden, können neu vernetzt werden, und die Wahrnehmungsfähigkeit kann dadurch schneller rehabilitiert werden. Es ist einfacher, etwas Gewohntes wiederzuerlernen als etwas Ungewohntes neu zu lernen. Dies bezieht sich nicht nur auf äußere Gewohnheiten, sondern beispielsweise auch auf Bewegungen, Lagerungen oder bestimmte Rhythmen (z. B. Atmung).

Die Anamnese umfasst Lebensgewohnheiten, Lebensrhythmus, Zu- und Abneigungen, Ereignisse, familiäre Bindungen sowie Freizeitbeschäftigungen und berücksichtigt auch die psychische Verfassung, die Bewältigung von Problemen, Schmerzen, Abhängigkeit und Krankheit. Eine gute Quelle zur Erhebung der Anamnese sind die nächsten Angehörigen.

Sie sind in der Regel gerne dazu bereit, über den Patienten Auskunft zu geben und bekommen dadurch das Gefühl, für den Patienten etwas tun zu können. Allerdings muss bei diesen Angaben berücksichtigt werden, dass die meisten Angehörigen durch die Situation überlastet sind und sich häufig überfordern. Dadurch kann es passieren, dass bestimmte Angaben einfach nicht gewusst oder auch beschönigt werden. Ein möglicher Weg kann darin bestehen, die Angehörigen in die Pflege einzubeziehen.

Wenn die Angehörigen die erste Hemmschwelle überwunden haben, werden sie ganz von selbst bestimmte Gewohnheiten erwähnen und auch auf Kleinigkeiten hinweisen, zum Beispiel bei der gemeinsamen Ganzkörperwäsche bei den Händen beginnen, weil der Patient das immer so gemacht hat.

Eine Anamnese kann unterschiedlich strukturiert werden:
- nach geschichtlichen Ereignissen
- nach dem Status zu einem gewissen Zeitpunkt (meist der Zeitpunkt direkt vor der Operation oder vor dem Unfall)
- nach Wahrnehmungsbereichen („Welche Berührungen mag ihr Vater?")
- nach eigenen Angaben
- medizinisch nach Vorerkrankungen
- pflegerisch nach Fähigkeiten sowie körperlichem und psychischem Zustand.

Die gebräuchlichen Anamnesebögen, die uns zur Verfügung stehen, genügen meistens nicht den Anforderungen der basal stimulierenden Pflege. Die Informationen sind nicht detailliert genug oder einfach zu gering, um individuelle Pflege anbieten zu können. Aus diesem Grunde haben wir eigene Anamnesebögen entwickelt, die wir Ihnen hier kurz vorstellen möchten.

Den hier aufgeführten Bogen (Abb. 2.1) haben wir für Langzeitpatienten unserer Intensivstation entwickelt. Dieser Anamnesebogen soll umfassend die Situation der Patienten verdeutlichen und uns helfen, Pflegeschwerpunkte (Prioritäten) festzulegen und damit eindeutiges, zielgerichtetes Handeln zu ermöglichen, damit eine „Berieselung" (Fröhlich 1991) unterbunden wird.

NAME:	VORNAME:	GEBURTSDATUM:	
PFLEGEZUSTAND / - ERFASSUNG		ZIEL	

A. BEWUSSTSEINSLAGE/ - VERHALTEN

A) _____

Sedierung: Ja / Nein

Zielüberprüfung am: _____

B. ALLGEMEINZUSTAND / Besonderheiten zur Person

B)

C. HAUT
Hautbeschaffenheit: _____

C)
somatisch = körperliche elementare
           Wahrnehmung

vibratorisch = Schwingungen empfinden

Durchblutung: _____

AVK: Ja / Nein
Pilzbefall: _____

vestibulär = Bewegung wahrnehmen

Decubitus: Ja / Nein (wenn ja, siehe umseitiges Schema)
Wundheilungsstörung/- verhältnisse

haptisch / taktil = berührend
                 tastend

D. MUND / RACHENRAUM
Veränderungen: _____

Hilfsmittel: _____

D)
oral = Geschmacks - und Motorikstimulans

E. NASE:
Veränderungen: _____

E)
nasal = Geruchsempfindung

F. OHR:
Veränderungen: _____

Hilfsmittel: _____

F)
auditiv = Geräuschwahrnehmung

G. AUGE:
Veränderungen: _____

Hilfsmittel: _____

G)
visuell = sehen
         erkennen

Abb. 2.1: Anamnesebogen zur Basalen Stimulation

Der zweite Bogen, den wir vorstellen möchten, ist der „Persönliche Fragebogen zur Pflegeanamnese" (Abb. 2.2), den die Patienten präoperativ selbst ausfüllen. Ziel des Fragebogens ist es, die Pflegenden ausreichend und schnell über die Patienten zu informieren und diese gleichzeitig auf den Intensivaufenthalt vorzubereiten.

Die Patienten erhalten diesen Fragebogen einige Tage vor der Operation, wenn zu erwarten ist, dass sie nach der Operation auf die Intensivstation verlegt werden. Sie füllen diesen Bogen selbst aus und setzen sich durch die Beantwortung der Fragen mit ihrem Aufenthalt auf der Intensivstation auseinander. Bei Patienten, die notfallmäßig auf die Intensivstation verlegt werden, entfällt natürlich diese Art der Vorbereitung. In diesen Fällen bitten wir die nächsten Angehörigen, den Bogen auszufüllen.

Der Bogen (ein gefalteter DIN-A-3-Bogen mit vier Seiten) enthält neben einem einführenden Text Fragen zum Ankreuzen und/oder Ausfüllen. Die Fragen sind in verschiedene Bereiche gegliedert, die jeweiligen Fragen enthalten differenzierte Ankreuzmöglichkeiten:

Beispiel: *Was machen Sie, wenn Sie Schmerzen haben?*
  – Ich bin sehr schmerzempfindlich.
  – Ich glaube, einiges aushalten zu können.
  – Ich brauche Trost.
  – Ich ziehe mich in mich selbst zurück.
  – Ich werde wütend.
  – ...

Durch die einzelnen Fragestellungen werden die Patienten dazu angeregt, sich mit sich selbst auseinander zu setzen. Die offene und Vertrauen erweckend Struktur des Fragebogens ermöglicht es den PatientInnen, auch über soziale Defizite wie Hilflosigkeit und Krankheit nachzudenken und diese für die Zeit nach der Operation zu akzeptieren. Sie werden dazu angeregt, ihr Verhalten in Grenzsituationen zu reflektieren und schon vor der Operation die Situation emotional vorzubereiten.

Um die Wirkung dieses Bogens zu untersuchen, haben wir vor der allgemeinen Verteilung den Bogen 10 Patienten gegeben, die zu einer Bypass-Operation in die Klinik kamen. Nach der Operation wurden die Patienten zum Fragebogen und zum Erleben ihres Aufenthaltes auf der Intensivstation befragt. Außerdem wurde während dieser Zeit die Dauer möglicher Verwirrtheitszustände gemessen. Zum Vergleich wurden nach gleicher Methode 10 weitere Patienten mit Bypass untersucht, die diesen Fragebogen nicht erhielten.

Die Ergebnisse der Untersuchung zeigten, dass die Patienten den Bogen akzeptierten und ihn sogar begrüßten. Sie sahen sich durch den Bogen persönlich angesprochen. Sie fühlten sich eher auf Wahrnehmungsstörungen, Schlafentzug, Hilflosigkeit, Schmerzen, Unsicherheiten oder Orientierungsschwierigkeiten vorbereitet als die Vergleichsgruppe. Während des Aufenthaltes auf der Intensivstation war ihr Wohlbefinden größer und der Anteil der verwirrten Patienten geringer (40 %, Vergleichsgruppe 70 %). Es litten weniger Patienten unter Hilflosigkeit oder Orientierungsschwierigkeiten als in der Vergleichsgruppe.

Der Fragebogen wird von den Pflegenden der Intensivstation als effiziente Hilfe angesehen und ist eine wichtige Informationsquelle, um Patienten individuell betreuen zu können. Viele Pflegeprobleme, wie Schlaflosigkeit durch falsches Liegen im Bett, Kommunikationsprobleme durch Verwechslungen bei vorhandenen Sehfehlern oder Orientierungsschwierigkeiten, konnten durch den Einsatz dieses Bogens gelöst werden.

Mittlerweile wurde dieser Bogen überarbeitet und für eine neurologische Intensivstation weiterentwickelt – für die weiterführenden Anregungen ein herzliches Dankeschön vor allem an Renate Gsodam und Pia Hake! Die Patienten sind andere als in der operativen Intensivmedizin, wir glauben aber, dass dieser Bogen ähnlich eingesetzt werden kann. Die Anrede richtet sich direkt an die Patienten, obwohl nur die wenigsten dazu in der Lage sind, sie auszufüllen und zu beantworten. Daher wird dieser Bogen meist von den Angehörigen ausgefüllt, die durch die Patientenanrede dazu angeregt werden (sollen), sich in den Patienten hineinzuversetzen.

Auf den folgenden Seiten ist die überarbeitete Version zu sehen.

Intensivstation der Klinik für Neurologie
Klinikum der Christian-Albrechts-Universität Kiel

Persönlicher Fragebogen zur Pflegeanamnese

Sehr verehrte Patientin, sehr verehrter Patient !

Sie werden die nächsten Tage (oder Wochen) auf der Intensivstation verbringen.

Damit wir Ihre Bedürfnisse und Gewohnheiten berücksichtigen können, benötigen wir Informationen über Sie. Es kann zum Beispiel sein, daß Sie durch die Erkrankung zu erschöpft sind, um sich selbst zu bewegen und sich auf die Seite zu drehen. Wenn wir wissen, wie Sie gerne liegen möchten, genügt eine Andeutung, um Sie zu verstehen und Ihnen bei der Bewegung zu helfen. Dies bezieht sich auch auf andere Bereiche. Bitte bedenken Sie dabei, daß Sie die meiste Zeit auf der Intensivstation im Bett liegen werden und sich auch im Bett zum Beispiel waschen werden müssen.

Wir möchten Ihren Aufenthalt auf der Intensivstation so angenehm wie möglich gestalten und bitten Sie deshalb, die folgenden Fragen nach Ihrem Ermessen auszufüllen, bzw. anzukreuzen.

Herzlichen Dank !

Die Schwestern und Pfleger der Intensivstation

1. Name .... Vorname ....

2. Soziale Lebenssituation (z.B.verheiratet, 2 Kinder o. alleinstehend)

....

3. Tätigkeit

....

4. Wer sollte, bzw. darf Sie auf der Intensivstation besuchen ?

O Jeder ....

O Nur bestimmte Personen ....

O Welche Person(en) nicht ....

5. Hören Sie gut ?

O Ich höre gut

O Ich bin schwerhörig O rechts O links O auf beiden Ohren

O Ich trage ein Hörgerät O links O rechts O beidseits

O Nachts nehme ich das Hörgerät heraus

6. Sehen Sie gut ?

O Ich sehe gut

O Ich benötige eine Lesebrille

O Ich benötige ständig meine Brille

O Ich trage Kontaktlinsen

O Ich habe einen Sehfehler: ....

7. Berührungen

Wo können wir Sie berühren, um Ihnen etwas mitzuteilen oder Sie zum Beispiel zu wecken ?
(z.B. linke Schulter, rechte Hand oder ähnliches)

....

Haben Sie schmerzempfindliche Stellen oder Bewegungseinschränkungen ?

....

Haben Sie Sensibilitätsstörungen, z.B. Taubheitsgefühle ?

....

8. Wie schlafen und liegen Sie ?
(Bei häufigem Lagewechsel mehrfach ankreuzen !)

Wenn ich einschlafen möchte, liege ich ...
O Oberkörper hoch O Flach O Rechte Seite O Linke Seite O Bauch O Rücken

Wenn ich schlafe, liege ich ...
O Oberkörper hoch O Flach O Rechte Seite O Linke Seite O Bauch O Rücken

Ich schlafe in der Regel ...
O 5 Std. O 6 Std. O 7 Std. O 8 Std. O 9 Std. O 10 Std. von .... Uhr bis .... Uhr
O die ganze Nacht durch O mit Unterbrechungen die Nacht durch O auch mittags gerne mal

Ich liege im Bett gerne ...
O Oberkörper hoch O Flach O Rechte Seite O Linke Seite O Bauch O Rücken

Auf zu wenig Schlaf reagiere ich mit (z.B. Fahrigkeit, Gereiztheit)...

....

Was brauchen Sie, um gut einschlafen zu können (z.B. einen bestimmten Ablauf)

....

9. Wie waschen Sie sich ?

Ich O wasche mich O dusche O bade

O morgens O abends O ....

O mit Seife O ohne Seife O sonstiges ....

O mit kaltem Wasser O mit lauwarmen Wasser O mit warmen Wasser O mit heißem Wasser

in der Reihenfolge ....

O eher zügig O normal O eher langsam

O Ich bin Rechtshänder O Ich bin Linkshänder

Ich rasiere mich O naß O trocken O morgens O abends (....... mal die Woche)

Sie können Ihre Waschutensilien (bis auf Waschlappen und Handtücher) bei uns gerne verwenden.

10. Wie putzen Sie sich die Zähne ?

Ich putze mir die Zähne ...
O morgens O mittags O abends O nach jeder Mahlzeit O direkt vor dem Einschlafen
O vor dem Waschen O nach dem Waschen

Für Prothesenträger :
O Die Prothese wird abgebürstet O Die Prothese wird mit 3 - Phasenreiniger gesäubert
O Die Prothese behalte ich auch nachts im Mund

Sie können Ihre Pflegeutensilien bei uns gerne verwenden.

11. Was essen und trinken Sie gerne *allgemein*, was, wenn Sie sich *krank* fühlen ?

O Lieblingsspeise ....

   Bei Krankheit ....

O Bevorzugte Getränke ....

   Bei Krankheit ....

O Milch O Wasser O Kaffee O Saft O Tee .... (Sorte)

   Bei Krankheit ....

O Abneigungen / Unverträglichkeiten ....

12. Hören Sie gerne Radio oder sehen Sie gerne Fernsehen ?
(Wenn ja, welche ? Radiosender ? Walkman ?)

....

In der Regel ist es durchaus möglich, ein Radio oder auch einen Fernseher auf Station zu gebrauchen.
Sollten Sie im 4-Bettzimmer liegen, ist es ratsam, ein Gerät mit Kopfhörer zu verwenden.
Bitte sprechen Sie sich hier mit dem Pflegeteam ab.

13. Welche Freizeitaktivitäten / Hobbies haben Sie gerne ?

....

14. Was verändert sich für Sie, wenn Sie sich krank fühlen ?

O Ich brauche viel Nähe und Zuwendung O Ich möchte in Ruhe gelassen werden

....

15. Was machen Sie, wenn Sie Schmerzen haben ?

O Ich bin sehr schmerzempfindlich O Ich glaube einiges aushalten zu können
O Ich brauche Trost O Ich ziehe mich in mich selbst zurück O Ich werde wütend

....

16. Können Sie für sich persönlich zeitweilige Hilflosigkeit akzeptieren ?

O Ja O Wenn ich Hilfe brauche, kann ich sie auch annehmen O Grundsätzlich nicht, aber wegen
der Erkrankung kann ich sie akzeptieren O Nein

....

17. Wie gehen Sie mit Konflikten und Grenzsituationen um ?

O Ich warte ab O Ich suche Hilfe O Ich löse sie mit den Beteiligten O Ich versuche sie alleine zu lösen

....

18. Was benötigen Sie, um sich wohlzufühlen ?

(z.B. ein besonderes Kissen, bestimmte Personen oder einfach nur viel Ruhe)

....

19. Was verschafft Ihnen Sicherheit ?

(z.B. viel Information, Gespräche, Schmusekissen oder bestimmte Menschen)

....

20. Gab es ein wichtiges Ereignis in der letzten Zeit, das Sie immer noch beschäftigt ?

(Z.B. Umzug, Diplomarbeit, Arbeitslosigkeit, Erkrankung von Nahestehenden u.s.w.)

....

21. Können Sie sich vorstellen, dass wir einen Angehörigen in Ihre Pflege miteinbeziehen ?

(Z.B. Teilwaschungen, Mundpflege, Lagerungen - keine spezielle Intensivpflege!)

O nein O ja, und zwar (Person) ....

22. Möchten Sie uns außerdem noch etwas mitteilen ?

....

....

23. Die Fragen wurden O von mir selbst O von einem Angehörigen O von einer Schwester / einem
Pfleger beantwortet.

Unterschrift / Datum: ....

Vielen Dank für die Beantwortung der Fragen. Wir werden versuchen, die Informationen - so weit
es uns möglich ist - zu gebrauchen.

Abb. 2.2: Der Persönliche Fragebogen zur Pflegeanamnese, Seite 1–4

In der Zwischenzeit haben wir viele, sinnvolle Fragen entdeckt, die wir hier noch nennen möchten, aber aus Platzgründen in dem dargestellten Bogen nicht mit aufgenommen haben:

- *Wie gehen Sie mit Grenzsituationen um?*
  - Ich ziehe mich zurück
  - Ich warte ab
  - Ich suche Hilfe
  - Ich versuche sie zu lösen
  - ...
- *Was für einen Körperkontakt sind sie gewohnt?*
  - Bis auf Händeschütteln eher distanziert
  - Normal und abhängig von den Personen
  - In bestimmten Situationen auch herzlich
  - ...
- *Welche Position im Bett meiden Sie eher?*
  - Rücken
  - Linke/rechte Seite
  - Bauch
- *Waren Sie schon mal als Patient auf einer Intensivstation?*
  - Nein
  - Ja

Dokumentations- und Anamnesebögen werden von Pflegenden häufig als unveränderlicher Einrichtungsgegenstand betrachtet, das sind sie jedoch nicht. Sie sind vielmehr ein Hilfsmittel, das verändert werden muss, wenn es nicht mehr ausreicht. Wir möchten Sie hier anregen, eigene Anamnesebögen zu entwickeln, die Ihren Anforderungen und Ihren Patienten gerecht werden, schließlich sollen Sie damit arbeiten.

Aus diesen biografischen Informationen der Anamnesebögen ergeben sich die pflegerischen Angebote. Der Lebensrhythmus sollte so sinnvoll wie möglich in den Klinikalltag integriert werden. Wenn bekannt ist, dass der Patient erst morgens um 1 Uhr schlafen geht, ist es unsinnig, ihm abends um 21 Uhr ein Schlafmittel zu verabreichen. Wenn bekannt ist, dass der Patient nie auf dem Rücken schlafen kann, sondern nur auf der linken Seite, kann dies außerordentlich hilfreich sein und spart außerdem Sedierungsmittel. Die Angebote werden regelmäßig zu passenden Tageszeiten gemacht, um den Tagesablauf zu strukturieren und dem Patienten damit Orientierung und Sicherheit zu vermitteln.

Bei der Überarbeitung ist uns aufgefallen, dass die meisten Fragen *handlungs-orientiert* sind. Dadurch lässt sich leicht ableiten, was wann getan wird. Es resultiert daraus eine Art Handlungsanweisung für uns Pflegende, was sicherlich wichtig ist. Ebenso interessant erscheinen uns heute die verhaltens-orientierten Fragen, nach denen der Umgang mit den Patienten gestaltet werden kann. Denn schließlich gibt es Patienten, für die eine bestimmte Handlung und ein entsprechendes Material – zum Beispiel bei der Ganzkör-perwaschung – wichtig sein können, und wieder andere Patienten, die neue Abläufe gut akzeptieren können, für die aber der Umgang viel wichtiger ist.

2.4 Beobachtungen

Gerade in der Pflege komatöser und apallischer Patienten ist es schwierig, Aktionen des Patienten zu beobachten. Allgemein gehen wir bei Bewegungen solcher Patienten von Automatismen und Reflexmustern aus und können keine Zusammenhänge zwischen der Umwelt und dem Patienten erkennen. Auch hier zeigt sich wieder das Menschenbild, das unsere Wahrnehmungsfähigkeit bestimmt. Wie wir schon in dem Kapitel 1.6 dargelegt haben, können wir davon ausgehen, dass prinzipiell jeder Mensch erlebnisfähig ist und seinem Befinden auch Ausdruck verleihen möchte, selbst bei schweren Schädel-Hirn-Schädigungen. Auch schwerst beeinträchtigte Menschen haben das elementare Bedürfnis nach Kommunikation, nach Kontakt und Interesse für die eigene Person.

Wir verstehen jede Eigenbewegung des Patienten als Ausdruck seines Willens, als Ausdruck seiner verbliebenen Kommunikationsfähigkeit. Wenn dem Patienten nur noch das Schmatzen als einziges Mittel zum Ausdruck geblieben ist, so ist dieses Schmatzen eben seine Kommunikationsform, seine Art der Sprache (Tab. 2.1).

Versuchen Sie einmal, solche Aktionen als Kommunikationsansatz zu verstehen: Warum schmatzt der Patient gerade jetzt? Warum streckt er die Beine? Warum atmet er flach?

| Tab. 2.1: Individuelle Kommunikationsformen ||
Kommunikationsmittel	Kommunikationsform
Atmung	Veränderter Rhythmus Veränderte Tiefe Stocken Gähnen Seufzen Husten Räuspern
Muskeltonus	Entspannung der Stirnfalte Entspannung, der Lippen Mund öffnen Veränderung der Nasenflügel Senken der Schultern Lockerung der Nackenmuskulatur Entspannte Bauchdecke Entspannung der Extremitäten Nachlassen der Spastik
Bewegungen	Leichtes Öffnen der Hand oder der Füße Augenbewegungen Liderzucken Heben der Augenbrauen Schlucken
Hämodynamik	Veränderung der Herzfrequenz Veränderung des Blutdrucks Veränderung der peripheren Durchblutung
Sekretion	Erhöhte Salivation bei Entspannung Magen-Darmgeräusche Veränderung der Schweißsekretion (vgl. Angstschweiß oder sympathischer Schweiß bei Anstrengung)

Um erst einmal zu erfahren, auf welche Angebote der Patient überhaupt reagiert, ist es sinnvoll, eine halbe Stunde nur bei dem Patienten zu sitzen und zu beobachten, wie er reagiert.

Wir haben in unserer eigenen Weiterbildung zum Kursleiter für Basale Stimulation in einer Beobachtungsaufgabe verschiedene Patienten 8 bis 12 Stunden beobachtet und dabei entdeckt, dass selbst Patienten, auf die wir vorher nur einen Blick geworfen und nichts bemerkt haben, sehr wohl eigene Rhythmen und Aktivitäten zeigen. Wir wissen, dass dies im Alltag nicht möglich ist und die Arbeitsabläufe auf Station völlig behindern würde. Es bietet sich aber an, die Angehörigen oder auch einen Kollegen dabei zu integrieren und ihnen entsprechende Beobachtungsaufgaben zu stellen. Sie können während der Ganzkörperwaschung dabeibleiben, um zum einen eine konstruktive Kritik zu üben und zum anderen das Wahrgenommene mitzuteilen. Videoaufnahmen sind natürlich auch sehr sinnvoll. Dann kann deutlich werden, dass der Patient ja doch auf (bestimmte) Geräusche reagiert, dass er mit dem Blutdruck ansteigt, wenn bestimmte Personen ins Zimmer kommen, dass er einen ganz eigenen Lebensrhythmus der Atmung, des Kreislaufs und des Wachseins hat (Abb. 2.3). Auf Grund dieser Informationen können dann weitere sinngebende Angebote entwickelt werden.

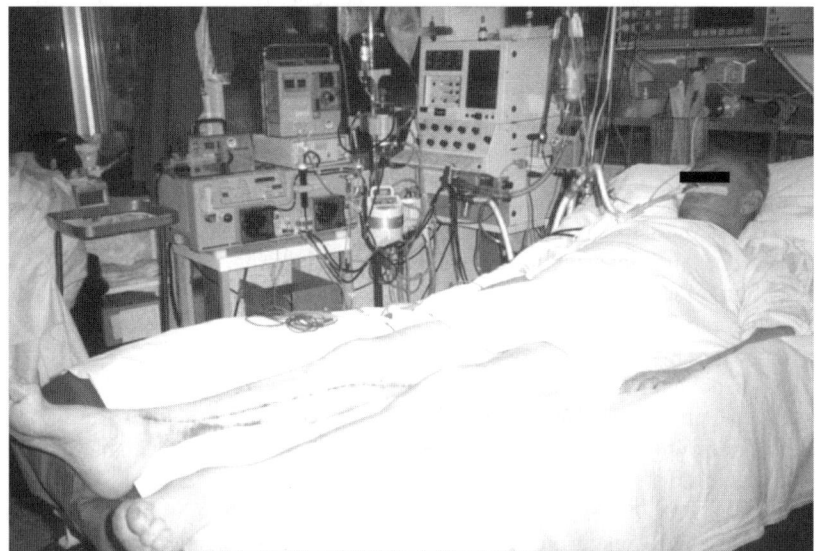

Abb. 2.3: Bekommt er gar nichts mit?

Wie soll der Patient verstehen können, wo und wie er sich befindet und dass er im Augenblick gewaschen wird? Wie kann der Patient erfahren, dass er sich bewegen darf? Wie kann er mithelfen? Wieso ist „die Welt draußen" keine Bedrohung?

2.5   Weitere Grundprinzipien

Neben einer gründlichen Anamnese und einer differenzierten Beobachtung des Patienten möchten wir noch drei weitere Grundprinzipien des Konzeptes darstellen:
• Berücksichtigung des Wahrnehmungszentrums
• Strukturierte Reihenfolgen
• Entwicklung von Angeboten.

2.5.1   Wahrnehmungszentrum

Die Wahrnehmung des eigenen Körpers kann sich schon nach zehn Minuten grundlegend verändern. Dann werden Körperteile, die nicht bewegt werden, anders oder gar nicht wahrgenommen: „Mein Kopf fühlt sich an wie ein ausgelaufenes Ei". Der Bereich, in dem wahrgenommen wird, reduziert sich im Extremfall auf den Brust- und Bauchbereich, da die Atembewegungen die Wahrnehmung hier stets erhalten können (Abb. 2.4). Von dort aus kann sich die Wahrnehmung auch wieder ausbreiten.

Daraus ergibt sich, dass Angebote je nach Wahrnehmungsausbreitung zentral begonnen werden, damit der Patient mit seiner Wahrnehmung den Informationen der Angebote folgen kann. Bei einem nur gering wahrnehmungsbeeinträchtigten Patienten kann das Zentrum bis zum Oberschenkelbereich reichen, bei anderen Patienten kann die Wahrnehmung nur auf den Kopf oder den Thorax beschränkt sein.

Die Ausdehnung des Wahrnehmungszentrums können wir feststellen, indem wir den Patienten berühren. Wenn wir keine Reaktionen bei der Berührung der Hand, wohl aber an der Schulter bemerken, so wird die Ausdehnung schnell und sicher deutlich.

Bei dieser Prüfung ist es außerordentlich wichtig, dass die Stimulationen mit einer Geschwindigkeit durchgeführt werden, die der Situation des Patienten angemessen ist. Es passiert häufig, dass dem Patienten angenehme Stimulationen angeboten werden, denen er auf Grund seiner reduzierten Wahrnehmung und damit auch reduzierten Konzentrationsfähigkeit jedoch gar nicht so schnell folgen kann. Wir beobachten den Patienten gut und achten auf Anzeichen der Aufmerksamkeit, wie z. B. Augenbewegungen oder gehobene Augenbrauen. Stimulationen müssen im Wahrnehmungstempo des Patienten angeboten werden.

Ausgedehnte Angebote wie die Ganzkörperwäsche müssen im Wahrnehmungszentrum beginnen. Von dort aus wird die Wahrnehmung des Patienten in die Peripherie geleitet. Somit ist der Patient in der Lage, seine Körperwahrnehmung auf den ganzen Körper auszudehnen und dies auch in einem intakten Körpergefühl zu empfinden.

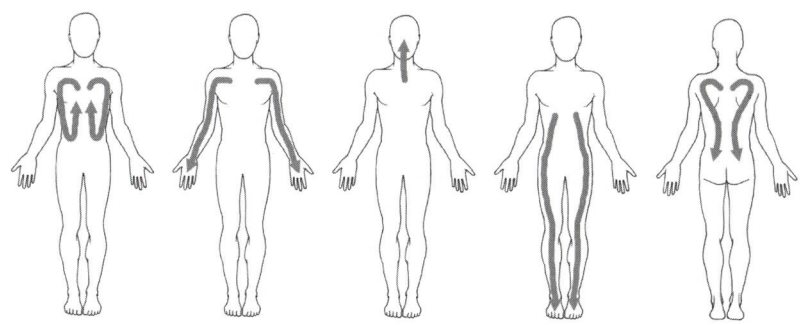

Abb. 2.4: Basal stimulierende Angebote werden im Wahrnehmungszentrum begonnen.

2.5.2 Reihenfolge

Die Reihenfolge der basal stimulierenden Angebote, z. B. der Ganzkörperwaschung, muss für jeden Patienten individuell herausgefunden werden. Abhängig von der Ausdehnung des Wahrnehmungszentrums wird zentral begonnen, meistens also am Thorax oder am Kopf. Dabei ist allerdings zu beachten, ob der Patient diese ungewöhnlich nahen Berührungen akzeptieren kann. Gerade verwirrte oder aus der Sedierung aufwachende Patienten erschrecken bei zu nahen Berührungen und können dann mit taktiler Abwehr reagieren. Es ist ein Unterschied, ob man sich selbst wäscht und mit den Händen im Gesicht anfängt oder ob man gewaschen wird und eine fremde Person im Gesicht mit dem Waschen beginnt. Wenn ein Patient nur ungern gewaschen wird, kann man peripher, z. B. bei den Beinen beginnen, damit der Patient sich an das Waschen gewöhnt. Der erste Kontakt mit dem Wasser wird in der Regel über die Hände aufgenommen, aber auch da ist die Wahrnehmungsfähigkeit des Patienten relevant. Die Entscheidung über die Reihenfolge trifft letztlich der Patient.

Beispiel 1:

Wir erinnern uns an einen Patienten, bei dem wir mit dem Waschen relativ zentral an den Schultern begonnen haben; dann folgten die Brust und der Bauch, der Kopf und schließlich die Beine. Diese Reihenfolge war für den Patienten nicht angenehm, der Beginn an der Schulter war zu nahe, und er konnte den weiteren Berührungen nicht folgen. Zwei Tage später haben wir im Bereich der Oberschenkel begonnen; dies war nicht zu nahe, aber auch nicht so fern, dass er die Waschung nicht mehr spüren konnte. Die Reihenfolge war also Beine, Thorax und Bauch, Arme und schließlich der Kopf. In dieser Reihenfolge konnte der Patient mit seiner Aufmerksamkeit den Berührungen gut folgen und entspannte sich sichtlich.

Beispiel 2:

Bei einer anderen, aufwachenden Patienten habe ich (Peter Nydahl) vier Tage benötigt, um eine individuelle Waschreihenfolge zu entwickeln. Am ersten Tag habe ich wie beschrieben von zentral nach peripher gewaschen (Thorax, Arme, Kopf, Beine), aber bemerkt, dass dies nicht richtig für die Patientin war: sie kräuselte die Stirn.

Am zweiten Tag änderte ich die Reihenfolge und begann an den Schultern und Armen, dann folgten Thorax, Kopf und Beine. Die Patientin war zwar aufmerksamer, schien aber immer noch unzufrieden oder irritiert. Am dritten Tag begann ich damit, ihre rechte Hand zunächst das Wasser spüren zu lassen und lenkte diese Hand mit dem Waschlappen zum Gesicht, zeigte ihr eine geführte Waschung in drei, vier Bewegungen, da ihr der Sinnzusammenhang zu fehlen schien. Nach diesen Bewegungen wusch ich ihr das Gesicht weiter, dann den Thorax, Arme und die Beine. Auch am Thorax bemerkte ich ein Stirnkräuseln. Da bei dieser älteren Dame der Geschlechtsunterschied durchaus eine Rolle spielen konnte, habe ich nach den ersten Bewegungen an ihren Brüsten ihr dort wieder eine geführte Waschung angeboten, sodass sie sich in diesem Bereich selbst waschen konnte. Danach konnte ich sie wiederum – nicht geführt – mit einem rauen Frotteehandtuch dort abtrocknen. Der Intimbereich wurde in Seitenlage von einer Kollegin beim Betten gewaschen. Am vierten Tag waren die Patientin und ich ein eingespieltes Team und die Waschung konnte fließend, harmonisch und zusammen getan werden. Interessant war, dass diese Patientin sich auch noch zwei Wochen danach und nunmehr wach und orientiert, an diese Waschung erinnern konnte und wiederholt darum bat, sich selbst mit mir zusammen so zu waschen.

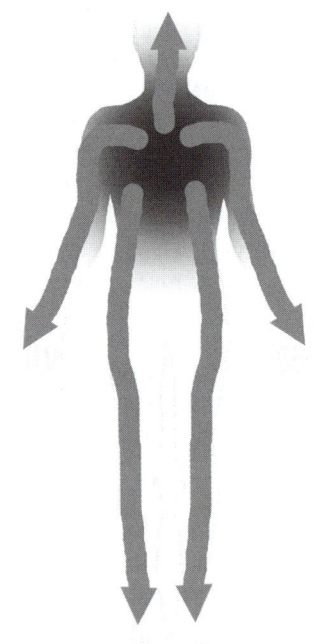

Abb. 2.5: Eine mögliche Waschreihenfolge: Thorax, Arme, Kopf, Beine, Rükken

Die Reihenfolge hat eine wichtige Bedeutung. Sie kann ein Ritual werden, durch das die Patienten ihre Aufmerksamkeit auf die Körper- und Umweltwahrnehmung konzentrieren können. Es versteht sich von selbst, dass hierbei die Körpersymetrie beachtet wird: wenn der linke Arm gewaschen wird, sollte im Anschluss der rechte Arm gleich gewaschen werden, ebenso bei den Beinen. Die individuellen Hygienezustände und -bedürfnisse werden selbstverständlich berücksichtigt, z. B. bei Fußpilz.

Ein Beispiel für eine mögliche Waschreihenfolge ist: Thorax, Arme, Kopf, Beine, Rücken (Abb. 2.5).

Eine akzeptierte Reihenfolge sollte bei allen Tätigkeiten (Massage, Waschungen etc.) eingehalten werden. Wenn eine für den Patienten akzeptable Stimulationsreihenfolge gefunden wurde, sollte diese schriftlich fixiert und bei späteren Angeboten auch weiterhin eingehalten werden, es sei denn, der Patient verändert sich in seiner Wahrnehmungsfähigkeit. Dies bewirkt, dass der Patient sicher weiß, was zum Beispiel beim Waschen geschieht, und er den durch das Waschen gesetzten Impulsen immer besser folgen kann.

2.5.3   Angebote entwickeln

Manchmal ist es schwer, im Alltag einem bestimmten Patienten etwas anzubieten, und man weiß vor lauter Hektik gar nicht, wie das Angebot zu strukturieren ist und was man eigentlich will. Wenn wir in solchen Situationen sind und einen klaren Kopf brauchen, atmen wir erst einmal tief durch. Wir brauchen eine klare Vorstellung, was wir eigentlich wollen, was wir vermitteln wollen. Die folgenden fünf Schlüsselfragen helfen, die Pflege zu organisieren:

Welches Angebot benötigt der Patient?

Welche Informationen braucht der Patient, um das Angebot selbst durchzuführen?

Gibt es Informationen, die dem Patienten fehlen oder die ihn daran hindern, das Angebot selbst durchzuführen?

Wie vermittle ich dem Patienten die fehlenden Informationen oder reduziere die störenden?

Wie organisiere ich die Informationen für den Patienten zu einem Sinnzusammenhang?

Beispiel:

Stellen wir uns vor, wir wollen bei einer hemiplegischen, teilweise verwirrten Patientin Mundpflege durchführen, aber diese Patientin hat sich aus bisher unbekannten Gründen standhaft geweigert mitzuhelfen.

Was benötigt diese Patientin?
Die Patientin benötigt Unterstützung, um einen eigenen Weg zur selbstständigen Mundpflege zu finden.

Welche Informationen braucht die Patientin, um das Angebot selbst durchzuführen?
Die selbstständigen Handlungen der Mundpflege sind sehr komplex, die Patientin benötigt dafür umfassende Fähigkeiten: Bewusstheit, Wahrnehmung im Raum, Arm, Hand und Mund; die Fähigkeit zu sehen und zu erkennen; ferner taktiles Empfinden, Erkennen der Zahnbürste, Greifen können, Kraft zur Arm- und Handbewegung, bewegliche Gelenke, ein intaktes Körperschema (Wo ist die Hand? Wo ist der Mund?), Zeitgefühl für Koordination, intakte Kiefermuskulatur, Lippensensibilität, intakte Wahrnehmung der Mundhöhle (Größe, Beschaffenheit, Struktur), Muskelkoordination, Sinnzusammenhang zur Zahnpflege herstellen, koordinierte und korrigierende Putzbewegungen ausführen, die Sicherheit, dass nichts herausläuft, die Sicherheit, sich nicht zu verschlucken, Wahrnehmung einer Nierenschale o. Ä..., Lippen formen, Zunge an Gaumen (Sensibilität und koordinierte und korrigierende Muskeltätigkeit), Sicherheit, dass nichts danebengeht, Ausspucken mit gepresster Ausatmung (Koordination der Atmung, Zwerchfellspannung), die Sicherheit, dass das Ganze im Beisein einer fremden Person auch noch einigermaßen ästhetisch gestaltet wird.

Gibt es Informationen, die der Patientin fehlen oder die sie daran hindern, das Angebot selbst durchzuführen?
Nehmen wir weiter an, der Patientin würde die Kraft im rechten Arm fehlen. Vor allem hat sie aber die für sie beschämende Angst, dass Speichel oder Flüssigkeit aus ihrem Mundwinkel läuft.

Wie vermitteln wir der Patientin die fehlenden Informationen oder reduzieren die störenden?
Den Arm sehr sensibel unterstützen und mit der freien Hand den Mundwinkel mit Kompressen sichern.

Wie organisieren wir die Informationen für die Patientin zu einem Sinnzusammenhang?
Die Patientin sollte informiert werden, Oberkörper hochlagern und alles vorher ertasten (be-greifen) lassen.

Mit diesen Schritten ist es möglich, patientengerechte Angebote durchzuführen und auch neue Stimulationen zu entwickeln.

Wichtig ist, dass immer eindeutige und klare Informationen angeboten und die Angebote im Tempo des Patienten, nicht im Tempo der oder des Pflegenden durchgeführt werden!

2.6 Somatische Stimulation

Der wichtigste Bereich ist die Förderung der somatischen Wahrnehmung. Ziel der somatischen Stimulation ist es, dem Patienten eindeutige Informationen über sich selbst und seinen Körper zu vermitteln, das Körperbewusstsein wiederherzustellen, Wohlbefinden, Orientierung, Anregung, Grenzen und Abgrenzungen und schließlich Identität erfahrbar zu machen.

Grundsätzlich können wir im somatischen Bereich durch Rezeptoren in der Haut und im Körperinneren Druckveränderungen bis hin zum Schmerz, Temperaturveränderungen, die Stellung unserer Gelenke und Extremitäten sowie unsere Beweglichkeit und Kraft wahrnehmen.

Die Haut ist unser größtes Wahrnehmungsorgan, das ganz unterschiedliche Reize aufnehmen und auch auslösen kann. Sie stellt unsere körperliche Abgrenzung zur Außenwelt dar, sie lässt uns erfahren, wo wir beginnen und aufhören. Durch die Haut ist es uns möglich, uns abzugrenzen. Wir können Kontakt herstellen oder auch Kontakt beenden. Und wir können in der Regel kontrollieren, wer uns wie berühren darf. Es gibt öffentliche Hautbereiche wie die Hand zum Beispiel, die nahezu jeder berühren darf, und intime Bereiche, die nur bestimmte Personen berühren dürfen oder auch Tabuzonen, die wir manchmal nicht einmal selbst berühren. Wir können uns abgrenzen und sind uns damit unserer Identität gewiss. Dadurch vermittelt die Haut Sicherheit und Orientierung (Abb. 2.6).

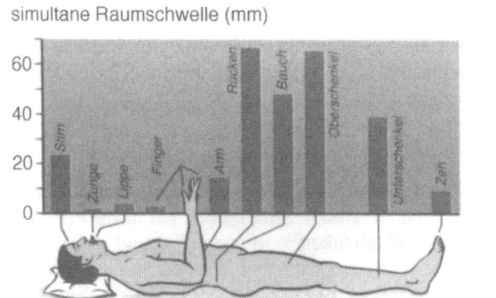

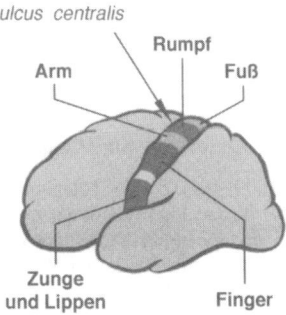

Abb. 2.6: Unterschiedliche Sensibilität der Hautoberfläche: „Simultane Raumschwellen (Zweipunktschwellen) verschiedener Körperregionen und Repräsentation der betreffenden Hautregion im somatosensorischen Cortex (SI). Die Ordinate im linken Diagramm gibt denjenigen Abstand zweier Zirkelspitzen wieder, bei dem diese beim gleichzeitigen Aufsetzen auf die Haut noch als getrennte Reize wahrgenommen werden." (Abbildung und Text aus Schmidt, R. F.: Neuro- und Sinnesphysiologie. Springer Verlag, Berlin, Heidelberg, 1995)

Die einfachste Art, dieses somatische Empfinden erfahrbar zu machen, ist die Berührung.

2.6.1   Initialberührung

Der Patient nimmt in der Regel seine Umgebung über das Gehör wahr und macht die Erfahrung, dass er plötzlich angefasst wird und sich auf unangenehme oder schmerzhafte Berührungen nicht vorbereiten kann. Außerdem weiß er bei der Geräuschkulisse nie, wann ein Geräusch oder ein gesprochener Satz ihm gilt oder dem Nachbarpatienten oder dem Kollegen der Pflegekraft. Diese Situation bedeutet für den Patienten beträchtlichen Stress, weil er sich nie entspannen kann. Wenn der Patient lernt, dass nur dann etwas an ihm oder mit ihm gemacht wird, wenn er vorher z. B. an der linken Schulter berührt wurde, dann gewinnt er Sicherheit, kann seinen Stress reduzieren und sich entspannen. Die Initialberührung ist also bei allen Patienten sinnvoll, die ihr Umfeld nicht selbst kontrollieren können. Sie ist eine ritualisierte Begrüßung und Verabschiedung, durch die der Patient Respekt, Sicherheit und Vertrauen wahrnehmen kann.

Wir möchten hier zunächst den Bereich der Initialberührung diskutieren, um dann auf die Qualität und den Umfang der Initialberührung einzugehen.

Der Bereich, in dem initial berührt werden wird, kann nach unterschiedlichen Gesichtspunkten individuell entwickelt werden. Die Initialberührung soll eine dem Patienten bekannte Form der Kontaktaufnahme darstellen, und so können wir zunächst herausfinden, welche Gewohnheiten der Patient bisher hatte – im Alltag häufig akzeptiert ist zum Beispiel das Händeschütteln. Nach einem Gespräch mit dem Patienten oder den Angehörigen kann in diesem Sinne eine Hand als Bereich der Initialberührung festgelegt werden. Dabei ist zu bedenken, dass der Patient auf der Intensivstation nun in einer gänzlich anderen Situation sein kann oder wir vielleicht nicht erfahren können, was der Patient gewohnt ist. Sollte er über lange Zeit bettlägerig sein, so ist anzunehmen, dass sein Körperbild habitualisiert ist, d.h. er seinen Körper nicht mehr differenziert wahrnehmen kann und eine periphere Berührung an der Hand eher verwirrend empfunden wird. Dementsprechend kann dann eine relativ zentrale Berührung am Thorax gewählt werden, um mit dem Patienten Kontakt aufzunehmen (Abb. 2.7a). Fröhlich hat in seiner Arbeit mit Kindern hierfür das Sternum gewählt, da es zentral in dem Bereich der Atembewegung liegt und es sehr wahrscheinlich ist, dass die Habituation dort noch nicht so extrem ist. Im Erwachsenenbereich haben wir mit der Initialberührung am Sternum ganz unterschiedliche Erfahrungen sammeln können: häufig wird diese sehr zentrale Berührung als „drückend" empfunden, Frauen erleben sie mitunter als Belästigung. Daher bevorzugen wir bei Erwachsenen, von denen wir nur sehr wenig Persönliches wissen, eher die Schulter als zentrale Berührung – zudem das „auf die Schulter klopfen" auch im Alltag eine öffentliche Begrüßung sein kann.

Bei Patienten, die sich bewegen können, bietet es sich an, dem Patienten dort zu begegnen, wo er die Umwelt erkundet, d.h. wenn der Patient zum Beispiel durch stereotype Kopfbewegungen seinen Kontakt zur Umwelt aufnimmt, könnten wir – als Bestandteil seiner Umwelt – ihn auch dort berühren, um mit ihm Kontakt aufzunehmen (Abb. 2.7c).

Um den geeigneten Bereich der Initialberührung individuell herausfinden zu können, ist es also möglich, nach folgenden Fragen vorzugehen:
• Wie ist die momentane Wahrnehmungsfähigkeit des Patienten?
• Welche Formen der Kontaktaufnahme kennt der Patient?
• Wie nimmt der Patient Kontakt zur Umwelt auf?

Die Initialberührung sollte natürlich genauso wie alle anderen hier beschriebenen Pflegehandlungen als eine Art Angebot verstanden werden. Wir bieten bei neuen Patienten eine Initialberührung an und beobachten dann sehr genau, ob der Patient mit Aufmerksamkeit reagiert. Bleiben Reaktionen aus, ist zu überlegen, ob der Bereich nicht anders gewählt werden sollte.

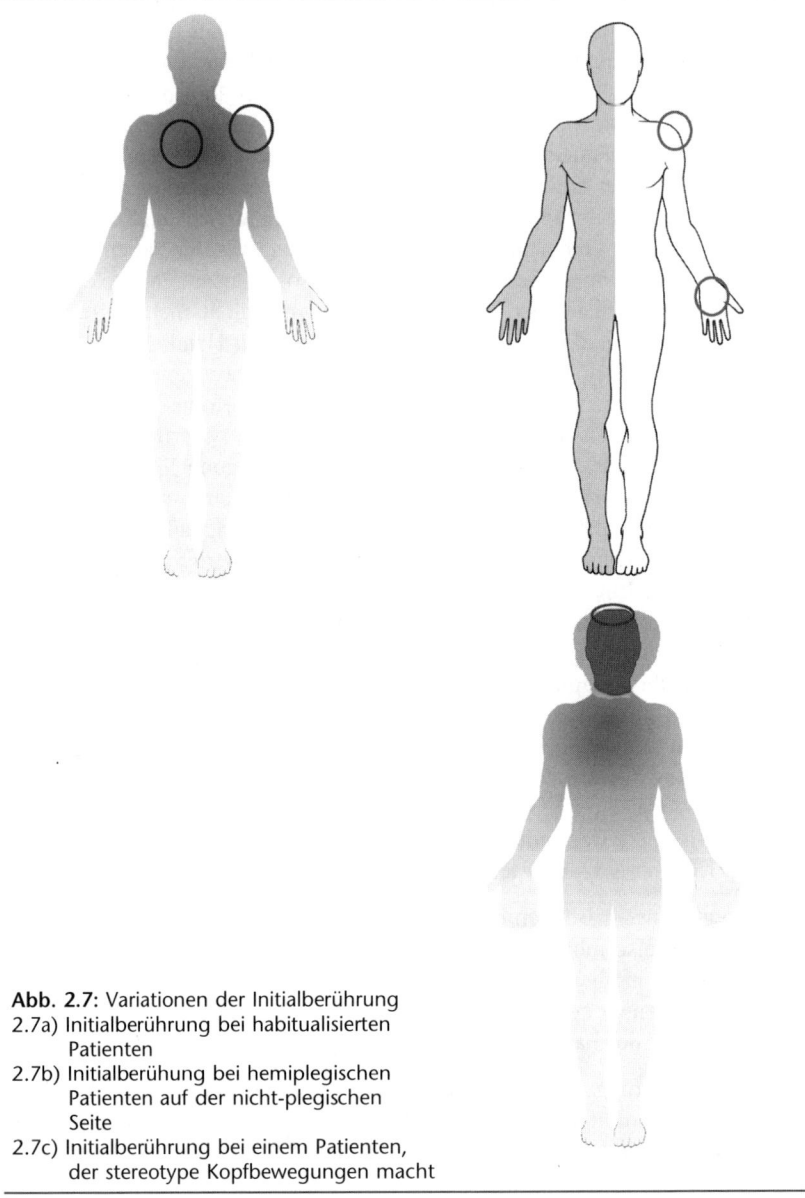

Abb. 2.7: Variationen der Initialberührung
2.7a) Initialberührung bei habitualisierten
Patienten
2.7b) Initialberühung bei hemiplegischen
Patienten auf der nicht-plegischen
Seite
2.7c) Initialberührung bei einem Patienten,
der stereotype Kopfbewegungen macht

Bei sedierten Patienten ist es schwierig, deutliche Reaktionen zu beobachten. Dennoch plädieren wir dafür, auch bei sedierten Patienten eine Initialberührung anzubieten, da eine unbewusste Wahrnehmungsfähigkeit bei diesen Patienten häufig vorhanden ist (siehe Kap. 1.7) und der sedierte Körper nichts anderes als das Körper-Ich eines Menschen ist und empfänglich für nonverbale Kommunikation ist, sei diese nun stressend gefährdend oder behutsam und respektvoll.Ä

hnlich verhält es sich mit Patienten mit einer hemiplegischen Symptomatik. Hier bevorzugen wir eine Berührung auf der nicht betroffenen Seite, um eine sichere Kontaktaufnahme zu vermitteln. Bedenken Sie dabei, dass nicht jede Hemiplegie gleich ist. Es gibt auch hier Varianten, die eine Sensorik auf der betroffenen Seite zulassen. In diesen Fällen kann die Initialberührung auch auf der betroffenen Seite geschehen. Ein Herangehen über die betroffene Seite ist in beiden Fällen möglich und zumeist auch sinnvoll, um die Aufmerksamkeit des Patienten auf die betroffene Seite zu lenken. Wir mussten allerdings wiederholt die Erfahrung machen, dass *akute* Patienten mit einer neu aufgetretenen Hemiplegie mitunter sehr verunsichert und ausgesprochen überrascht werden, wenn Sie von der betroffenen Seite her angesprochen werden. Hier scheint es so zu sein, dass diese Patienten durch die klar rehabilitative Vorgehensweise eher verwirrt werden. Bei diesen hemiplegischen Patienten in der Phase der Krankheitsrealisierung gehen wir entsprechend von der nichtbetroffenen Seite heran, um Sicherheit und Orientierung zu vermitteln (Abb. 2.7b). Die anderen Tätigkeiten, wie zum Beispiel eine Ganzkörperwaschung, können wie bisher angeboten werden. Wenn diese Patienten die Situation dann realisiert haben, so kann die Kontaktaufnahme über die betroffene Seite erfolgen. Diese kritische Phase dauert nach unseren Erfahrungen nur wenige Tage.

In der Praxis sprechen wir den Patienten zuerst mit seinem Namen an, um ihn aus der Ferne (Hören ist ein Fern-Sinn) auf den Kontakt vorzubereiten. Wenn er sehen kann, so bewegen wir uns nicht frontal auf ihn zu, sondern eher von der Seite, weil dies nicht so bedrohlich wirkt, aber immer in seinem Gesichtsfeld. Nach der Ansprache folgt dann die Berührung als Verdeutlichung (Berührung ist ein Nah-Sinn). Die Qualität der Initialberührung ist annähernd, behutsam. Die Hand wird langsam und deutlich aufgelegt. Danach warten wir eine Reaktion des Patienten ab, wir vergewissern uns, ob unsere Begrüßung als solche verstanden wurde und erst dann informieren wir den Patienten über unser weiteres Vorgehen.

Die Art der Ansprache und Berührung muss dabei nicht immer sanft und einfühlsam sein, sondern orientiert sich vielmehr an dem, was Patient kennt, damit er sich auch gemeint fühlt. Ein verängstigter, zurückgezogener Patient kann eventuell eine solche sanfte Ansprache mit leiser Stimme und sanfter Berührung brauchen, ein Mensch, der Zeit seiner Lebens eine eher raue Ansprache gewöhnt war, braucht unter Umständen eine deutlichere Anrede. Die Initialberührung ist eine ganz individuelle Begrüßung des einzelnen Menschen.

Während der Interaktion, bzw. der Maßnahme sollte der Kontakt zum Patienten weiterhin aufrecht gehalten werden, um ihn nicht zu verunsichern. Dies setzt natürlich ein strukturiertes Vorgehen seitens der Pflegenden voraus. Eine Unterbrechung des Kontaktes kann den Patienten verunsichern. Sollte dieser wiederholt entsprechende Äußerungen zeigen (Erschrecken, Spastik, Atemstocken usw.), so sollten Sie die Kontinuität im Kontakt vertiefen. Hierzu gibt es unterschiedliche Möglichkeiten:

• Setzen Sie sich an die Bettkante und halten Kontakt über die Hüfte
• Setzen Sie sich auf die Bettkante und legen Sie die Hand des Patienten auf ihr Bein, das mit einem Handtuch o. Ä... gepolstert wurde
• Wenn Sie beide Hände brauchen, so können Sie ihren Unterarm zum Kontakthalten nutzen
• Bleiben Sie im Gesichtsfeld des Patienten
• Arbeiten Sie rhythmisch. Rhythmus ist das Versprechen, dass es so weitergeht wie bisher, d.h. arbeiten Sie evtl. synchron zum Atemrhythmus des Patienten
• Sollten Sie doch den körperlichen Kontakt lösen müssen, so können Sie in den auditiven Kanal wechseln und sprechen, damit der Patient weiterhin ihrer Gegenwart bewusst ist. Manchmal ist es möglich, dem Patienten ein Symbol der gemeinsamen Aktivität, z. B. ein zusammengerollter Waschlappen, in die Hand zu legen, um eine Unterbrechung zu verdeutlichen. Nach der Unterbrechung nehmen Sie den Kontakt dann dort wieder auf.

Zum Abschluss eines Angebotes wird der Patient dann wieder im Bereich der Initialberührung deutlich berührt und ihm das Ende der Aktivität mitgeteilt. Danach löst sich die Hand der Pflegenden langsam, eben verabschiedend, unsere Worte begleiten das Lösen. Das Ende der Pflegehandlung ist für uns „Insider" meistens klar, für die Patienten aber nur selten begreiflich. Die Folge ist die Erhöhung einer Erwartungshaltung, die nicht erfüllt wird und wieder Stress oder zumindest Unsicherheit bedeuten kann. Der Abschluss sollte also genauso erfahrbar gemacht werden. Danach kann sich eine Zeit der Erholung angliedern, ein Rückzug wird eingeleitet, der Tagesablauf in eindeutige Aktivitäts- und Ruhephasen strukturiert.

Wir haben immer wieder diskutiert, inwieweit die Initialberührung durch die Angehörigen sinnvoll ist. Angehörige, nahe, vertraute Personen haben oftmals ganz eigene Rituale, durch die sie sich begrüßen und können gerade daran auch von bewusstseinsgestörten Menschen erkannt werden: ein Streichen durch das Haar, eine Berührung am Hals, selbst ein gesungenes Lied können dermaßen signifikant und unzweideutig sein, dass die Angehörigen diese Form der Initialberührung beibehalten sollten – sie ist unmissverständlich.

Wenn die Patienten wacher werden und ihr Umfeld selbst kontrollieren können, so ist die Initialberührung nicht mehr sinnvoll, mitunter sogar belästigend, wenn sich die nunmehr wachen Patienten durch den nahen Kontakt in ihrer unmittelbaren Umgebung verletzt fühlen. Wir begrüßen die Patienten dann distanzierter.

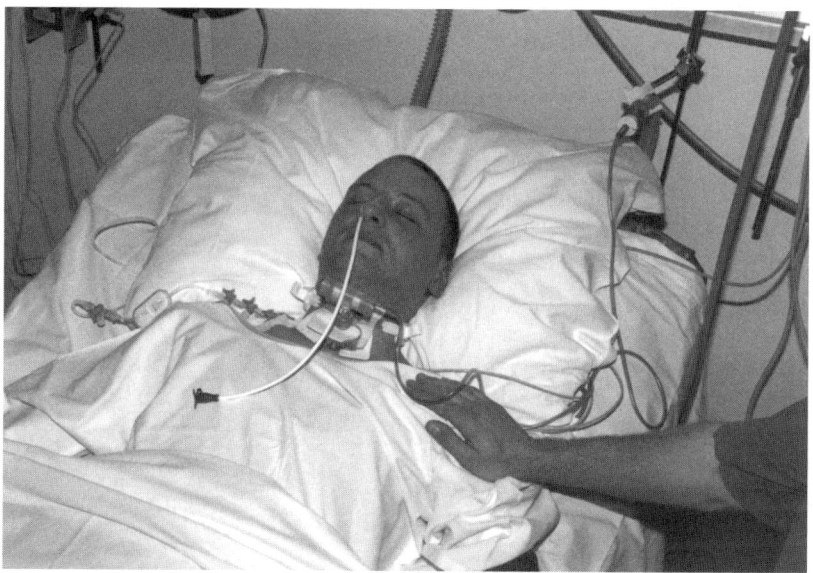

Abb. 2.8: Initialberührung an der Schulter

Wir haben gute Erfahrungen mit der Initialberührung gemacht: Die Patienten entspannen sich nach kurzer Zeit, die Stirnfalte oder die Anspannung des Kiefers lassen nach. Der Stress wird weniger.

Die Akzeptanz des Teams für die Initialberührung ist meistens relativ hoch. Wenn wir einen Patienten dafür auswählen, erklären wir dies bei der Schichtübergabe den KollegInnen und auch den zuständigen ÄrztInnen, PhysiotherapeutInnen etc. Wir haben es häufig erlebt, dass auch Konsiliarärzte den Patienten nunmehr als Persönlichkeit betrachteten und ihn ganz behutsam berührten, sobald sie das über dem Bett hängende Info-Blatt sahen und über die Initialberührung informiert wurden.

Wir wissen von Frau Bienstein, dass sie in der Analyse von über hundert Fallbeispielen ermittelt hat, dass eine eindeutige Kontaktaufnahme wie Beendigung sich positiv auf den Gesamtverlauf auswirkt (Fröhlich, Haupt, Bienstein 1997)

2.6.2 Berührungen

Pflegende berühren Patienten täglich unzählige Male. Sie berühren beim Waschen, beim Verbandswechsel, bei der Pneumonieprophylaxe. Sie berühren mit den Händen, mit Handschuhen, mit Pinzetten, mit Wasser, mit Salben. Sie berühren mit oder ohne Vorwarnung, spontan, gewollt oder unbeabsichtigt. Berührungen gehören zum pflegerischen Alltag und werden häufig zur Routine.

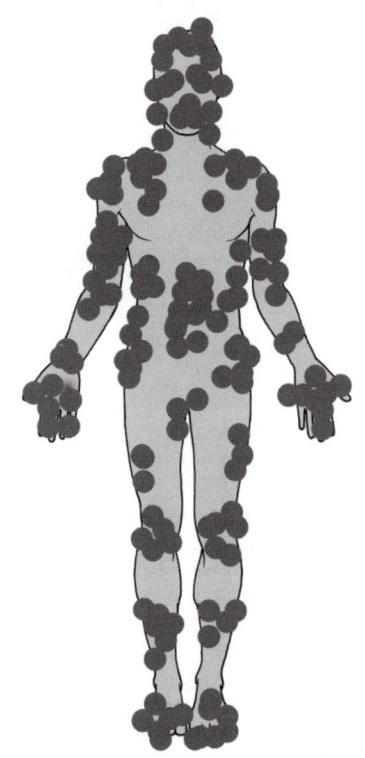

Berührungen haben unterschiedliche Qualitäten. Sie können fest, eindeutig, klar, hastig, oberflächlich, schmerzhaft, behutsam, liebevoll, hart oder unangenehm sein. Die meisten Berührungen in der Pflege sind jedoch schnell, routiniert und zweckmäßig. Patienten werden berührt, damit etwas an oder mit ihnen gemacht werden kann. Weil die Berührung Mittel zum Zweck ist, wird über die Wirkung der Berührung nicht nachgedacht.

Abbildung 2.9 zeigt die Berührungen, die ein Intensivpatient über 24 Stunden erfährt, die Ganzkörperwaschung ausgenommen. Jede Berührung ist ein grauer Punkt. Wir bestreiten hierbei nicht die Notwendigkeiten der Berührungen, uns geht es um die Berührungsqualität.

Abb. 2.9: Berührungen eines Patienten durch Pflegende über 24 Stunden

Wir können uns in unserer Haut wohl fühlen. Berührungen, seien sie von uns selbst oder von anderen ausgeführt, können ganz unterschiedliche Gefühle auslösen. Durch Berührungen fühlen wir uns zärtlich, entspannt, beruhigt, angenommen, beachtet. Berührungen können auch verwirren, verspannen, ablehnen, wegstoßen. Je nach Bereich, Druck, Berührungsfläche und Bewegung entstehen im Berührten entsprechende Gefühle. Berührungen lösen immer Gefühle aus.

Berührungen sagen etwas über den Berührenden aus. Berührungen können mitfühlend, annehmend, helfend, unterstützend, beachtend, interessiert sein. Berührungen können genauso fordernd, ablehnend, interesselos, gedankenlos oder auch unpersönlich sein. In der Berührung zeigen sich die Gefühle, die für den Berührten empfunden werden. Selbst wenn eine Berührung zweckmäßig ist, so sagt sie immer etwas über die emotionale Beziehung des Berührenden aus. In der Berührung wird die Art der Beziehung zwischen Berührendem und Berührtem deutlich.

Es ist eine Form der Kommunikation, eine Art Sprache ohne Worte, bei der das „Wie" und nicht das „Was" entscheidend ist. Berührungen können aber auch wie in der verbalen Sprache Missverständnisse auslösen. Zu schnelle und flüchtige Berührungen verunsichern oder verwirren. Der Patient kann dann nicht verstehen, welchen Sinn und Gehalt eine Berührung hat. Ein lieb gemeintes Streicheln kann durchaus als Bedrohung aufgefasst werden. Gerade wahrnehmungsgestörte Patienten sollten immer klar und eindeutig berührt werden, damit sie diese Berührungen mit den verbundenen Gefühlen auch klar und eindeutig wahrnehmen können. Berührungen werden besonders dann intensiv wahrgenommen, wenn der Patient Sprache und Gestik nicht mehr verstehen kann (Abb. 2.10).

Wenn zum Beispiel eine Hand auf den Thorax aufgelegt wird, ist es für den Berührten nicht immer einfach, die Hand als Hand wahrzunehmen. Machmal liegen nur der Handteller oder die Finger auf, die Umrisse einer Hand werden dann nicht wahrgenommen, und dies kann bei einer reduzierten Wahrnehmung missverständlich interpretiert werden.

Berührungen können beeinflussen. Sie können die Aufmerksamkeit und die Gefühle im Berührten in eine bestimmte Richtung lenken: Sie können vom Schmerz ablenken, sie können Trauer aushalten oder Trost spenden. Berührungen können sagen: „Achte nun auf dieses...". Oder: „Ich verstehe dich...". Die Abbildungen 2.11 bis 2.14 zeigen mögliche Interpretationen verschiedener Berührungen.

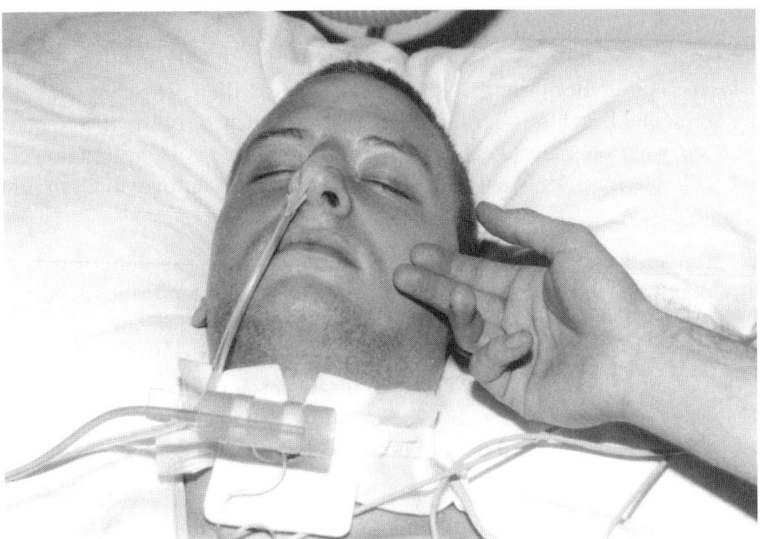

Abb. 2.10: Ein lieb gemeintes Streicheln kann durchaus als Bedrohung aufgefasst werden

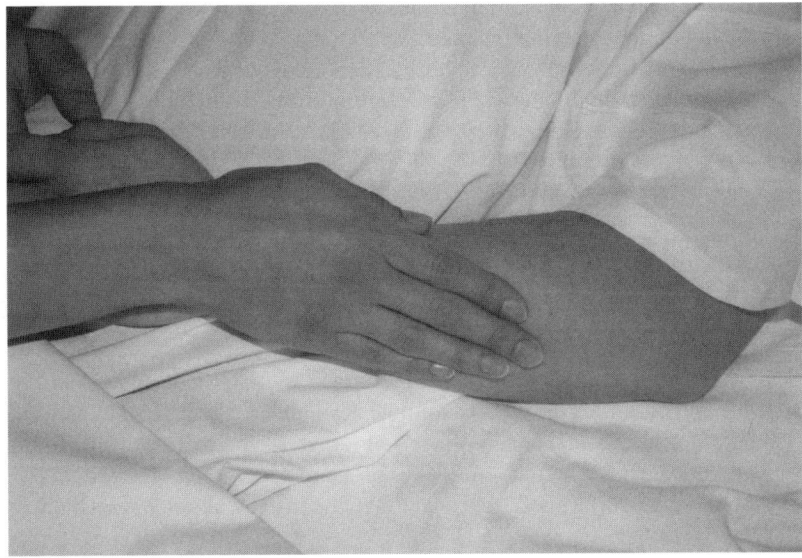

Abb. 2.11: Wenn der Patient einen Haut-zu-Haut-Kontakt erfährt, werden ihm Informationen über die Beziehung vermittelt.

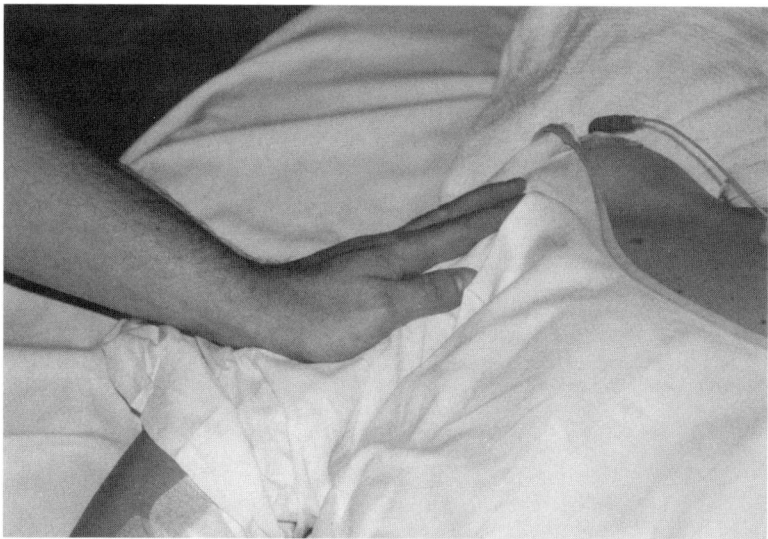

Abb. 2.12: Wenn der Patient mit einem Medium (Handschuh, Waschlappen, Lotion etc.) berührt wird, werden ihm in erster Linie Informationen über sich selbst vermittelt.

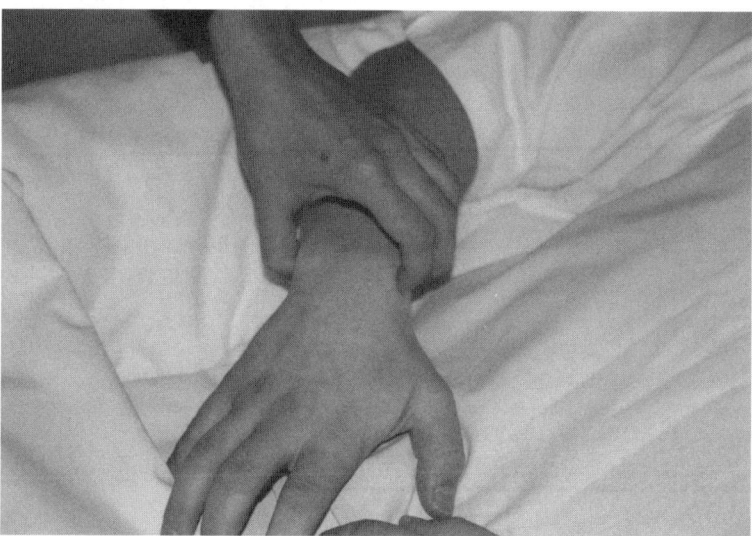

Abb. 2.13: Wenn der Patient von oben berührt und z. B. sein Arm ergriffen wird, um diesen hochzuheben, entsteht in dem Patienten die Empfindung, dass etwas mit ihm gemacht wird, gegen das er sich nicht wehren kann. Außerdem kann das Greifen das ganzheitliche Gefühl für den Arm reduzieren.

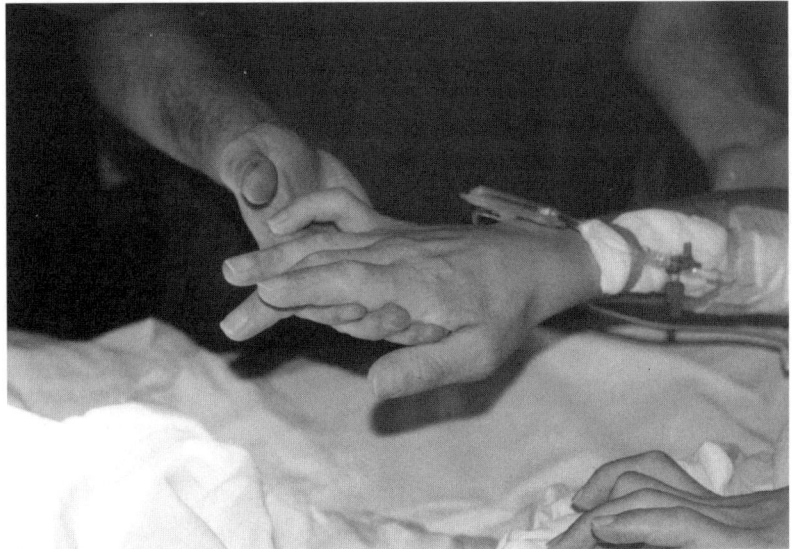

Abb. 2.14: Wenn der Arm des Patienten von unten getragen wird, so bleibt das ganzheitliche Gefühl bestehen. Die haltende Berührung assoziiert Vertrauen und Sicherheit und fördert verbliebene Aktivität.

Wir haben es häufig erlebt, dass durch einfache Berührungen starke Reaktionen bei Patienten ausgelöst werden konnten, zum Beispiel die sanfte, ganzflächige Berührung des Oberarms eines verwirrten Patienten, die nichts anderes meinte als: „Meine Berührung ist klar und eindeutig. Ich bin klar und eindeutig. An mir findest du Sicherheit und Klarheit.

Dieser Patient spürte deutlich die Berührung und wurde dadurch sichtlich ruhiger. Oder wir erinnern uns an eine somnolente Patientin, die gelegentlich weinte. Wir haben ihr beide Hände schützend um den Kopf gelegt und sie hörte darauf mit dem Weinen auf.

2.6.3 Ganzkörperwaschung in der Basalen Stimulation

Eine weitere alltägliche Tätigkeit ist die Ganzkörperwaschung. Je nach stationsinternen Absprachen werden Patienten ein- bis zweimal täglich gewaschen. Die Waschung ist eine gute Gelegenheit, das Konzept der Basalen Stimulation im Alltag umzusetzen, mit dem Ziel, das Körpergefühl, das

Wohlbefinden und die verbliebenen Fähigkeiten der Patienten zu fördern. Trotz der hier dargestellten Prinzipien ist dies in der Praxis immer ein Angebot zum pflegerischen Dialog. Bevor wir die einzelnen Waschungen vorstellen, möchten wir einige Grundsätze klären:

■ Grundsätzliches

In allen Waschungen wird der Körper möglichst mit beiden Händen berührt. Wo es möglich ist, werden die Körperformen nach-, bzw. herausmodelliert und dem Patienten Informationen über seine körperliche Beschaffenheit gegeben.

Waschen der Extremitäten

Arme und Beine werden mit beiden Händen ganz umschlossen und mit gleichmäßigem Druck und in einer fließenden Bewegung gewaschen, damit der Patient wahrnimmt: „Mein Arm ist lang und rund und endet bei den Fingern", oder „Mein Bein ist lang und rund und endet bei den Zehen". Bei der herkömmlichen Waschung erhält der Patient eher die Information, dass sein Arm aus einzelnen Streifen oder Flächen besteht.

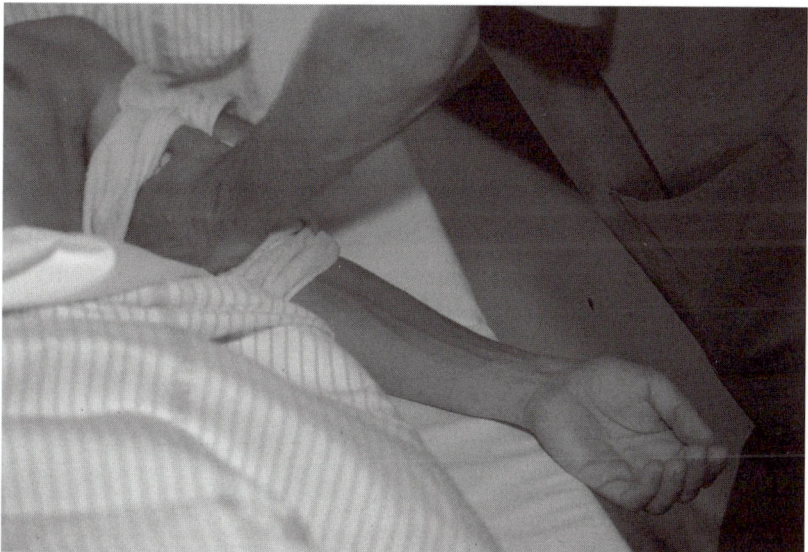

Abb. 2.15: Beruhigende Ganzkörperwäsche am Arm. Mit beiden Händen den Arm umfassen und nachmodellieren.

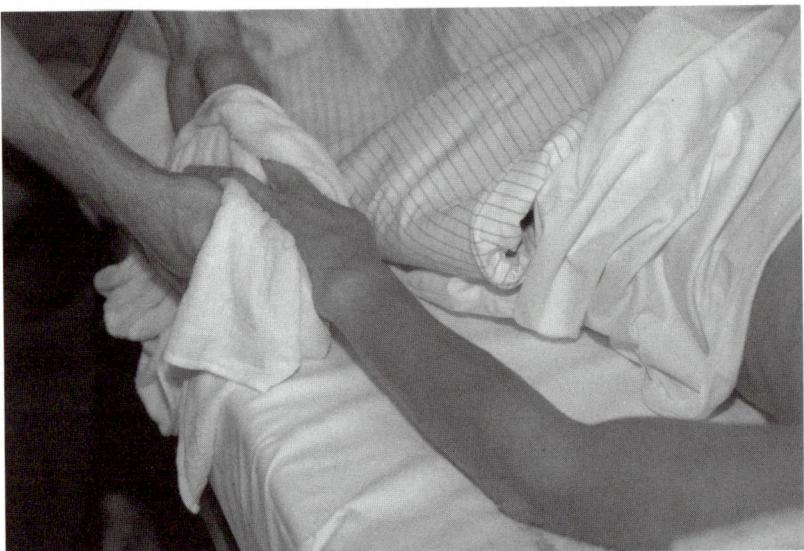

Abb. 2.16: Die Waschbewegung endet im Nachmodellieren der einzelnen Finger

Die Waschbewegung am Arm führt vom Schultergelenk, bzw. Thorax bis zu den Finger ohne Unterbrechung. Die Hände werden nacheinander zurückgesetzt, d.h. eine Hand bleibt immer am Patientenkörper, damit ständiger Kontakt zum Patienten aufrecht erhalten wird.

Waschen der Brustkorbes und des Oberbauches

Der Rücken, Brust- und Oberbauchbereich sollten ebenso gewaschen werden, dass der Patient ein Gefühl der Ganzheit gewinnt. Es ist schwierig, für den Brust- und Oberbauchbereich eine bestimmte Vorgehensweise festzulegen. Wir haben erlebt, dass Patienten dort ganz unterschiedlich gewaschen werden möchten.

Varianten für den Brust- Oberbauchbereich können sein:

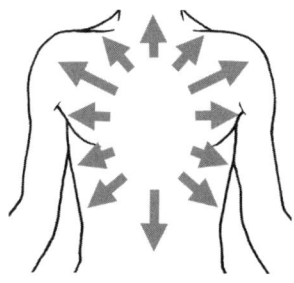

Abb. **2.17**: Den Bereich in Bewegungen waschen, die vom Sternum ausgehen

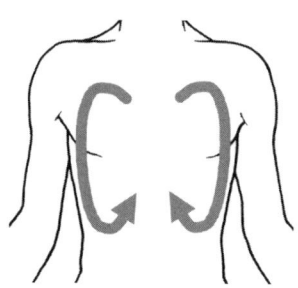

Abb. **2.18**: Von der Brust ausgehend der Haarwuchsrichtung folgend zum Bauch

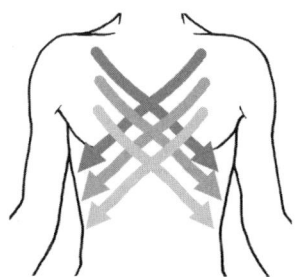

Abb. **2.19**: Diametral -kreuzweise- von der linken Schulter zum rechten Oberbauch und entgegengesetzt

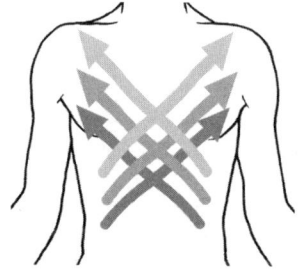

Abb. **2.20**: Kreuzweise vom unteren Rippenrand quer über das Sternum zur gegenüberliegenden Schulter

Durch unsere Angebote und Beobachtungen finden wir heraus, was einem Patienten gut tut und halten die entsprechende Form für die Kollegen schriftlich fest. Diese einmal akzeptierte Form sollte bei anderen Stimulationen beibehalten werden, damit der Patient auch den anderen Stimulationen gut folgen kann.

Waschen der Intimzonen

Intime Bereiche (Genital, Gesäß, unterer Bauch, evtl. Brustwarzen) wurden ursprünglich nicht mitgewaschen! In der Praxis ist es natürlich so, dass auch diese Bereiche mitgewaschen werden müssen. Wir haben unterschiedliche Erfahrungen damit gemacht und denken mittlerweile, dass auch die Intimbereiche klar und eindeutig erfahrbar gemacht werden können, schließlich sind sie wesentliche Bereiche der Persönlichkeit. Inwiefern aber eine Stimulation dieser Bereiche in bei einem einzelnen Menschen infrage kommt, ist immer eine individuelle Entscheidung und auch von dem Empfinden der beteiligten Personen anhängig. Auch können hier auch nur wieder Variationen anbieten:

- Wir ziehen uns deutlich hörbar Handschuhe an und vermitteln eine sachliche Berührungsqualität. Hier verwenden wir ein anderes Material, z. B. Einmalwaschlappen.
- Wir waschen den Intimbereich zeitlich versetzt (nach 30 Minuten z. B.)
- Wir bieten eine geführte Waschung an
- Wir waschen später, wenn wir wissen, dass der Patient abführen wird oder ein DK-Wechsel ansteht
- Wir lassen die Intimwaschung einfach aus.

Waschen des Kopfbereiches

Viele Patienten verziehen das Gesicht, wenn der Kopf und das Gesicht mit hastigen Bewegungen gewaschen werden. Wir haben sehr gute Erfahrungen damit gemacht, am Haaransatz zu beginnen und in nachvollziehbaren, langsamen Bewegungen den Kopf zu waschen. Wir benutzen dabei beide Hände und waschen symmetrisch beide Gesichtshälften. Wir beginnen immer wieder am Ausgangspunkt und waschen systematisch das ganze Gesicht. Die Patienten entspannen und finden diese langsame, nachvollziehbare Form sehr angenehm. Näheres zur Waschreihenfolge ist unter 2.5.2 zu lesen.

Fördernde Waschung

Wir achten auch hier auf die Gewohnheiten und Reaktionen des Patienten. Ein zeitlich versetztes Waschen kann unter Umständen den nachvollziehbaren Sinnzusammenhang stören.

In der Regel sprechen wir während der Waschung nicht, damit der Patient sich auf einen Wahrnehmungsbereich konzentrieren kann. Manchmal nutzen wir aber Sprache, um den Kontakt aufrecht zu erhalten, wenn wir bei großen Patienten um das Bett herumgehen müssen. Es versteht sich von selbst, dass diese therapeutische Waschung nur von einer Pflegekraft angeboten wird, damit nicht gleichzeitig unterschiedliche Reize angeboten werden, die das Körpergefühl eher verwirren.

Prinzipiell empfehlen wir, statt eines Waschlappens ein Handtuch zum Waschen zu verwenden (Ausnahme Gesicht), weil es besser handhabbar ist und man damit sehr gut umschließend den Körper nachmodellieren kann, es sei denn, es sind Waschhandschuhe vorhanden. Zwei Waschlappen rollen sich in der Bewegung schnell auf und sind schwer handhabbar.

Bei dem Waschen mit einem Handtuch muss darauf geachtet werden, dass freie Enden des Handtuches nicht zufällig und flüchtig über die Haut streifen.

■ Formen der Ganzkörperwaschung

Wir möchten die häufigsten Formen der Ganzkörperwäsche (GKW) in der Basalen Stimulation vorstellen:

a) beruhigende GKW
b) belebende GKW
c) entfaltende GKW
d) basal stimulierende GKW
e) GKW bei Hemiplegie
f) geführte GKW.

Die Abbildungen zu den einzelnen Formen wurden von uns bewusst als „Idee" bezeichnet, da es sich bei den Darstellungen lediglich um das jeweilige Prinzip, eben die „Idee", handelt, die natürlich auf den individuellen Patienten abgestimmt werden muss.

Beruhigende GKW

Das Angebot der beruhigenden Waschung ist es, mögliche Unruhezustände zu reduzieren und die Wiederherstellung des Körperbewusstseins systematisch zu fördern.
Es wird mit der Haarwuchsrichtung gewaschen, beim Arm also am Sternum oder an der Schulter ansetzen und in einer flüssigen Bewegung bis zu den Fingern waschen. Die Wassertemperatur sollte 10 Grad über der aktuellen Hautemperatur liegen. Eigentlich wird die gleiche Temperatur gewünscht, da aber das Wasser beim Waschen abkühlt, sollte eine leicht höhere Temperatur gewählt werden. Anfänglich wird nur Wasser verwendet, ein späterer Zusatz könnten die bekannten Mittel des Patienten sein. Eine Lavendelemulsion, die olfaktorisch ebenfalls eine beruhigende Wirkung auslösen kann, ist mit Vorsicht einzusetzen, da deren Wirkung und Hautverträglichkeit nur schwer abschätzbar ist.

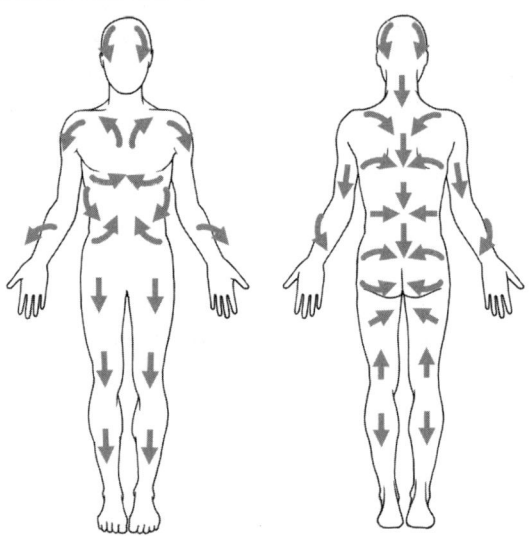

Abb. 2.21: Allgemeine Haarwuchsrichtung

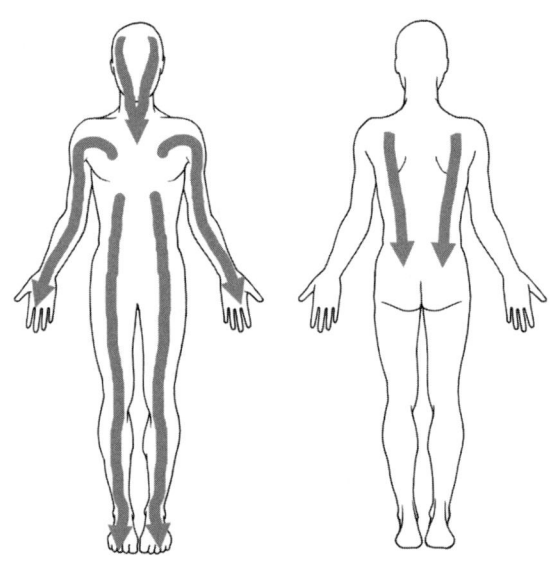

Abb. 2.22: a) Beruhigende GKW

Belebende GKW

Das Angebot der belebenden Waschung ist es, die Wachheit und Aktivität und das Körpergefühl zu fördern.

Es wird gegen die Haarwuchsrichtung gewaschen. Wir setzen am Arm also mit beiden Händen an den Fingern an und waschen bis zum Sternum oder zur Schulter. Wenn dabei der Arm hochgeschoben wird, knickt der Ellbogen häufig ein; geeigneter ist das Ziehen, indem wir uns bei der Waschung der Arme in Schulterhöhe, bei den Beinen in Hüfthöhe stellen.

Wir haben sehr gute Erfahrungen damit gemacht, auch bei der belebenden Ganzkörperwaschung zentral zu beginnen und die jeweils erste Waschbewegung am Arm, Bein usw. von zentral nach peripher zu tun. Dies ist zwar beruhigend, hat aber zum Ziel, die Aufmerksamkeit des Patienten behutsam in die Peripherie zu locken und ihm erst einmal seine körperliche Beschaffenheit spürbar zu machen. Danach waschen wir mehrfach belebend und anregend und dies ist dann auch der Eindruck, der bleibt und wirkt.

Hier sollte die Wassertemperatur der aktuellen Hauttemperatur angeglichen sein.

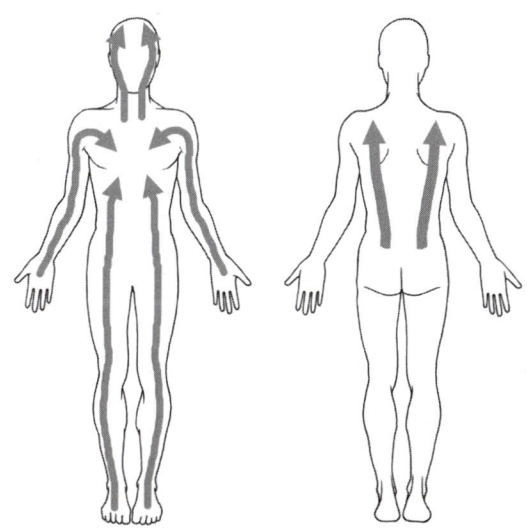

Abb. 2.22: b) Belebende GKW

Eigentlich werden 10 Grad unter Hauttemperatur gewünscht. Da das Wasser beim Waschen abkühlt, sollte die gleiche Temperatur gewählt werden.

Anfänglich wird nur Wasser verwendet, ein späterer Zusatz könnten die bekannten Mittel des Patienten sein. Eine Rosmarin- oder Pfefferminzemulsion, die olfaktorisch ebenfalls eine anregende Wirkung auslösen kann, sind mit Vorsicht einzusetzen, da deren Wirkung und Hautverträglichkeit nur schwer abschätzbar sind.

Achten Sie auf den Blutdruck! Die belebende GKW erhöht in der Regel den systolischen Druck um 10 – 20 mmHg (in Einzelfällen noch wesentlich höher). *Bei hirndruckgefährdeten Patienten ist diese Form also kontraindiziert!*

Entfaltende GKW:

Die entfaltende Waschung ist gut geeignet bei Patienten, die sich in sich selbst zurückgezogen und ihr Körpergefühl verloren haben. Die Berührungen führen vom Körperstamm in die Peripherie mit definierter Reihenfolge: mit beiden Händen vom Sternum ausgehend gleichzeitig rechts und links den Rippen folgend waschen (ähnlich Abb. 2.18), dann abwechselnd diagonal vom Rippenrand zur gegenüberliegenden Schulter, beide Arme und beide Beine nacheinander mit der Haarwuchsrichtung waschen. Der Rücken wird in Seitenlage mit beiden Händen gleichzeitig in gegensätzlicher Richtung von Seite zu Seite gewaschen, an den Schultern beginnend bis zum Gesäß.

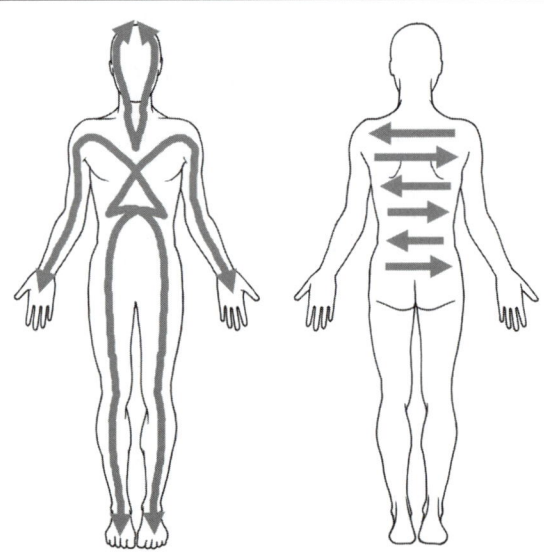

Abb. 2.22: c) Entfaltende GKW

Basal stimulierende GKW

Die basal stimulierende Waschung fördert die Aufmerksamkeit und die taktil-haptische Differenzierungsfähigkeit des Patienten.

Hierbei werden unterschiedliche Materialien während einer Waschung verwendet: gestärkte Frotteehandtücher, weiche Baumwolltücher, Leinen oder Seide. Sehr gut sind auch Socken, wenn die Angehörigen oder die Klinikwäscherei diese regelmäßig waschen können.

Die Waschbewegungen orientieren sich an den vorhergehenden Waschungen.

GKW bei Hemiplegie

Diese Waschung wurde früher „Bobath-orientierte Waschung" genannt. Dieser Begriff wird nunmehr ersetzt durch „GKW bei Hemiplegie" oder auch „basal stimulierende GKW bei Hemiplegie".

Der Patient soll erst seine nicht betroffenen Körperteile spüren, damit er dieses Gefühl auf die andere Seite übertragen und erspüren kann, wie sich die betroffene Seite anfühlen könnte, bzw. die vielleicht blasse Wahrnehmung verstärkt. Das Empfinden einer körperlichen Symmetrie, der Gleichheit beider Körperhälften wird gefördert.

Es wird von der nicht betroffenen zur betroffenen Körperseite gewaschen! Die Waschbewegungen setzen dabei nicht ab, d.h. die umschließende Waschung der Arme beginnt an der nicht betroffenen Hand, führt den Arm hinauf, verläuft über die Schulter und Brust und zieht schließlich über die betroffene Schulter den Arm bis zu den Fingerspitzen hinab. Die waschende Pflegekraft steht dabei auf der betroffenen Seite des Patienten.

Manchmal stellt sich die Frage, ob es hier nicht sinnvoller sein kann, anders zu waschen, da der beruhigende oder belebende Effekt fraglich sein könnte. Auch hier haben wir in der Zwischenzeit gute Erfahrungen damit gemacht, die Patienten z. B. beruhigend zu waschen, haben aber sehr auf das Prinzip der Körpersymmetrie geachtet. Das heißt, wir haben zuerst die nicht-betroffene Seite des Thoraxes beruhigend gewaschen und haben dann die betroffene Seite genauso gewaschen, um bei dem Patienten ein deutliches Spüren und Erkennen der Symmetrie zu bewirken. Genauso sind wir natürlich auch an dem restlichen Körper vorgegangen, d.h. erst den nicht-betroffenen Arm beruhigend gewaschen, von der Schulter unter Betonung der Mittellinie zur anderen Seite gewechselt, um dann die betroffene Seite beruhigend und ebenso symmetrisch zu waschen. Dies ist natürlich auch in der belebenden Form möglich.

Das Nachmodellieren der Finger-, bzw. Zehenspitzen sollte vorsichtig erfolgen, da erhöhte Spastizitätsgefahr besteht.

Eine erhöhte Spastizität kann u.a. bei Reizung der Fußgewölbe (Beugespasmus), Fußballen (Streckspasmus), Kniekehlen (Beugespasmus), Ellenbeugen (Beugespasmus) und Handinnenflächen (Beugespasmus) entstehen. In diesem Fall sollte – wenn überhaupt – im Gegenmuster der Spasmen gewaschen werden.

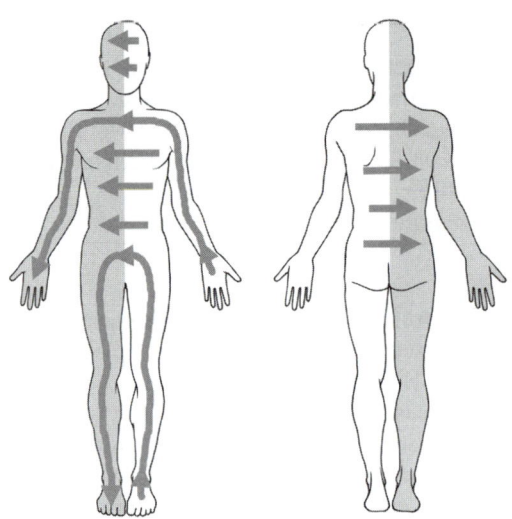

Abb. 2.22: d) GKW bei Hemiplegie

Geführte GKW

Die geführte Waschung unterstützt die verbliebenen Aktivitäten und die Autonomie des Patienten. In der geführten Waschung werden die Waschbewegungen von Patienten mit der Unterstützung durch die Pflegenden ausgeführt.

Auf diesem Wege ist es sehr gut möglich, auch kleinste Eigenaktivitäten des Patienten noch zu spüren und zu unterstützen, außerdem ermöglicht diese Position physiologische Bewegungsabläufe, die verbliebene Fähigkeiten und Erinnerungen aktivieren können. Geführte Bewegungen sind ein sehr gutes Angebot, um Sinnzusammenhänge und eine individuelle Normalität erfahrbar zu machen.

Meist genügen hierfür einige, wenige Bewegungen, um diese begreiflich zu machen. Natürlich bietet es sich an, so auch die Zähne zu putzen, die Haare zu kämmen oder einfach nur zu tasten.

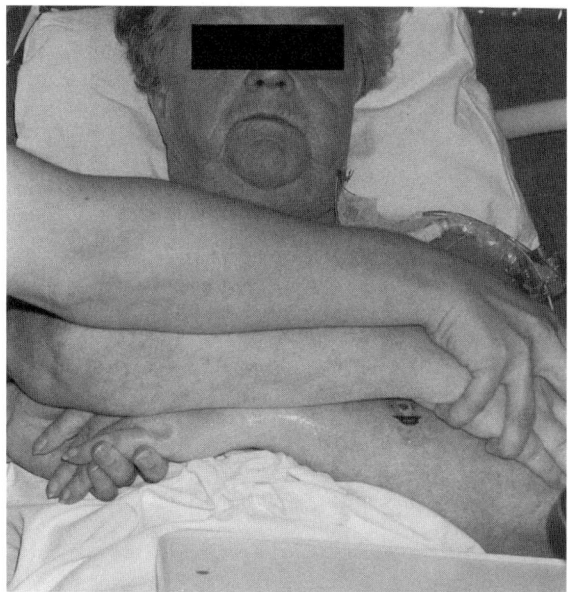

Abb. 2.23: Geführte GKW

Es ist auch möglich, diese geführten Aktivitäten auf der Bettkante anzubieten. Wenn wir davon ausgehen können, dass der Patient das Angebot als angenehm empfindet, so bereiten wir alles vor, lagern den Patienten in Seitenlage, setzen uns hinter den Patienten, eine Hand greift unter die Schulter, die Füße werden herausgenommen und der Patient aufgerichtet. Der Rücken des Patienten wird durch unseren Brustkorb abgestützt.

Ein Nachttisch mit Schüssel und Waschequipment wird direkt vor den Patienten gestellt. Wir legen den Patientenellenbogen in den eigenen, nehmen die Patientenhand und vollführen mit dieser alle Bewegungen, die zum Waschen nötig sind. Die Mundpflege wird ebenso ausgeführt. Eine zweite Pflegekraft, die am Bett steht, kann den Patienten von vorne beobachten.

Eine weitere Variante bei immobilen, wachen Patienten ist die Waschung mit einem Spiegel, der am Bettende steht. Hier können die Patienten bei leicht aufgerichtetem Oberkörper ihre Grenzen durch die Waschung und durch das Sehen nachverfolgen.

Wir haben gute Erfahrungen damit gemacht, die einzelnen Körperbereiche während des Waschens auch zu benennen. Dies ist nur möglich, wenn die Patienten durch die spiegelverkehrte Abbildung ihres Körpers nicht verwirrt werden.

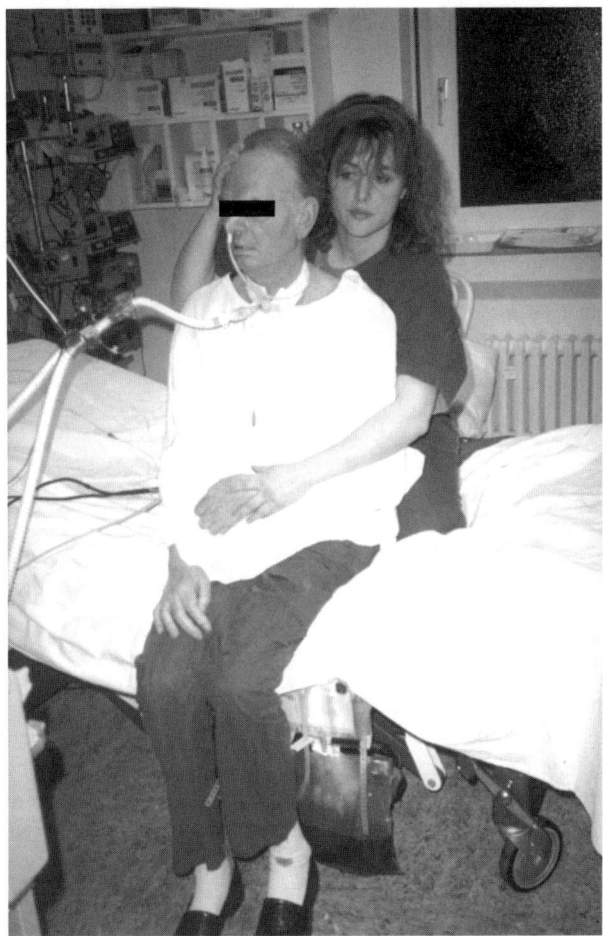

Abb. 2.24: Geführte Aktivitäten an der Bettkante

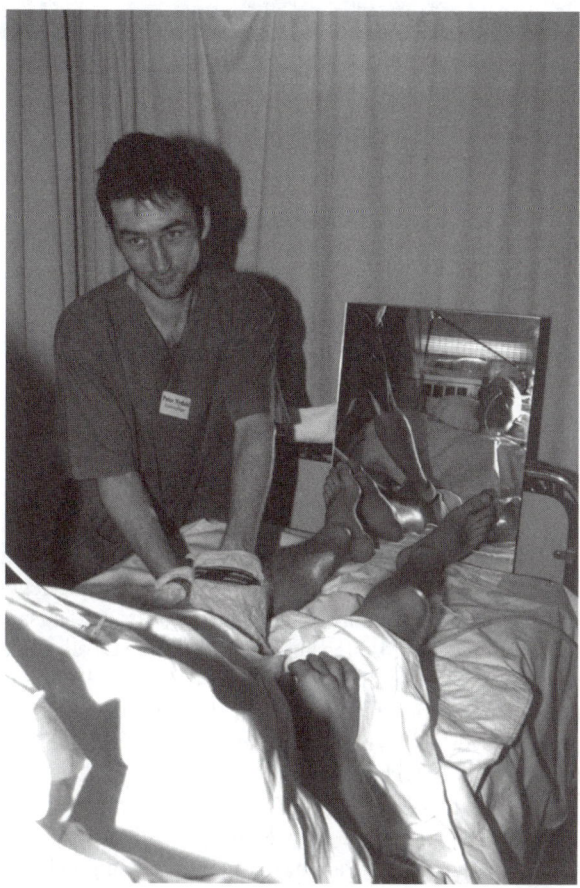

Abb. 2.25: Waschung mit Spiegel

■ Variationen

Wir haben hier die Grundformen der basal stimulierenden Ganzkörperwaschung dargestellt und sie ganz bewusst als „Ideen" bezeichnet.

Jede Waschung kann weiter differenziert werden, kann unterschiedliche Schwerpunkte und Elemente beinhalten. Wir haben hier kurz die Formen, Schwerpunkte und Elemente aufgelistet:

Tab. 2.2: Variationen der Ganzkörperwaschung		
Form	**Schwerpunkte**	**Elemente**

Beruhigende GKW
Belebende GKW
Entfaltende GKW
Basal stimulierende GKW
GKW bei Hemiplegie
Geführte GKW
	• Struktur
	• Körper- und Umwelt-
	  erfahrung des Patienten
	• Sinnhaftigkeit
	• Individuelle Normalität
	• In Beziehung treten
	• Begleitung und Förderung
		• Tageszeit
		• Reihenfolge
		• Temperatur
		• Material
		• Zusätze
		• Berührungsdruck
		• Geschwindigkeit
		• Haarwuchsrichtung
		• Vollständigkeit
		• Häufigkeit
		• Eigenaktivität
		• Bekanntheitsgrad
		• Umgebungsgestaltung
		• Geräuschkulisse
		• Nähe
		• Persönlichkeit der
		  Pflegenden

Wir brauchen viele Variationsmöglichkeiten, um eine Ganzkörperwaschung individuell gestalten zu können. Eine beruhigende Ganzkörperwaschung zum Beispiel kann den Schwerpunkt auf die Körper- und Umwelterfahrung legen, aber dennoch sehr unterschiedlich erfahrbar gemacht werden. Langsame Waschbewegungen werden anders empfunden als zügige, kräftige Berührungen anders als leichte. Jedes einzelne Element kann eine besondere Rolle spielen und auf den einzelnen Patienten abgestimmt werden. In diesem Sinne kann sich „Waschen" vom passiven Erleben zu einer umfassenden Kommunikation entwickeln. Dazu brauchen wir natürlich ein entsprechendes Repertoire an Möglichkeiten.

Wir haben in der Auseinandersetzung mit dem Konzept entdeckt, dass wir genau wahrnehmen können, wodurch ein Patient in einer Waschung gefördert oder auch gestört wird.

Es geht jetzt nicht mehr um „der will eben nicht gewaschen werden", sondern wir können genau differenzieren, welches einzelne Element störend wirkt und dieses so gestalten, dass die Waschung vom Patienten anders erlebt wird. Eine Ganzkörperwaschung ist zu Beginn immer ein Herantasten, ein Anbieten für den Patienten und im Weiteren dann eine Form des Dialogs. Später kann dann individuell variiert werden und damit auch gezielt eine bestimmte Waschung fördernd wirken – gerade die reflektierte Variation einzelner Elemente macht die Waschung zu einem Wahrnehmungserlebnis.

■ Beispiele

Wegen der individuellen Herangehensweise gibt es kaum vergleichbare Ergebnisse zur Ganzkörperwaschung in der basal stimulierenden Pflege, die den fördernden und wohl tuenden Charakter dieser Waschung belegen können. Wir werten allerdings es schon als Erfolg, wenn ein Patient während der Waschung nicht mit dem Blutdruck oder der Herzfrequenz ansteigt, sondern sich eher gegenteilig entspannt.

Früher waren wir der Ansicht, dass Waschen für Intensivpatienten eine Belastung darstellt und Patienten möglichst unter Sedierung gewaschen werden sollten. Heute haben wir entdeckt, dass eine basal stimulierende Waschung ein sehr angenehmes und auch ästhetisches Angebot an den Patienten ist, sich zu spüren. Die Waschung kann im Alltag ganz unterschiedlich aussehen. Daher werden im Folgenden mehrere Beispiele aus dem Pflegealltag erläutert.

Beispiel 1:

Ein junger Mann mit Polyradikulitis wurde von uns mit Orangenblütenöl entfaltend gewaschen. Diese reversible Erkrankung der Rückenmarkswurzeln lässt die Muskeln lahm werden, sodass die Patienten nicht mehr fähig sind, sich zu bewegen oder selbstständig zu atmen, die Patienten bleiben dabei bei klarem Bewusstsein. Wir konnten die Waschreihenfolge und das Tempo also gemeinsam besprechen. Der Patient war sehr aufmerksam und hatte das Gefühl, dass „die Nerven den Berührungen folgen" würden und er endlich wieder seine Hände und Füße spüren konnte, außerdem hellte sich seine Stimmung sichtlich auf. Die entfaltende Waschung war sehr harmonisch, schuf eine deutliche körperliche Symmetrie und „öffnete" den Patienten; die Orangenblütenemulsion mit ihrem aufhellendem Charakter wurde vom Patienten positiv aufgenommen.

Beispiel 2:

Ein anderer, neuer Patient auf Station, Ende siebzig, mit Hirnstamminfarkt und als somnolent bis komatös eingestuft, wurde beruhigend gewaschen. Es wurde angenommen, dass er nichts von der Außenwelt registrieren kann. Nach der Waschung des Brustkorbes und des Kopfes wurden die Arme gewaschen und plötzlich ergriff der Patient die eine Hand des Waschenden und schien wiederholt intensiven Kontakt zu suchen. Die restliche Waschung wurde dann abgebrochen.

Wir waren über die Reaktion des Patienten sehr überrascht und hielten es in dieser Situation für wichtiger, den Kontakt aufrechtzuerhalten und die Waschung abzubrechen, als den Patienten „sauber" zu bekommen.

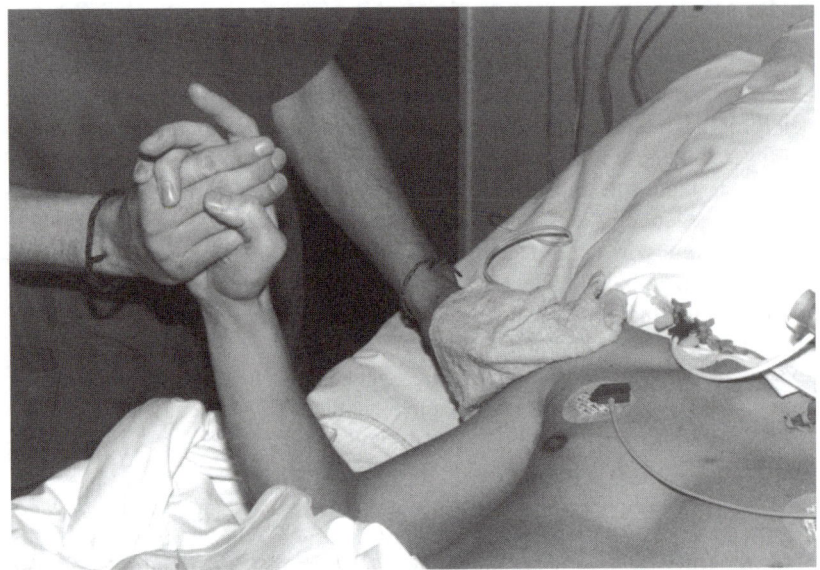

Abb. 2.26: Kontakt suchen

Diese Erfahrung machen wir relativ häufig. Angeblich komatöse Patienten reagieren plötzlich auf angenehme körperliche Angebote oder andere Patienten bewegen sich zum ersten Mal. Es scheint, als ob in der jeweiligen Waschung etwas gefunden wurde, was diese Patienten verstehen und wodurch sie endlich ihren Körper wieder finden können.

Beispiel 3:

Eine andere Patientin, Ende fünfzig, am siebenten postoperativen Tag nach Gastrektomie, zwei Tage nachbeatmet und in einem heftigen Durchgangssyndrom.

Sie wurde zur Mittagszeit von drei Pflegekräften gleichzeitig gewaschen, weil sie um sich schlug, biss und kratzte. Eine ausreichende Mundpflege war nur unter Sedierung möglich. An diesem Tag wurde einer von uns dazugerufen. Niemand mag Patienten festhalten und ihnen mit Gewalt etwas „Gutes" tun. Ich hatte ein mulmiges Gefühl. Vorsichtig setzte ich mich auf die Bettkante, begrüßte die Patientin und löste ihre Fixierungen. Sie erwiderte die Begrüßung und ich begann ein belangloses Gespräch. Währenddessen bemerkte ich, dass diese Patientin auf nahe, schnelle Bewegungen in ihrem Gesichtsfeld fast panisch reagierte. Sie war Brillenträgerin. Die Brille wurde ihr allerdings wegen ihrer Unruhe nicht angeboten, also holte ich ihre Brille heraus und gab sie ihr. Ich saß ganz ruhig, sprach deutlich und bewegte mich langsam. Ich versuchte ihr das Gefühl zu vermitteln, dass ich keine Bedrohung darstellen würde und alle Zeit der Welt für sie hätte. Ich sagte ihr, dass wir sie gerne waschen würden und bat sie um ihre Mithilfe. Natürlich lehnte sie ab, eine – erste – Mobilisierung auf die Bettkante hingegen schien sie eher zu wollen. So setzten wir sie auf die Bettkante, ich setzte mich daneben, nahm sie in den Arm und stützte sie.

Vor ihr stand der Nachtschrank mit der Waschschüssel und wie von selbst ergriff sie den Waschlappen und wusch sich das Gesicht und den Oberkörper. Etwas später bemerkte sie sogar den Belag in ihrem Mund und bürstete sich die Zunge. Danach war die Patientin erschöpft und legte sich wieder hin. Die Waschung war insgesamt nur oberflächlich und dauerte vielleicht fünf Minuten. Sie musste nie wieder von anderen gewaschen werden.

In diesem Beispiel haben wir der Patientin Verantwortung für sich selbst zurückgegeben. Wir haben sie akzeptiert, wie sie ist und ihr Wertschätzung entgegengebracht. Diese Verantwortung hat sie übernommen und sie konnte sich dadurch orientieren. Wir haben nichts mit ihr, wir haben etwas gemeinsam getan. Diese Waschung war nicht klassisch im Sinne unserer vorhergehenden Beschreibungen, aber was hier deutlich wird, ist die Tatsache, dass eine veränderte Haltung verwirrte Patienten aus ihrer Desorientierung erlösen kann. Gerade verwirrte Patienten brauchen individuelle und differenzierte Wahrnehmungserfahrungen. In einer Studie (siehe Kap. 3.4) konnten wir belegen, dass Patienten, die Traum und Wirklichkeit miteinander verwechselten (28 % der Gesamtgruppe), signifikant über zu wenig Gefühl für den eigenen Körper geklagt haben (52 % dieser Patientengruppe). Dies zeigt deutlich, dass gerade verwirrte Patienten eine Pflegetherapie benötigen, die ihnen das Gefühl für den eigenen Körper wiedergibt – z. B. eine beruhigende Ganzkörperwaschung. Noch mehr Patienten (78 %) dieser Gruppe haben signifikant darüber geklagt, ständig auf dem Rücken gelegen zu haben. Ständiges auf dem Rücken liegen reduziert die Wahrnehmung und dadurch auch die Orientierung. Hier eröffnet sich die nächste Möglichkeit der basal stimulierende Pflege, die Lagerung.

2.6.4 Lagerung

In wiederholten Versuchen mit Teilnehmern der Fortbildungskurse zur Basalen Stimulation konnten wir entdecken, dass sich die körperliche Wahrnehmung schon nach zehn Minuten ruhigem Liegen verändern und teilweise auch reduzieren kann. Es wurde dann schwer, gerade periphere Körperbereiche differenziert wahrnehmen zu können. Für Patienten im Krankenhaus, die im Abstand von zwei oder vier Stunden gelagert werden, gilt dies natürlich umso mehr. Daher empfehlen wir, Patienten so häufig wie möglich umzulagern.

Dies muss nicht immer eine komplette Drehung bedeuten, mitunter genügen auch zusammengerollte Handtücher, die mal hierhin, mal dorthin unter dem Patienten verschoben werden.

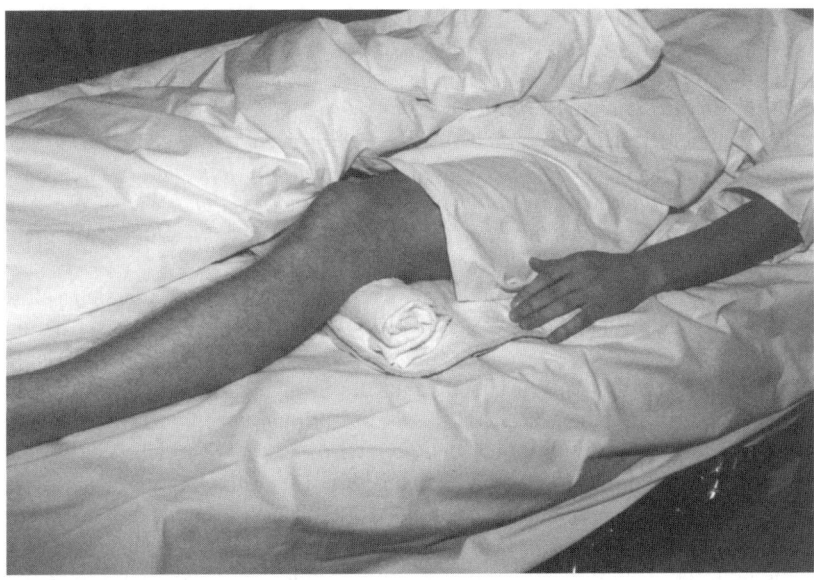

Abb. 2.27: Kleine Lagerungsveränderungen bewahren das Körperbewusstsein.

Prinzipiell ist es so, dass eine weiche Lagerung das Körperbewusstsein schneller und stärker reduziert als eine harte Lagerung. Weiche Lagerungen, gerade durch die Verwendung von Superweichmatratzen, führen eher zu Wahrnehmungsstörungen als harte Unterlagen, wie Neander (1996) und Knobel (1996) in einer Untersuchung bewiesen hat. Natürlich müssen wir in der Praxis schon wegen der Dekubitusgefährdung und nicht zuletzt wegen des Personalschlüssels einen Kompromiss anstreben. Wenn wir es also pflegerisch vertreten können, lagern wir Patienten lieber auf harten Matratzen und lagern sie häufig um. Bei Matratzen mit Luftgebläse zum Beispiel bietet es sich an, mindestens einmal pro Schicht und auch vor der Mobilisierung die Luft aus der Matratze zu lassen. Die Patienten sinken dann auf den Bettrahmen zurück und spüren deutlich ihre Körpergrenzen, außerdem sitzen sie sicherer auf der Bettkante und haben durch das niedrigere Sitzniveau – je nach Betthöhe – eher Bodenkontakt.

Die Matratzen können mit Druckluftpistolen rasch wieder auf das ursprüngliche Niveau gefüllt werden. Es können natürlich auch Teillagerungen auf harten Materialien angeboten werden.

Eine andere Lagerungsart, die das Körperbewusstsein unterstützt, ist die umgrenzende Lagerung. Hierbei werden zwei zusammengerollte Bettdecken unter den Kopf und rechts und links an die Seiten des Patienten gelegt, die Arme liegen auf den Decken (Abb. 2.28).

Wir haben diese Lagerung wiederholt Patienten angeboten, die aus einer Sedierung aufwachen. Die Patienten spüren dann deutlich ihre Grenzen, wenn sie anfangen, sich zu bewegen; außerdem bieten die Decken eine Art „beschützendes Nest", in dem die Patienten sich wohl fühlen. Nach dem Waschen und Betten haben uns Patienten häufig darum gebeten, diese Decken wieder in ihr Bett zu legen, weil dies „ein so angenehmes Gefühl gibt". Wenn die Patienten ganz wach sind, lehnen sie diese Lagerung ab, sie brauchen sie dann nicht mehr. Andere wache Patienten wünschen sich diese Lagerung, damit ihr Wohlbefinden und Sicherheitsgefühl in dem freistehenden Bett gewahrt bleiben.

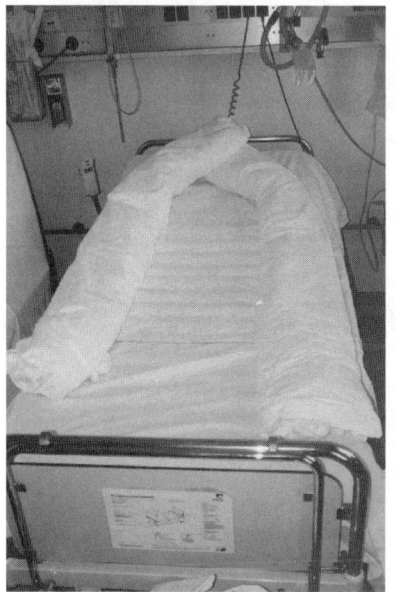
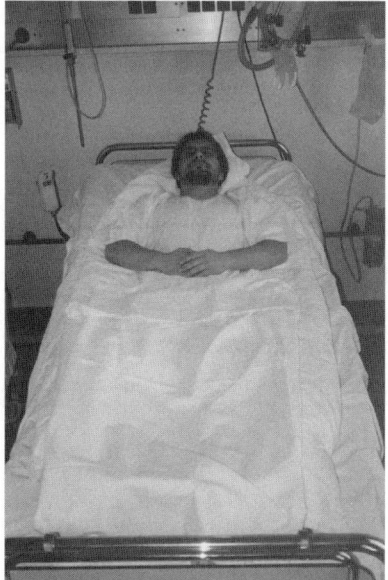

Abb. 2.28: Umgrenzende Lagerung.
a) Anordnung der Decken; b) Lagerung des Patienten

Normalerweise werden Patienten so gelagert, dass die Lungen gut belüftet sind und jeder Bereich allen therapeutischen Maßnahmen schnell verfügbar ist, d.h. die Patienten liegen auf dem Rücken, die Arme neben dem Körper, und die Beine liegen offen. Dies ist alles andere als eine normale Lagerung.

Wir versuchen, unsere Patienten normal zu lagern, indem wir sie ihre Lieblingsposition im Bett einnehmen lassen, bzw. indem wir die Lagerung der Körperform des Patienten anpassen. Wir schlagen die Beine der Patienten übereinander (Abb. 2.29), lagern sie in Embryonallage (Abb. 2.30), geben ihnen ein Schmusekissen oder richten sie auf, wenn es entsprechende Aktivitäten der Pflege (Abb. 2.31) oder der Besuch von Angehörigen erfordern.

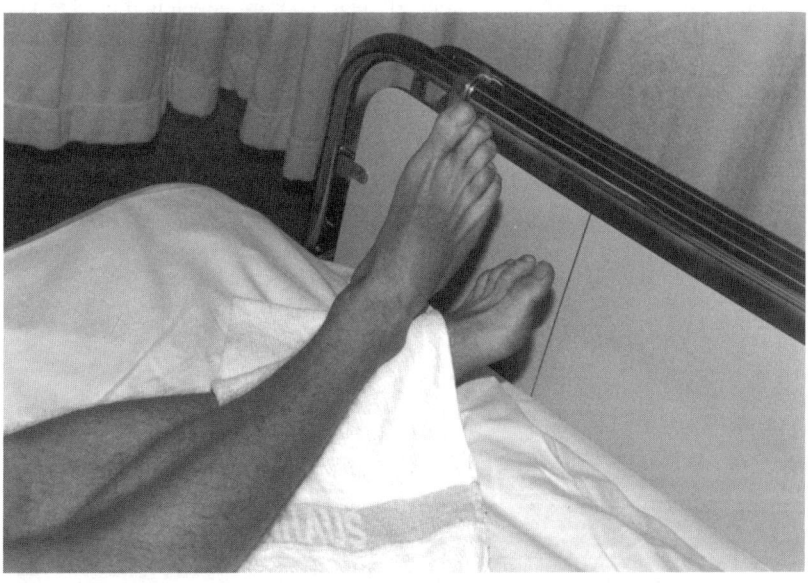

Abb. 2.29: Die Beine übereinander schlagen – spätestens nach 10 Minuten wechseln!

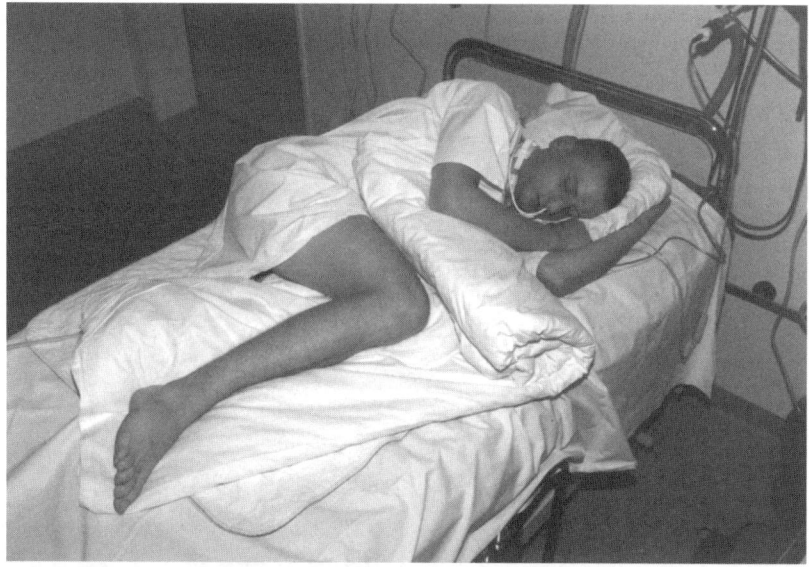

Abb. 2.30: Embryonallage zur Ruhephase

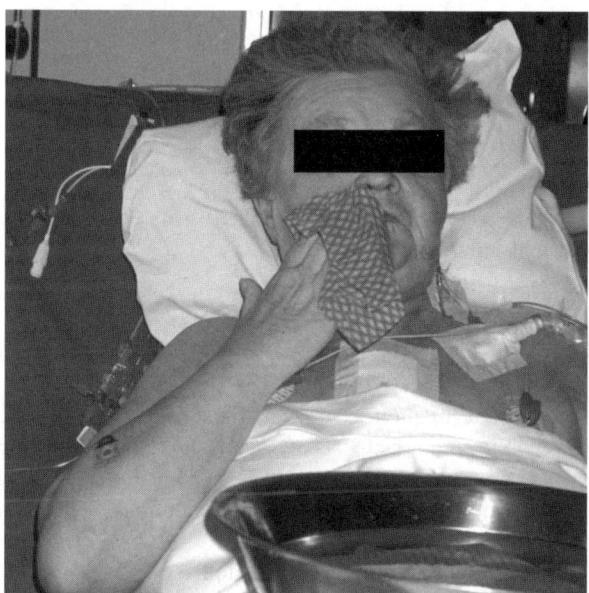

Abb. 2.31: Bei Aktivitäten, die sinngemäß eine aufrechte Position erfordern, ist eine entsprechende Lagerung zu wählen.

Die auf dem Rücken liegende Position macht passiv und schutzlos – auch dies konnten wir in der oben erwähnten Studie nachweisen. Daher legen wir häufig ein Kissen auf den Bauch der Patienten, und/oder wir legen ihm seine Hände auf den Bauch. Dies gibt ein Gefühl für Sicherheit und unterstützt gleichzeitig das Körperbewusstsein (Abb. 2.32).

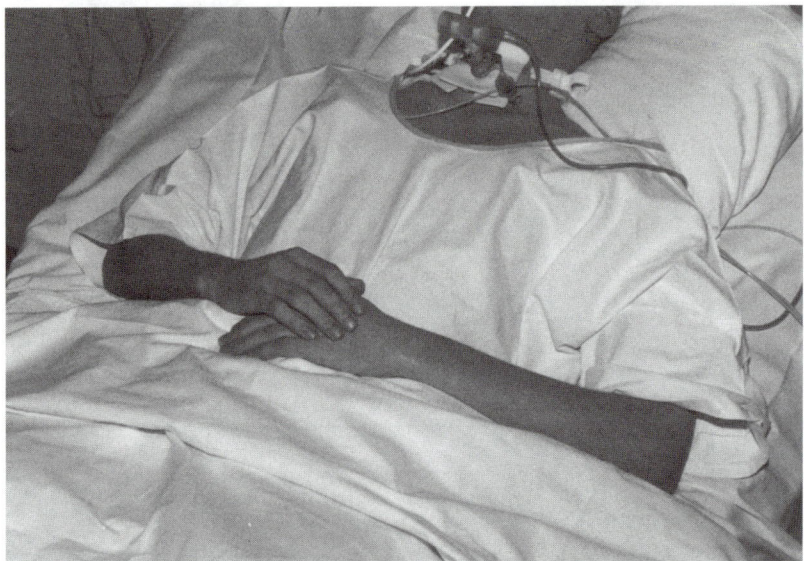

Abb. 2.32: Den Bauch spüren und sich schützen.

Nicht zuletzt provoziert eine „normale" Lagerung auch in uns die Haltung, mit diesen Patienten normal umzugehen.

2.6.5 Grenzen erfahren durch Gelkissen

Eine weit verbreitete Lagerungsmethode zur Dekubitusprophylaxe ist die Verwendung von Gelkissen. Sie eignen sich hervorragend zur Bewusstmachung der Körpergrenzen, indem sie nicht unter, sondern auf den Patienten gelegt werden. Diese Idee einer andersartigen Verwendung stammt übrigens von Ansgar Schürenberg.
Nach unseren Erfahrungen ist dies auch in der Aufwachphase oder als direkte therapeutische Handlung einmal pro Schicht für etwa zehn Minuten gut möglich.

Wenn ein Gelkissen auf dem Patienten liegt, vermittelt es durch seine Schwere und Anpassungsfähigkeit sehr genaue Informationen über die Körpergrenzen.

Das Gelkissen wird langsam auf den Patienten herabgelassen. Es wird von oben nacheinander jeweils einzeln auf die Beine gelegt oder auch abgerollt. Wenn es aufliegt, wird mit beiden Händen die Körperform durch mehrfaches, sanftes Andrücken nachmodelliert (Abb. 2.33 und 2.34). Die Füße werden ganz vom Gelkissen umschlossen. Dann wird das Gelkissen langsam wieder hochgehoben und erneut aufgelegt. Dies wird mehrmals wiederholt.

Es empfiehlt sich, das Gelkissen vorher in einen Kopfkissenbezug zu hüllen, da es recht kalt ist und manchmal auch als eklig-wabbelig empfunden wird, wenn es direkt aufliegt.

Liegt das Gelkissen auf dem Becken und dem unteren Bauch, ist der Patient in der Lage, seine Bauchdecke sehr genau zu spüren (Abb. 2.35). Das vermittelt Sicherheit, denn der Bauch ist ein stark emotional besetzter Bereich. Da der Patient meistens auf dem Rücken liegt, ist der Bauchbereich schutzlos jedem Zugriff ausgesetzt. Irgendwann spürt der Patient seinen Bauch nicht mehr und fühlt sich ausgeliefert.

Das Gelkissen vermindert diesen Eindruck, weil der Patient seine Grenzen kennen lernt und sich damit auch abgrenzen kann. Dies kann sprachlich unterstützt werden – zum Beispiel mit den Worten „Herr Müller, ich möchte Ihnen eine interessante Körpererfahrung anbieten, damit sie ihren Körper deutlicher spüren. Ich lege ihnen ganz behutsam ein Gelkissen auf den Bauch und mache ihnen damit den Leib erfahrbar. Sie achten dabei darauf, wie sich das anfühlt und gemeinsam gehen wir weiter vor."

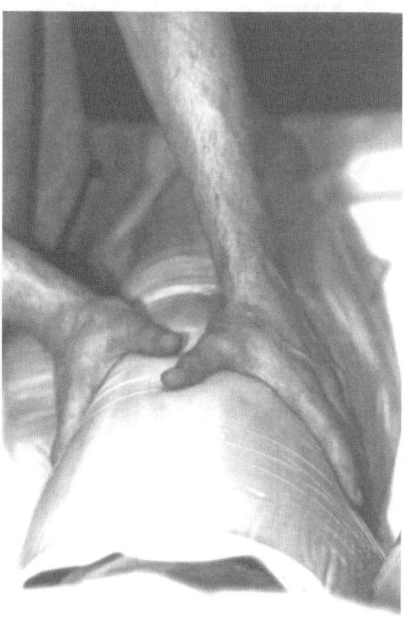

Wenn ein Patient dieses Angebot akzeptiert, empfiehlt es sich, das Gelkissen wiederholt von zentral nach peripher in entfaltender Art auf den Körper zu legen, die Arme können hierbei ebenfalls stimuliert werden. Das Stimulationstempo und die Wärme oder Kälte des Gelkissens können dabei bewusst genutzt und angeboten werden.

Abb. 2.33: Das Gelkissen wird auf den Oberschenkel gelegt und anmodelliert. Für das Foto wurde der Kopfkissenbezug weggelassen.

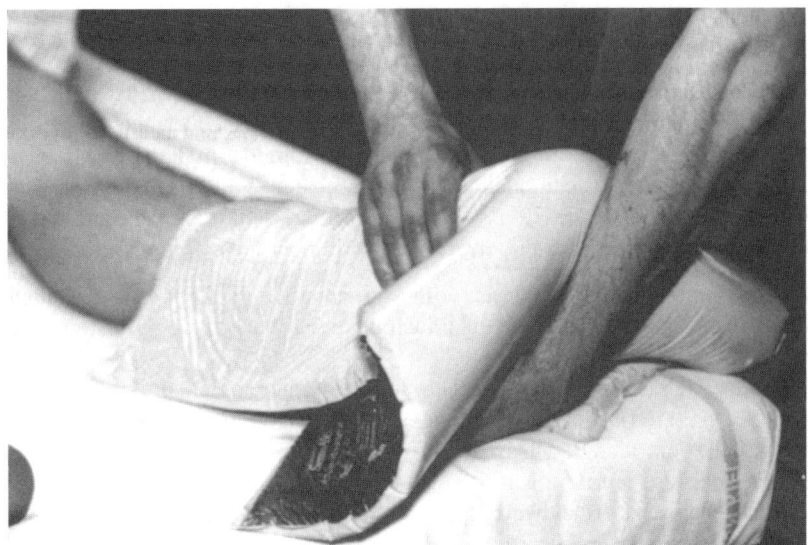

Abb. 2.34: Die Füße werden vom Gelkissen ganz umschlossen. Die Zehen werden dabei nicht abgeknickt! Für das Foto wurde der Kopfkissenbezug weggelassen.

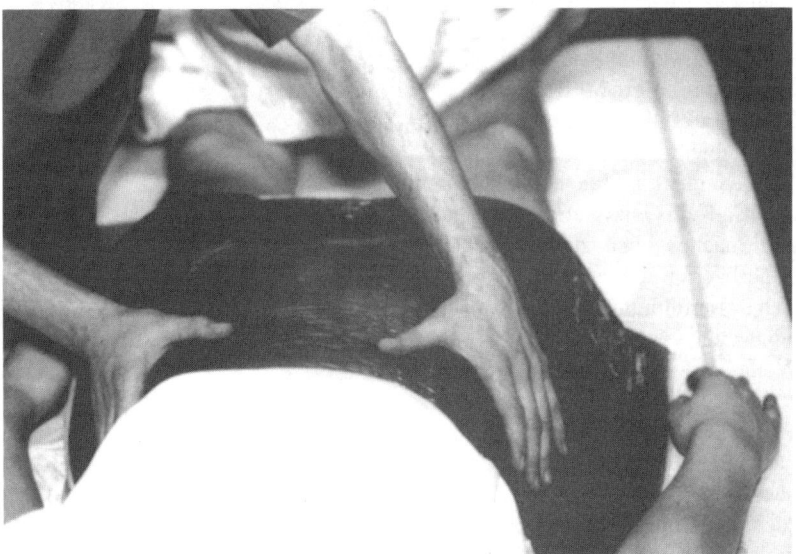

Abb. 2.35: Das Gelkissen kann auch auf das Becken gelegt werden. Für das Foto wurde der Kopfkissenbezug weggelassen.

Manche Patienten erschrecken ein wenig, wenn sie das Gelkissen zum ersten Mal spüren, finden es dann aber sehr angenehm. Besonders im Bauch- und Thoraxbereich muss auf die Reaktionen des Patienten geachtet werden, da einige das Gelkissen in diesem Bereich als erdrückend empfinden.

Interessanterweise konnten wir während des Auflegens bei den meisten Patienten eine Normalisierung des Blutdrucks und der Herzfrequenz beobachten. Das Gelkissen vermittelt eine klare, eindeutige Information und schafft ein beruhigend authentisches Körperbewusstsein. Dies ist gerade in der postoperativen Phase und in der Aufwachphase wichtig.

Wenn keine Gelkissen vorhanden sind, ist es auch möglich, große Röntgenschürzen oder mit Kirschkernen oder rohen Erbsen gefüllte Kopfkissenbezüge zu verwenden. Letztere ermöglichen gleichzeitig auch eine interessante Hörerfahrung, wenn das Kissen langsam auf dem Patienten bewegt wird.

2.6.6 Körperschwere erfahrbar machen

Bisher haben wir die Körpergrenzen erfahrbar gemacht. Das Gefühl für Kraft und Körperschwere gehört ebenfalls in den somatischen Bereich und lässt sich relativ einfach und sehr effektiv spürbar machen. Gerade polytraumatisierte und auch manche postoperative Patienten können nur schwer realisieren, dass sie körperlich geschwächt sind.

Wir erleben dies in solchen Situationen, in denen teilweise verwirrte Patienten unbedingt aufstehen wollen und energisch behaupten, sie hätten die Kraft dazu, obwohl sie nach unserem Wissen sofort zusammenbrechen würden. Das Letzte, woran sich diese Patienten erinnern können, ist die Zeit vor dem Unfall oder der Operation. Dann kommt ein Schnitt im Zeitkontinuum, und sie finden sich im Bett auf Station wieder. Die Tage oder Wochen dazwischen können sie nicht realisieren und versuchen natürlich aufzustehen.

Ein guter Weg, ihnen das Gefühl für Schwere wiederzugeben, besteht darin, ihre Arme und Beine in ein großes Handtuch zu legen und dieses hochzuheben (Abb. 2.36). Das Handtuch passt sich der Körperform optimal an und gibt durch den Druck genau das Gewicht der Extremität wieder. Hierbei ist es sinnvoll, die Bewegungen im Atemrhythmus des Patienten anzubieten; bei der Einatmung können der Arm oder das Bein leicht angehoben, bei der Ausatmung gesenkt werden. Wir haben es oft erlebt, dass diese Patienten in diesem Augenblick staunten und erleben konnten, dass sie schwach waren. Berücksichtigen Sie dabei eine gute, eigene Körperposition und stützen Sie sich evtl. mit dem Knie auf der Bettkante ab.

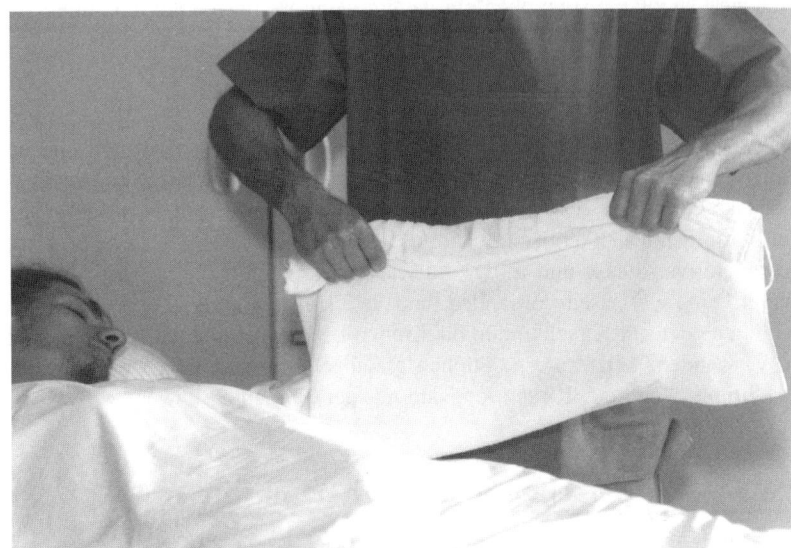

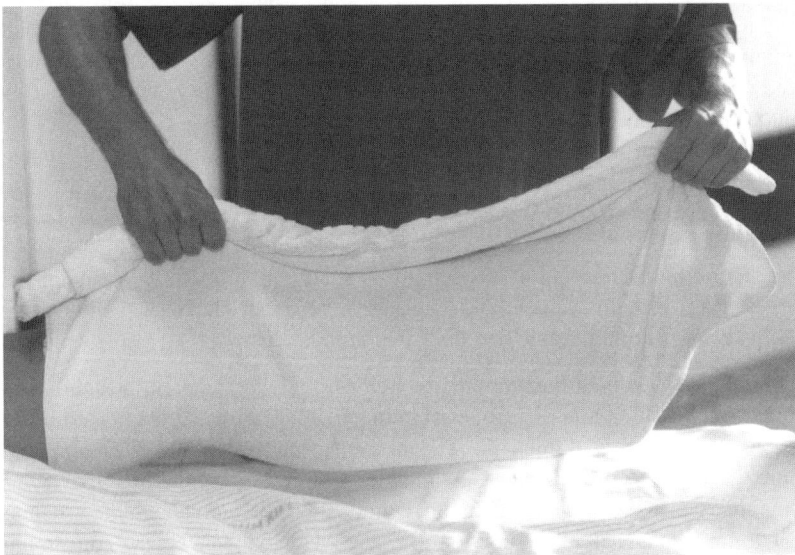

Abb. 2.36 Das Handtuch als Mittel, um dem Patienten das Gefühl der Schwere zu vermitteln.
a) Der Arm liegt im Handtuch. b) Das Bein liegt im Handtuch.

Wir achten bei diesem Angebot darauf, dass auch die Finger, bzw. Zehen von dem Handtuch umschlossen werden, damit die Körpergrenzen deutlich werden. Ebenso achten wir auf einschnürende Falten. Wenn das Bein oder der Arm Ihnen zu schwer werden, so kann das Handtuch ein wenig aufgerollt und die Hebelwirkung verkürzt werden.

Dieses Angebot bietet sich auch bei stark bewusstseinsgestörten Patienten an, wenn der Arm oder das Bein im Atemrhythmus des Patienten hin- und herbewegt werden.

2.6.7   Weitere somatische Angebote

Es gibt natürlich noch zahlreiche weitere somatische Angebote, die wir hier aber nur erwähnen möchten. Es ist möglich, den Körper des Patienten zu föhnen und ihm so seine Körpergrenzen erfahrbar zu machen, dies vor allem bei berührungsempfindlichen Patienten. Bei diesen Patienten sind tupfende Berührungen und Waschungen prinzipiell besser geeignet, als reibende Berührungen.

Eine für den Intensivbereich ebenfalls ungewöhnliche, aber alltägliche somatische Stimulation ist das Tragen eigener Kleidung (Abb. 2.37). Wenn die Angehörigen für ausreichenden Wechsel sorgen können, ist die persönliche Kleidung natürlich vorzuziehen. Wir achten darauf, dass die Kleidung möglichst weit und rau ist, sie gibt dann eindeutigere Informationen als eng anliegende Sachen, wie zum Beispiel eine Leggins. Eine mögliche Alternative ist natürlich auch unsere Dienstkleidung, die unproblematisch verwendet werden kann. Wir konnten inkontinenten Patienten dadurch den Beckenbereich bewusst machen und auf diesem Wege ein Kontinenztraining anbieten!

Es ist natürlich auch möglich, bestimmte Körperbereiche gezielt somatisch zu stimulieren. So haben wir einmal bei einem jungen Mann nach einer Gasbrandinfektion nur einen Arm stimuliert, weil es dort nach der hyperbaren Sauerstofftherapie zu neurologischen Ausfällen gekommen war.

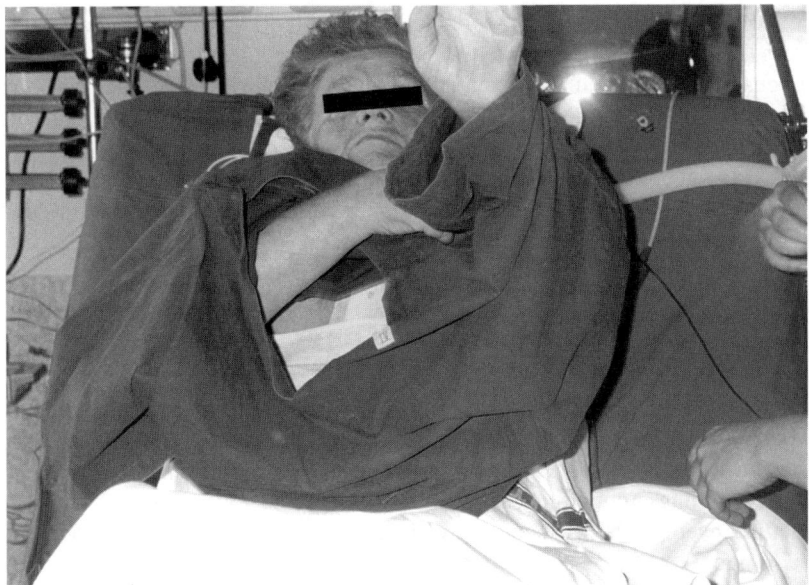

Abb. 2.37: Kleidung macht die Körpergrenzen bewusst

Wir wollten dem wachen und lernbegierigen Mann differenzierte, abwechslungsreiche Informationen anbieten und haben unter anderem den Arm gleichzeitig belebend mit kaltem und beruhigend mit warmen Wasser im Wechsel gewaschen. Dadurch konnte der Patient entgegen aller Erwartungen außerordentlich schnell rehabilitiert werden.

2.6.8   Spasmen

Spasmen versuchen wir als körperlichen Ausdruck eines Menschen zu sehen. Wir verstehen Spastizität auch als Suche nach Informationen und Sinneseindrücken, die sich der Körper nur auf diese Weise vermitteln kann. Bei lauten Geräuschen, bei einem zu schnellen Herantreten ans Bett können Patienten mit Angst oder Schrecken reagieren und in ihre Spastik verfallen.

So können wir die Beugespastik der Arme als ein Versuch verstehen, sich zu schützen oder die eigenen Grenzen zu suchen. Schon manche dieser spastischen Muster konnten wir lösen, indem wir diesen Patienten andere Informationen gegeben haben, z. B. in Form eines kleinen Kissens, das schützend auf den Thorax gelegt wurde. Das Spastikmuster ließ innerhalb weniger Minuten nach.

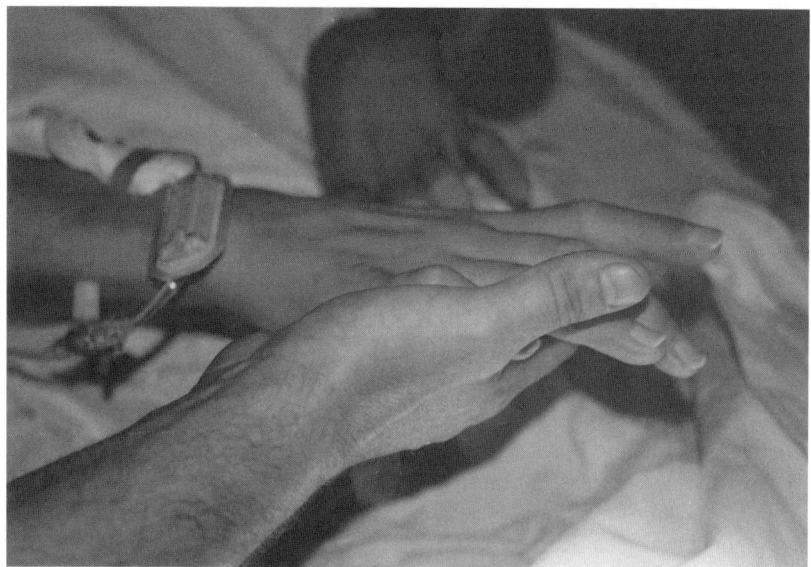

Abb. 2.38: Kommunikation über Spastik

Die basal stimulierende Pflege könnte je nach Patient in einem abwechslungs-
reichen Stimulationsangebot, wie beispielsweise diametralen Waschungen oder
Berührungen, bestehen.
Wir haben uns in den Angeboten, die wir an spastische und hemiplegische
Patienten gerichtet haben, gut mit den Ergo- und Physiotherapeuten unseres
Hauses ergänzen können.

2.7 Vestibuläre Stimulation

Das Angebot der vestibulären Stimulation zielt auf die Förderung des
Gleichgewichts, der Orientierung im Raum und der Wahrnehmung von
Beweglichkeit. Vestibulär wahrnehmbar sind lineare und kreisförmige Be-
schleunigungen und die statische Position des Kopfes. Die vestibuläre Wahrnehmung informiert uns über unsere Lage und Bewegung im Raum.

Der Gleichgewichtssinn kann sich genauso wie die somatische Wahrnehmung
an bestimmte Zustände gewöhnen (habituieren). Die Wahrnehmung wird dann
immer undifferenzierter, und es wird für den Betroffenen schwierig, seine

genaue Lage im Raum zu bestimmen. Dies geschieht mit Patienten, die in großen Abständen gelagert werden. Wenn ein Patient lange in einer Position verbleibt und er dann plötzlich vestibulär stimuliert wird, kann diese Stimulation verstärkt wahrgenommen werden, sodass Schwindel und Übelkeit entstehen.

Wie die Muskelkraft nachlassen kann, kann auch die vestibuläre Wahrnehmung verkümmern, daher müssen langsame Bewegungen angeboten werden.

2.7.1   Vestibuläre Stimulation zur Anbahnung

Wir bieten die vestibuläre Stimulation unter verschiedenen Zielsetzungen an. Zum einen bewegen wir den Kopf des Patienten zur Anbahnung von Lageveränderungen. Eine Lageveränderung im Raum bedeutet Beweglichkeit. Wenn wir einen bewusstseinsgestörten Patienten z. B. auf die Bettkante setzen wollen, erklären wir ihm, was wir vorhaben und beginnen mit leichten Bewegungen seines Kopfes (Abb. 2.39). Diese Bewegungen geben dem Patienten die Information, dass etwas geschieht, bereiten den Nervus vestibularis auf weitere Informationen vor und schützen so vor einer vestibulären Überforderung wie Schwindel.

Das vestibuläre Wahrnehmungssystem ist an die propriozeptive Wahrnehmung gekoppelt. So können Bewegungen und Lageveränderungen im Raum auch sehr gut durch geführte Kopfbewegungen angeboten werden. Der Sinnzusammenhang zwischen Bewegung und Veränderung wird dann noch deutlicher.

Während des Aufrichtens führen wir möglichst spiralförmige Bewegungen durch, um dem Patienten die Dreidimensionalität seines Körpers im Raum zu verdeutlichen, außerdem wird durch diese kinästhetische Bewegung eine größere Körperfläche stimuliert und dadurch die Sicherheit und Wahrnehmung des Patienten gefördert.

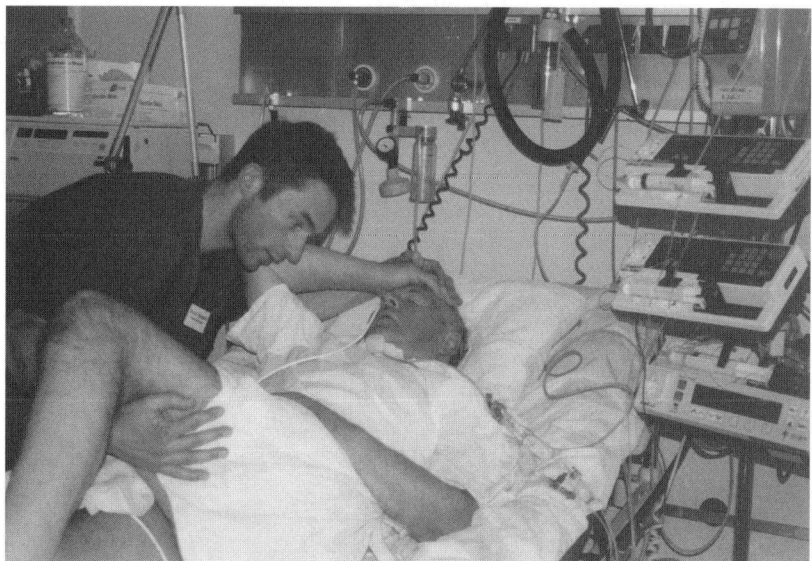

Abb. 2.39: Geführte vestibuläre Stimulation

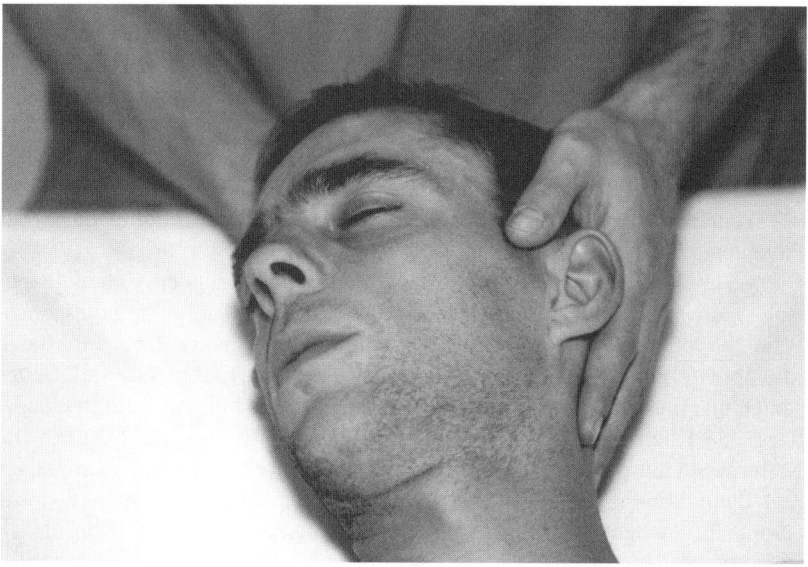

Abb. 2.40: Bewegungen des Kopfes mit den Händen bereiten das Aufrichten des Patienten vor.

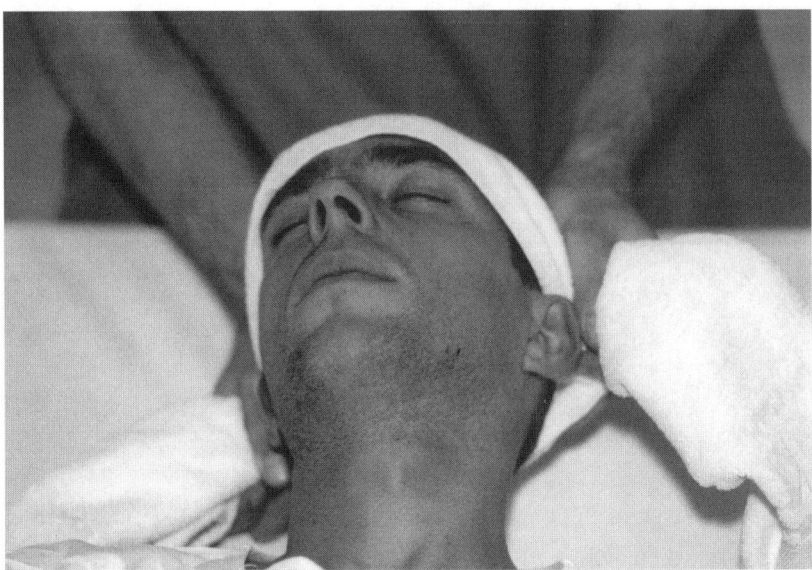

Abb. 2.41: Den Kopf im Handtuch bewegen

Das Handtuch wird zuerst unter den Kopf gelegt. Dann wird das obere Ende des Handtuches auf die Stirn gelegt, das untere Ende am Nacken fest angezogen, und beide Enden werden in Ohrenhöhe zusammengedreht, sodass der gesamte Kopf fest eingewickelt ist. Die Ohren bleiben frei.

Langsame Bewegungen wirken beruhigend, schnelle Bewegungen eher anregend. Entscheidend für die Wirkung sind hierbei Geschwindigkeit und Umfang der Pendelbewegung, persönliche Erfahrung und eine stabile Lage des Patienten.

Die vestibuläre Stimulation kann durch ihren entspannenden Charakter zur Anbahnung der Mundpflege angeboten werden. Gerade sehr angespannte Patienten pressen häufig die Kiefer aufeinander, sodass eine suffiziente Mundpflege nicht möglich ist. Wenn wir uns an das Kopfende des Bettes stellen und den Kopf fest in unsere Hände nehmen, können wir entspannende, wiegende Kopfbewegungen anbieten und gleichzeitig mit den Daumen die Kiefermuskulatur massieren. Selbst hartnäckige Patienten öffnen nach einiger Zeit ihren Mund. Wir brechen dann aber die vestibuläre Stimulation nicht abrupt ab, sondern schaffen einen sanften Übergang zu einer ebensolchen Mundpflege.

2.7.2   Direkte vestibuläre Stimulation

Natürlich lässt sich die vestibuläre Stimulation nicht nur zur Anbahnung einsetzen. So haben wir mehrfach bei apallischen Patienten ein atemsynchrones Bewegen des Kopfes durchgeführt und erstaunt feststellen müssen, dass diese Patienten eindeutig auf angenehme Reize von außen reagieren und sich sichtlich entspannen.

Atemsynchron heißt hier, dass der Kopf während einer Ein- und Ausatmung zu einer Seite und beim nächsten Atemzyklus zur anderen Seite gedreht wird. Dies ist auch sehr gut auf der Bettkante möglich und dient zum einen der Kommunikation und zum anderen auch dem Sich-in-Bewegung-erfahren und der Orientierung im Raum. Über positive Erfahrungen mit diesem Angebot möchten wir zur weiteren Vertiefung auf J. Rannegger (1997) und seine Kornfeldährenübung verweisen.

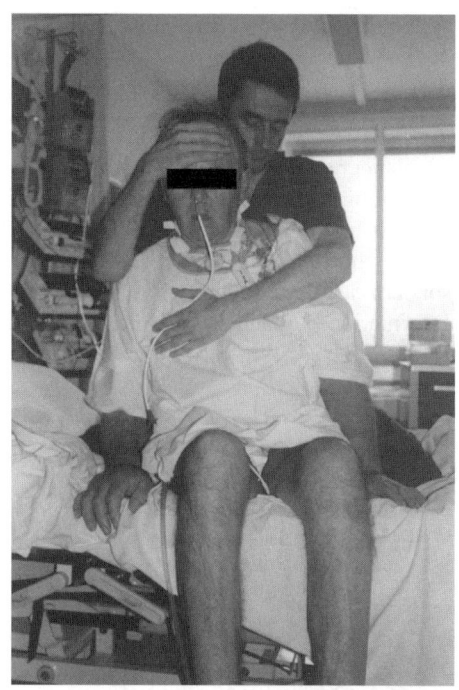

Abb. 2.42: Auf der Bettkante

Dieses atemsynchrone Angebot ist sehr gut für den Aufbau des Dialogs mit apallischen oder komatösen Patienten geeignet. Wir haben es oft erlebt, dass gerade diejenigen Patienten, die auf übliche Aufforderungen überhaupt nicht ansprachen, auf diese beruhigenden vestibulären Reize mit Aufmerksamkeit, Konzentration und Entspannung reagiert haben.

Der wiegende Charakter der vestibulären Stimulation erinnert natürlich an das frühe Wiegen im Kleinkindalter und wirkt stark beruhigend. Dies lässt sich beim Betten nutzen. Wenn wir den Patienten in die Seitenlage gebracht haben, können wir ihn sanft hin- und herwiegen.

Auf diesem Wege haben wir schon so manchen Patienten in den Schlaf geschaukelt oder konnten auch tachykarde Patienten beruhigen und ihre Herzfrequenz reduzieren.

2.7.3   Anregende vestibuläre Stimulation

Eine andere, eher belebende Form der vestibulären Anregung ist die schnelle Bewegung in der vertikalen Ebene. Hierbei wird das Fußgelenk des Patienten umfasst und der Fuß mit dem gesamten Bein in Fuß-Kopf-Richtung schnell und rhythmisch hin- und herbewegt. Wir bewegen dabei nicht das Fußgelenk, sondern das Bein, indem wir den Fußballen fest umfassen. Diese vestibulären Informationen machen Patienten wach, außerdem spüren sie sehr gut ihre Körpergrenzen. Wir verwenden dieses Angebot auch vor der Mobilisierung.

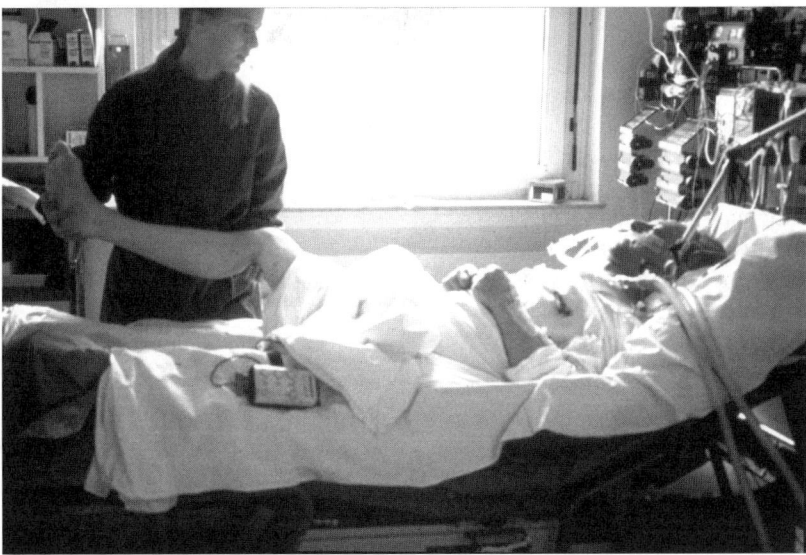

Abb. 2.43: Anregende vestibuläre Stimulation

2.8 Vibratorische Stimulation ⎯⎯⎯⎯⎯⎯

Ziel der vibratorischen Wahrnehmung ist die Erfahrung von Körpertiefe und -fülle und innerer Stabilität. Im Alltag sind vibratorische Pflegemaßnahmen sehr ungewöhnlich, wenn wir von der Pneumonieprophylaxe mit dem Vibrator absehen.

Prinzipiell wirken Vibrationen an den Muskeln eher lokal (Abb. 2.44), weil die weichen Muskeln die Mehrzahl der Vibrationen abfangen.

Wir können die Stärke der Vibrationen mit unserer freien Hand kontrollieren und selbst wahrnehmen, wie weit das Angebot zu spüren ist. Auch hier ist es so, dass die Wahrnehmung von Vibration individuell unterschiedlich sein kann. Wir achten auch auf eine mögliche Spastizität, wenn wir die Muskeln der Patienten vibrieren lassen.

Vibrationen an den Röhrenknochen wirken eher systemisch, die harten Knochen leiten die Vibrationen im Skelett weiter und sind tiefer zu spüren (Abb. 2.45).

Die physiologische Wahrnehmung von Vibrationen geschieht von peripher nach zentral, d.h. das Vibrieren beim Herannahen eines Zuges zum Beispiel wird zuerst über die Fußsohlen gespürt. Für viele Patienten ist dies die richtige Vorgehensweise, da zentrale Vibrationen zu Beginn als zu heftig empfunden werden. Das bedeutet, dass die Reihenfolge der klassischen vibratorischen Stimulation ist: Fersen, Hüfte, Becken, Ellenbogen, Thorax. Eine gute, alternative Vorgehensweise kann aber auch darin bestehen, zuerst die Hand des Patienten auf die eigene Brust (der Pflegenden) zu legen, um über die Stimme (die Information über das weitere Vorgehen) eine natürliche Vibration erfahrbar zu machen. Danach kann in die Hand das Vibrationsgerät gelegt werden, um einen Wechsel und die elektrische Vibration an sich erfahrbar zu machen. Wenn der Patient interessiert aufmerksam ist, kann bei den Füßen weitergemacht werden. Ein elektrischer Rasierer wird auch normalerweise zuerst von der Hand gespürt und dann erst zentral. Aber auch hier ist die Ausdehnung der Wahrnehmungsfähigkeit entscheidend. Wenn ein Patient Vibrationen an der Hand gar nicht spüren kann, ist es auch nicht sinnvoll, dort zu beginnen.

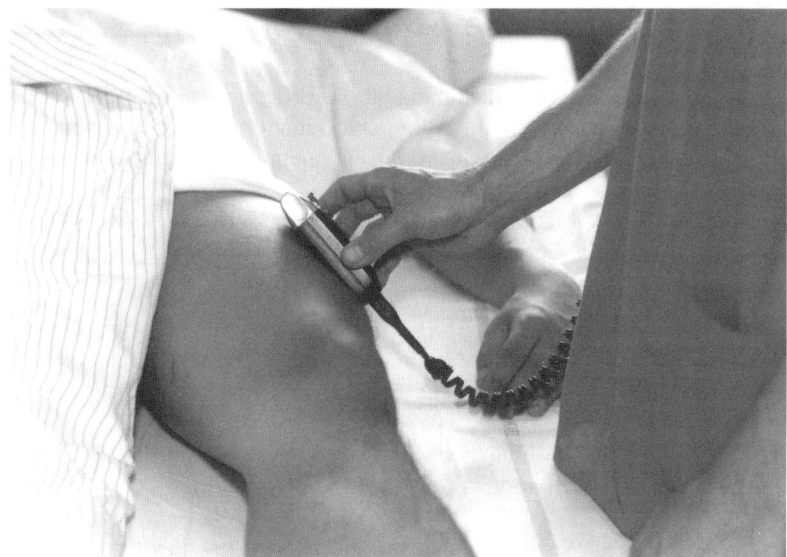

Abb. 2.44: Vibrationen am Muskel – hier am Oberschenkel – lösen eher lokale Empfindungen aus. Achten Sie bei Verwendung eines Rasierers auf mögliche Verunsicherung

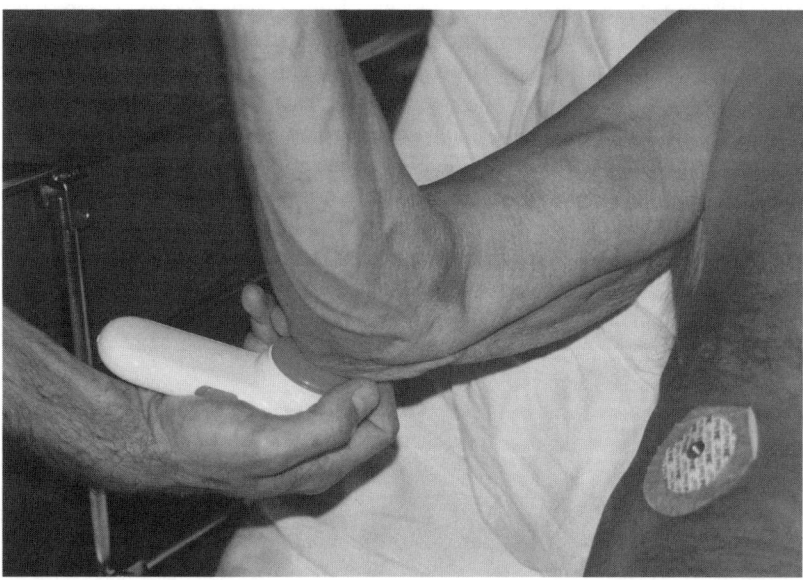

Abb. 2.45: Vibrationen am Knochen – hier am Ellenbogen – leiten Vibrationen weiter.

Vibrationen können durch verschiedene Medien erfahrbar gemacht werden: Da ist einmal die eigene Stimme, durch die die Patienten beispielsweise ihre Hände spüren können, wenn Sie diese auf Ihren Brustkorb legen – Männer haben hier einen gewissen Vorteil.

Wir können aber auch Vibrationen mit einer großen Stimmgabel auslösen, wie sie in der Hals-Nasen-Ohrenheilkunde oder in der Neurologie gebräuchlich sind. Diese Vibrationsmedien zeichnen sich durch eine sich ändernde Amplitude aus. Eine kontinuierliche Leistung wird von elektrischen Geräten abgegeben. Am besten eignen sich elektrische Vibratoren wie Rasierer, elektrische Zahnbürsten oder klassische Massagegeräte. Hier sind Geräte mit Akku besser als solche mit Kabel, da sie eine größere Beweglichkeit zulassen. Manche Vibrationsgeräte sind sehr handlich, haben aber den Nachteil, dass sie einfach zu stark schwingen. Hier kann auf einfache Weise Abhilfe geschaffen werden, indem das Gerät z. B. mit einem Waschlappen abgepolstert wird. Vielen Pflegenden hilft dies auch, wenn sie die Vibrationen als zu heftig empfinden. Achten Sie dabei immer auf den Sinnzusammenhang und mögliche Missverständnisse. Bei dem Gebrauch eines Rasieres erklingt meistens ein signifikantes Geräusch: wenn Sie einem Patienten mit einem Rasierer eine vibratorische Erfahrung an den Füßen oder Beinen ermöglichen, achten Sie darauf, dass er dies nicht falsch versteht!

2.8.1 Stampfen und Klopfen

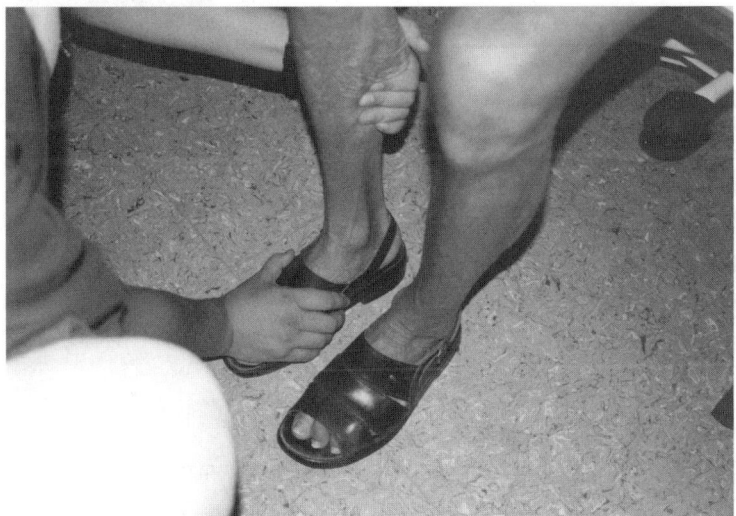

Abb. 2.46: Vibratorische Erfahrung der Körpertiefe durch das Stampfen mit den Füßen

Eine sehr einfache Art, dem Patienten die Möglichkeit zu geben, sich durch vibratorische Anregung zu spüren, ist das Stampfen und Klopfen. Es bedeutet nichts anderes als die starke Erschütterung des Skeletts. Bei einem mobilisierten Patienten kann mit den Füßen auf den Boden gestampft werden, um die Beine zu spüren (Abb. 2.46), oder mit den Ellenbogen auf den Nachtschrank geklopft werden, um die Arme zu spüren. Auch das „Abklopfen" des Rückens bekommt hier eine neue Bedeutung.

2.8.2   Vibrationen zur Mobilisierung

Vibrationen können unterschiedlich erfahrbar gemacht werden. Wir haben zum Beispiel einen älteren, adipösen Patienten betreut, der nach längerer Beatmung und Sedierung mobilisiert werden sollte. Der Patient half dabei nicht mit und stellte große Anforderungen an unser kinästhetisches Wissen. Bei der nächsten Mobilisierung haben wir vorher mit einem Vibrator die Matratze des Patienten vibrieren lassen (Abb. 2.47). Die Schaumstoffmatratze leitete die Vibrationen weiter und ließ den Patienten seine aufliegenden Hautpartien spüren. In der Regel löst diese Empfindung ein belebendes Kribbeln aus, so auch bei diesem Patienten, der sogleich seine Beine bewegte.

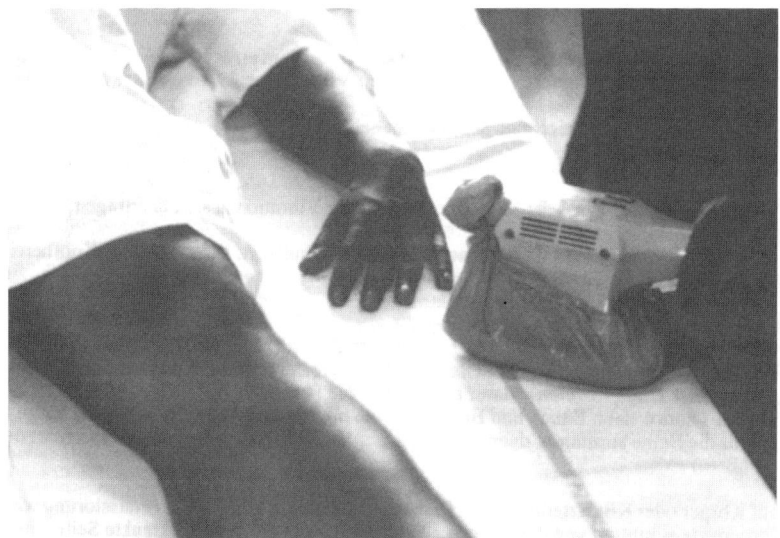

Abb. 2.47: Bei normalen Matratzen wird Vibration nahezu auf der gesamten Fläche wahrgenommen.

Am nächsten Tag wiederholten wir dieses Angebot, stimulierten aber darüber hinaus auch seine Beine direkt mit einem Batterievibrationsgerät. Die Mobilisierung vollzog sich – nahezu – mühelos.

Bei Wechseldruckmatratzen leiten nur die berührten Matratzensegmente die Vibrationen weiter.

2.8.3 Vibrationen fördern das Körpergefühl

Bei einer Patientin mit Hirninfarkt und Halbseitensymptomatik, deren erkrankte Körperhälfte gelähmt und gefühllos war, haben wir am zweiten Tag begonnen, zuerst das gesunde Bein vom Hüftgelenk ausgehend bis zu den Füßen zu stimulieren.
Der Vibrator wurde dabei zunächst am Trochanter major angesetzt, dann am Schienbein und schließlich am Fußrücken, damit die Patientin ihr Bein als Ganzes spüren konnte. Danach haben wir den Vibrator über die Muskeln zurück zur Hüfte geführt und wechselten zur betroffenen Seite, um auch hier erst die Knochen und dann die Muskeln erfahrbar zu machen. Schon beim ersten Mal sagte die Patientin, dass sie plötzlich ihr Bein bis zu den Knien spüren könne, und nach weiteren drei Tagen vibratorischer Stimulation war sie in der Lage, ihr Bein bis zu den Zehenspitzen wahrzunehmen.

Ähnliche positive Erfahrungen haben wir auch bei Patienten mit Mediainfarkt gemacht, die große Schwierigkeiten hatten, alleine zu gehen oder sich im Bett selbstständig zu drehen. Auch bei diesen Patienten war nach vibratorischer Stimulation eine deutliche Besserung festzustellen. Sie konnten sich „plötzlich" deutlicher spüren und sich überraschend schnell selbst bewegen, denn bei hemiplegischen Patienten ist die Vibrationswahrnehmung oft noch erhalten.

Bei einigen Patienten war während der vibratorischen Stimulation eine Steigerung des Hirndrucks zu beobachten. Wir raten deshalb bei entsprechenden Patienten zur Vorsicht.

2.8.4 Vibrationen für das Kontinenztraining

In diesem Fallbeispiel geht es um einen älteren Patienten, der nur zur Überwachung auf Station war. Er war herzinsuffizient, hatte einen Diabetes mellitus, eine motorische Aphasie und war zudem beidseitig oberschenkelamputiert. Dieser Patient urinierte häufig ins Bett, hatte keinen Dauerkatheter und sollte dennoch keinen erhalten. Nach dem zweiten Wechseln der Bettwäsche fragten wir ihn, ob er seine Blase überhaupt spüren könne. Der Patient schüttelte den Kopf. Berührungen konnte er nur bis zum Bauchnabel wahrnehmen, der Bereich darunter war für ihn nicht spürbar. Wir ließen ihn seinen Bauchraum und auch das Becken durch Vibrationen fühlen, worauf er erstaunt aufblickte und nunmehr sein Becken und – was uns wichtig war – seine Blase spüren konnte (Abb. 2.48). Wir erklärten ihm daraufhin den kleinen Vibrator und seine Funktion, damit er nun selbst kontrollieren konnte, ob die Blase entleert werden musste. Dies tat er auch und war mit einer Ausnahme von diesem Zeitpunkt an kontinent.

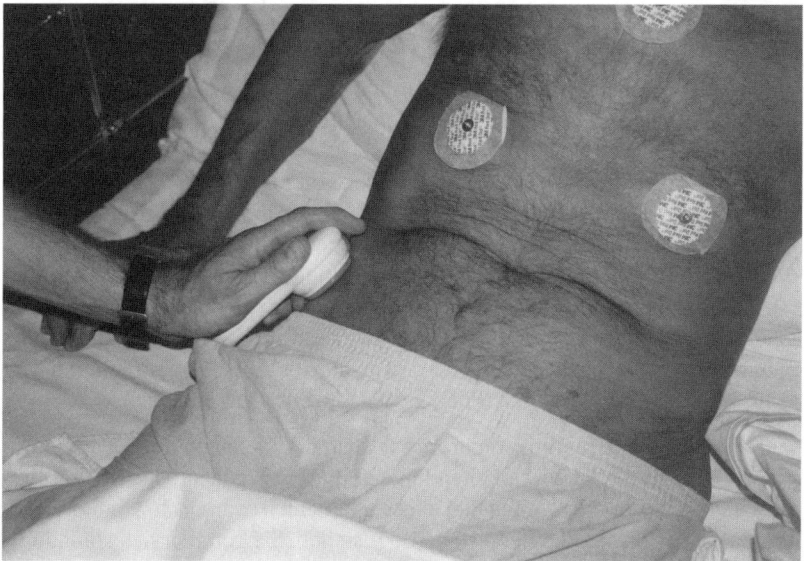

Abb. 2.48: Vibrationen sind ausgezeichnet geeignet, um den Beckenbereich wahrnehmbar zu machen. Der Vibrator kann dabei auf dem Darmbeinkamm angesetzt werden. Vibrationen, die am Kreuzbein ausgelöst werden, sind direkt im Schließmuskel spürbar.

2.8.5   Vibrationen für das Entwöhnen vom Beatmungsgerät

Ein Patient, der aus der Sedierung aufwachte und von SIMV-Beatmung auf CPAP-Beatmung umgestellt wurde, hyperventilierte ständig, und das Weaning, d.h. das Entwöhnen vom Beatmungsgerät, gestaltete sich problematisch. Nach einem Gespräch mit dem Patienten wurde deutlich, dass er sich seiner selbstbestimmten Atmung gar nicht bewusst war, sondern vielmehr dachte, er würde einfach nur in hoher Frequenz beatmet und wurde darüber leicht panisch. Wir ließen ihn seinen Thorax spüren, indem wir den Vibrator im Rhythmus seines Atems ansetzten (Abb. 2.49). Durch die zusätzliche vibratorische Wahrnehmung wurde ihm seine Atmung bewusst, und er konnte im CPAP-Modus vom Respirator entwöhnt werden.

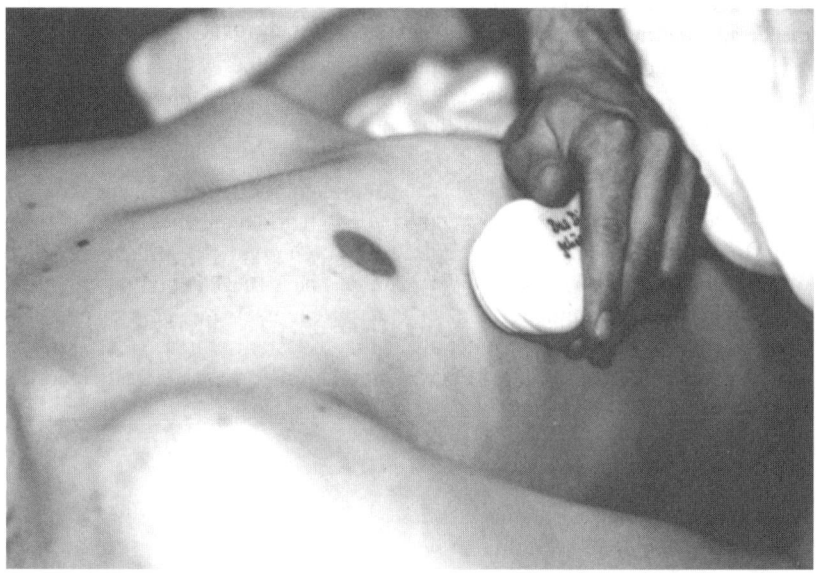

Abb. 2.49: Vibrationen am Thorax machen die eigene Atmung bewusst.

2.9 Orale Stimulation

Die orale Stimulation dient in erster Linie dazu, dem Patienten Informationen über sich selbst und seine Umwelt, Befriedigung und Lusterlebnisse zu vermitteln und erfahrbar zu machen.

Die der oralen Wahrnehmung kommen verschiedenste Qualitäten zum Tragen: Geschmack, Geruch, Temperatur, Menge, Oberfläche, Lage und Konsistenz der aufgenommenen Nahrung.

Der Mundbereich ist eine äußerst sensible Zone. Die Zunge zum Beispiel hat im ganzen Körper die größte Dichte an sensiblen Rezeptoren. Gleichzeitig ist dieser Bereich sehr intim, und wir legen in der Regel großen Wert darauf, ihn zu schützen, da Manipulationen – denken Sie an Ihren letzten Zahnarztbesuch

– schnell das Gefühl von Ohnmacht und Hilflosigkeit in uns hervorrufen können. Wir arbeiten also langsam, eindeutig und für den Patienten nachvollziehbar, um Gefühle der Hilflosigkeit zu vermeiden. Andererseits gibt uns dieser Bereich eine große sinnliche Befriedigung, und wir verknüpfen mit einem leckeren Essen viele positive Erfahrungen. Wir nutzen daher Gewohnheiten der Patienten, um frühere Erinnerungen und damit verknüpfte Fähigkeiten mobilisieren zu können.

Prinzipiell behindern nasale Sonden das Geruchsvermögen, ebenso können orale Sonden und Tuben die Wahrnehmung im Mundbereich stark beeinträchtigen oder sogar stören. Bienstein und Fröhlich empfehlen bei längerer Verweildauer einer nasalen Sonde, diese durch eine PEG zu ersetzen (Bienstein, Fröhlich 1994).

Früher haben wir die orale Stimulation mit der Mundpflege verbunden, da wir bemerkt hatten, dass selbst angespannte Patienten durch die angenehmen Reize den Mund öffneten und eine Mundpflege dadurch deutlich einfacher möglich war. Später mussten wir allerdings feststellen, dass viele Patienten durch die zusätzlichen unangenehmen Reize der Mundpflege überfordert waren und dass dadurch die Wirkung der Stimulation in Frage gestellt wurde. Heute können wir zwischen unterschiedlichen oralen Stimulationsformen unterscheiden:

• Stimulation
• Mundpflege
• Nahrungsaufnahme.

In allen drei Formen wird zunächst der Patient informiert, ihm sein Mundbereich von außen spürbar und dann weiter erfahrbar gemacht.

2.9.1   Stimulation

Die Stimulation dient der Bewusstmachung des oralen Bereiches, zum Beispiel dem Spüren des Mundraumes oder auch dem Erfahren einzelner Wahrnehmungsqualitäten. Zum Beispiel kann die Qualität Temperatur durch warme und kalte Flüssigkeiten, Geschmack mit süßen und sauren Flüssigkeiten oder auch die Lage durch unterschiedliche Positionierung der Flüssigkeiten gezielt erfahrbar gemacht werden. Bei der Stimulation sollte die Vorgehensweise immer gleich bleiben, damit die Konzentration hauptsächlich auf die unterschiedlichen Qualitäten gelenkt und nicht durch ein anderes Prozedere gestört wird. In den genannten Beispielen ist das Medium eine Flüssigkeit gleicher Konsistenz und Menge, nur die anderen Qualitäten ändern sich. Die direkte Stimulation bietet sich bei Patienten an, deren orale Wahrnehmung und/oder Vigilanz stark gestört ist .

Den Mundbereich bewusst machen

Wir beginnen bei einem Patienten nicht mit der direkten oralen Stimulation, sondern machen ihm erst einmal seinen Mundbereich bewusst, indem wir zum Beispiel mit den Händen von den Wangen aus zu den Lippen streichen (Abb. 2.50).

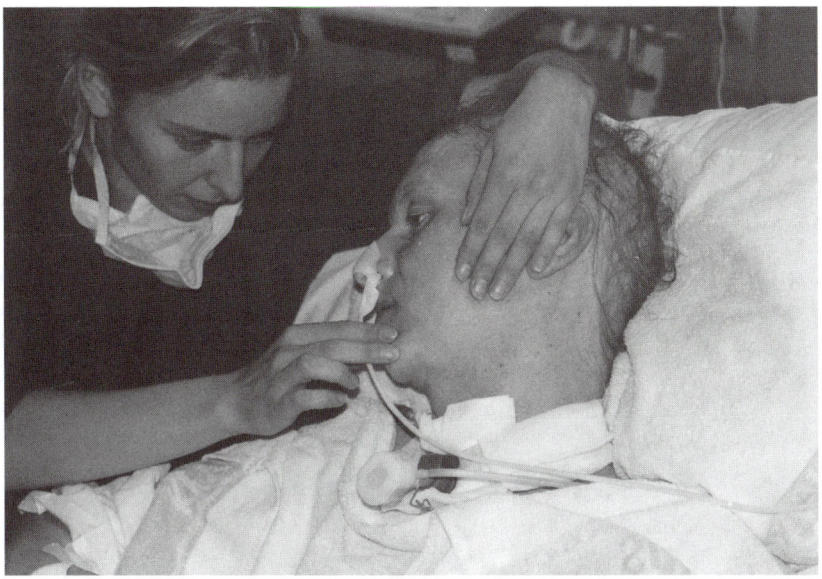

Abb. 2.50: Hier, das ist dein/ihr Mundbereich.

Dies ist auch mit Tupfern oder einem Waschlappen möglich. Auch im Mundbereich ist es so, dass immobile Patienten diesen Bereich „vergessen" und der Aufforderung, den Mund zu öffnen, gar nicht folgen können, weil sie den Mund in ihrem gestörten Körpergefühl nicht so schnell finden können. Wir führen den Patienten also erst einmal zu seinem oralen Bereich hin.

Wenn Patienten die Lippen zusammenpressen, bieten wir – wie oben beschrieben – zunächst eine entspannende vestibuläre Stimulation mit einer Massage der Kiefermuskulatur an. Manchmal arbeiten wir hier aber auch ganz einfach, klar und eindeutig. Wir halten den Kontakt zum Mundbereich aufrecht, indem wir diesen Bereich ständig berühren, auch wenn wir Tupfer wechseln o. Ä... und haben damit sehr gute Erfahrungen gemacht.

Den Patienten locken

Eine andere Möglichkeit der Stimulation besteht darin, verwirrte oder stark bewusstseinsgestörte Patienten mit einem angenehmen, wenn möglich bekannten Geruch oder Geschmack zu locken, damit der Patient wahrnimmt, dass er gemeint ist. Wir bieten unterschiedliche Medien an: Säfte, Cola light®, Clausthaler®, Eis, sauren Gurkensaft, Honig oder Marmelade. Wenn wir etwas Neues anbieten, versuchen wir, die Substanz auf die Zunge zu applizieren und warten erst einmal ab, wie der Patient reagiert.

Sollten wir einen interessanten Geruch verwendet haben, wird der Patient neugierig werden, von alleine den Mund öffnen und mehr schmecken wollen.

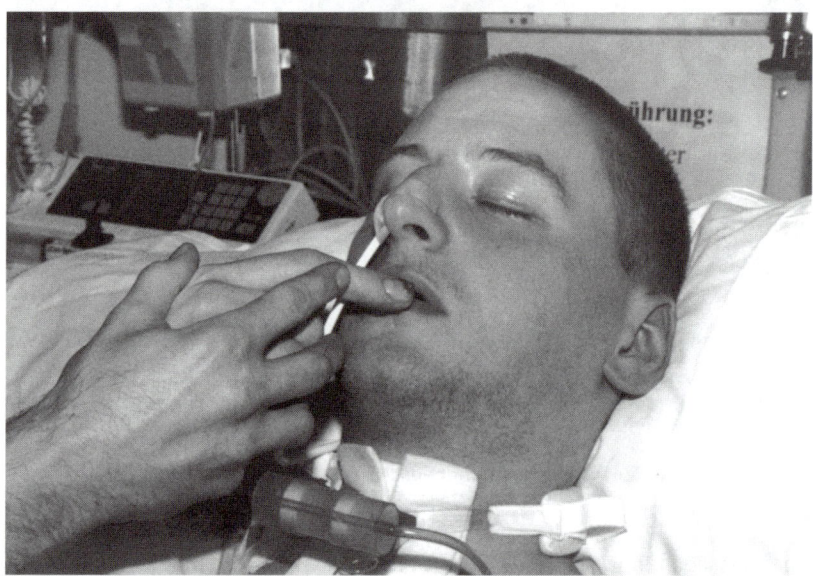

Abb. 2.51: Den Patienten mit etwas Angenehmen locken

Eine interessante Konsistenz

Neben dem Geschmack lässt sich auch die Konsistenz zum interessanten Wahrnehmungsobjekt machen. Es gibt mittlerweile viele Produkte zum Andicken von Flüssigkeiten, die Patienten mit Schluckstörungen sehr entgegenkommen. Eine interessante Erfahrung kann aber auch ein kleiner Paprikachip in der Wangentasche sein.

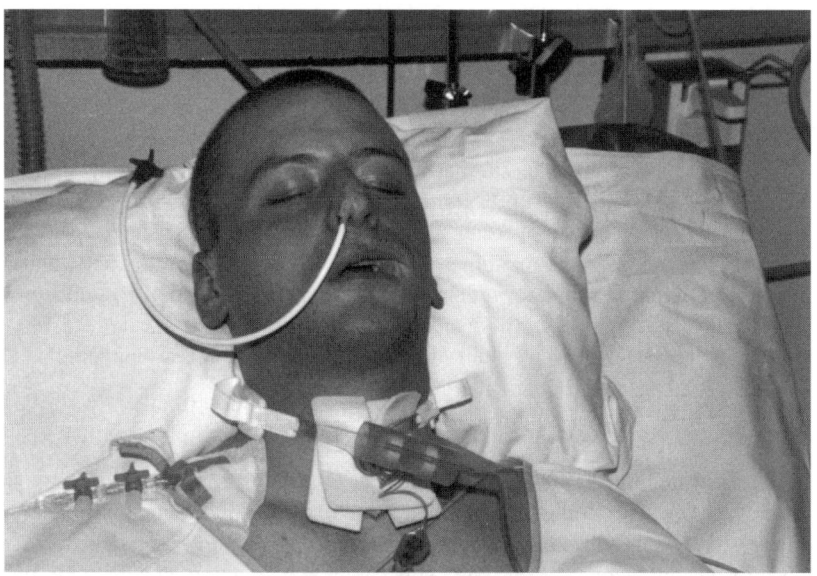

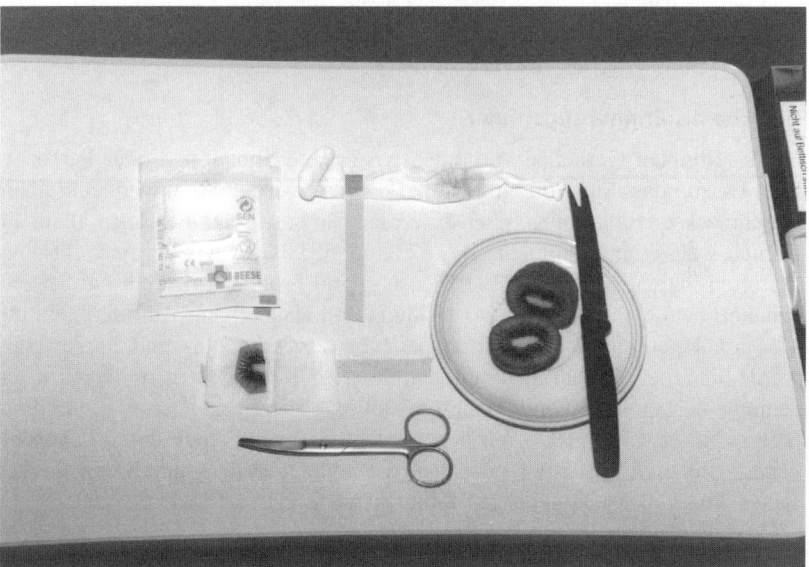

Abb. 2.52: a) und b): Wir basteln ein Lunchpaket – alternativ mit tg-Schlauch

Neben dem intensiven Geschmack lockt er die Zunge, dort hinzuspüren, außerdem besteht kaum Aspirationsgefahr, da der Chip sich relativ schnell auflöst. Brausepulver kann durch belebendes Prickeln auf der Zunge einen ähnlichen Effekt auslösen. Ein weiteres Angebot kann darin bestehen, kleine Nahrungsstücke – Apfel, Käse, Gummibärchen – in einen entfalteten Mulltupfer zu wickeln, diesen feucht zu machen und ebenfalls in die Wangentasche einzubringen, wobei der Tupfer mit einem Pflasterstreifen gesichert wird. Die genannten Lebensmittel werden natürlich nur in sehr geringen Mengen verwendet (Abb. 2.52). Abhängig vom Wachheitszustand des Patienten können wir Aspirationen vermeiden, indem wir bei dem Patienten bleiben und ihn in eine Position bringen, in der der Mund tiefer gelegen ist, als der Rachens, damit Speisen oder Flüssigkeiten nicht in den Rachen fließen können.

So ein Tupfer kann 10–20 Minuten in der Mundhöhle verbleiben. Es dauert eine Weile, bis der Geschmack durch den Speichel im Mund verteilt wird.

Wir teilen hier die Erfahrung von Christel Bienstein, die in einem Seminar sagte: „Eine wache Zunge macht einen wachen Geist." Patienten, die oral eine interessante Wahrnehmung erfahren und mit der Zunge aktiv werden, werden auch insgesamt wacher. Wenn Sie beim Zahnarzt waren und eine neue Füllung bekommen haben, kennen Sie es, dass Sie den ganzen Tag mit der Zunge dorthin fühlen, um dieses Neue zu erkunden und sich daran zu gewöhnen. Es hält Sie aktiv.

Gerüche als Erinnerungsträger

Mit bestimmten Gerüchen verbinden wir erlebte Situationen oder Personen. Das Essen, das Sie von zu Hause kennen, wird eine unverwechselbare Geschmacksqualität haben; ebenso werden Sie bestimmte Personen allein am Geruch wahrnehmen können. Diese Fähigkeit können wir bei bewusstseinsgestörten Patienten nutzen. Von Bienstein und Fröhlich wird ein Fallbeispiel genannt, bei dem einem komatöser Mann und ehemaligem Autofreak ein mit Motorenöl getränkter Werkstattlappen vor der Nase hin- und hergewedelt wurde und der Patient deutlich darauf reagiert hat. Ebenso reagierte ein somnolenter Patient hämodynamisch auf das getragene Hemd seiner Frau (Bienstein, Fröhlich 1994) Wir haben erlebt, dass ein Patient durch Lavendelgeruch plötzlich einschlief oder sich ein anderer Patient durch den Geruch seines Kuschelkissens geborgen fühlte (Abb. 2.53).

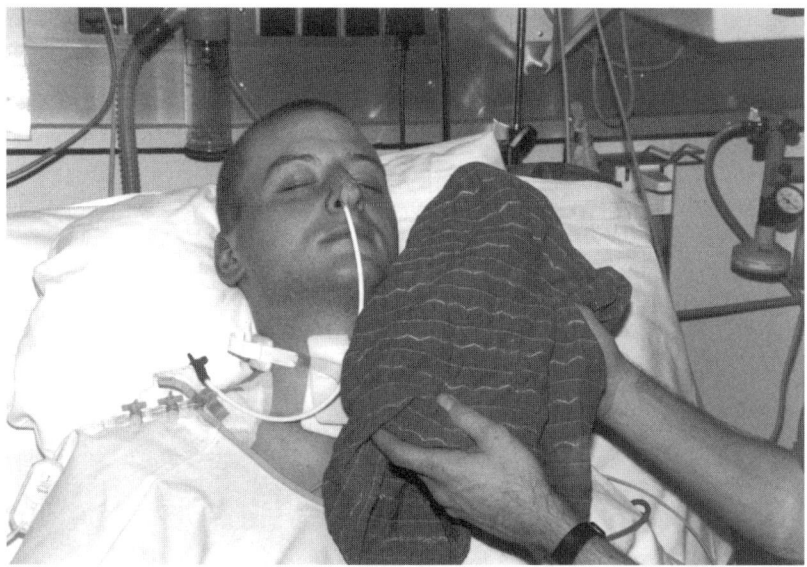

Abb. 2.53: Der Geruch erinnert an zu Hause (das Hemd wird gewedelt)

2.9.2 Mundpflege

Die Mundpflege ist ebenfalls eine Bewusstmachung des Mundraumes und nutzt die vorhandenen Fähigkeiten und Erinnerungen des Patienten. Die Handlung Mundpflege ist uns allen bekannt. Um einen Sinnzusammenhang und eine individuelle Normalität erfahrbar zu machen, sind geführte Bewegungen zu Beginn der Mundpflege häufig sinnvoll, ebenso die Verwendung bekannter Materialien wie Zahnpasta, eine aufrechte Körperhaltung, Gewohnheiten usw. Wenn der Patient zu begreifen scheint, worum es geht, können sehr strukturierte Bewegungen von der Pflegekraft weitergeführt werden: zum Beispiel dreimal von hinten nach vorne, erst oben, dann unten, dann die andere Seite. Dies sollte – wie alles – im Tempo des Patienten angeboten werden!

Diese Form der basal stimulierenden Mundpflege macht den Mundraum bewusst, lässt den Patienten aber auch sich selbst in Bewegung erfahren, vermittelt Orientierung und weckt Interesse für den eigenen Körper und für die Umwelt.

Häufig wurden wir von Kollegen gerufen und gebeten, bei anderen Patienten Mundpflege durchzuführen, die den Mund einfach nicht aufgemacht haben. Wir haben dann nichts anderes getan, als die Kollegen, wir haben es nur langsam und eindeutig gemacht, den Kontakt aufrechterhalten und natürlich den Patienten genau beobachtet und gewartet, bis der nächste Schritt getan werden konnte. Die Patienten konnten unsere Handlungen nachvollziehen und sicher sein, dass nichts Bedrohliches mit ihnen geschah. Sie entspannten sich, und die Mundpflege war kein Problem mehr.

Ebenso kann statt der üblichen Watteträger und Klemmen der Finger der Pflegekraft oder der geführte Finger des Patienten verwendet werden, um die Mundhöhle zu stimulieren (Abb. 2.54).

Die Qualität der Berührung wird vom Patienten ganz anders wahrgenommen, und auch dadurch können sich viele Patienten entspannen. Ausgenommen bei krampfenden Patienten sind wir bisher noch nicht gebissen worden...

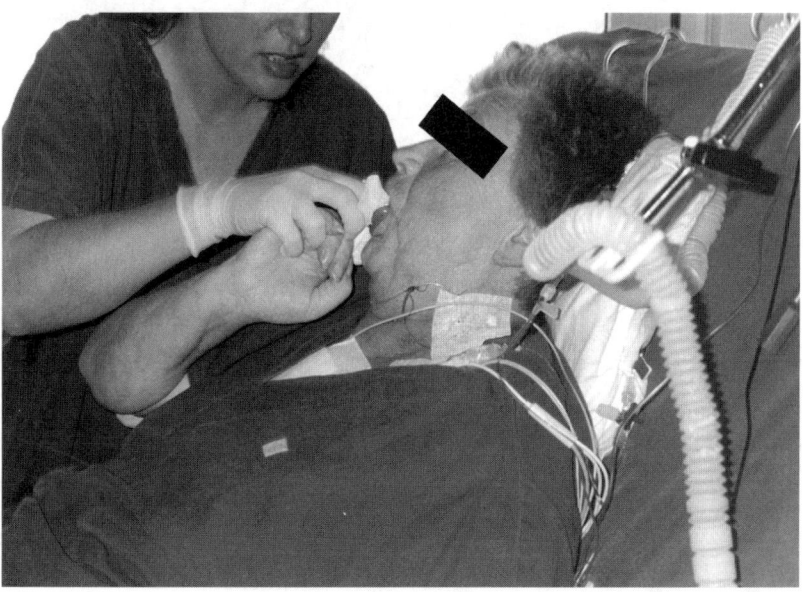

Abb. 2.54: Beißt sie, oder beißt sie nicht?

2.9.3   Nahrungsaufnahme

Die dritte Form der Nahrungsaufnahme hat einen etwas anderen Charakter.

Hier handelt es sich um die Erfahrung des „Essen und Trinkens", der Aktivität, der Gesellschaft und der Sättigung. Entsprechend kann nach der Bewusstmachung des äußeren oralen Bereiches Nahrungsaufnahme durch geführte Bewegungen erfahrbar gemacht werden. Hier bieten sich bekannte Speisen und Getränke der Patienten an oder auch sehr kleine Portionen vom stationären Frühstück, Mittagessen usw. Zur Unterstützung kann mit Geschirr geklappert, eine aufrechte Position eingenommen oder ein gedeckter Tisch bereitet werden.

Sinnvolle Stimulation

Wenn wir stimulieren, bieten wir dies in einem sinnvollen Zusammenhang an. Für den oralen Bereich heißt dies, dass wir z. B. mit dem Patienten eine Essenssituation nachspielen können: Wir richten seinen Oberkörper auf, lagern die Arme hoch und stellen den Tisch direkt vor den Patienten. Wir kombinieren die orale Stimulation mit der Applikation von Sondenkost, um den Patienten einen vollen Bauch spüren zu lassen. Wir klappern mit Geschirr, lassen die Angehörigen ebenfalls auf der Bettkante Kaffee trinken oder bieten eine geführte Mundpflege an. Die Nahrungsaufnahme ist eine sehr sinnliche Tätigkeit, und es gibt viele Möglichkeiten, diese wahrnehmbar zu machen.

Um die körperliche Erinnerung anzuregen und sehr sensibel auf verbliebene Aktivitäten zu achten, ist die geführte orale Stimulation natürlich ein sehr sinnvolles Angebot (Abb. 2.55). Die Bewegungen sind auch dabei physiologisch. Die mit der Nahrungsaufnahme verbundenen Bewegungen regen assoziativ damit verknüpfte Erinnerungen an.

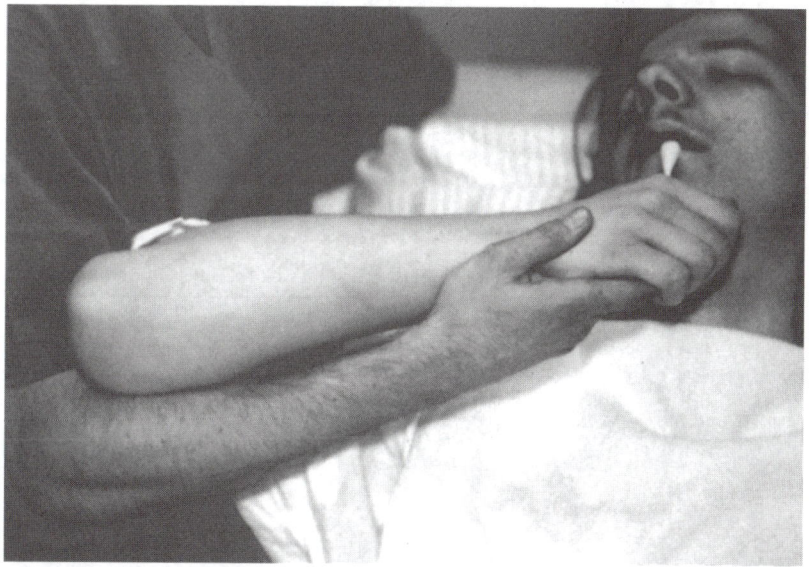

Abb. 2.55: Geführte orale Stimulation

Unterstützung

Es gibt im Rehabilitationsbedarf einige Dinge, die wir schon im Intensivbereich verwenden können und deren Bestellung unproblematisch ist. So können Patienten, die noch nicht ausreichend greifen können, eine Griffvergrößerung verwenden, die zur Not auch aus Zellstoff und Pflasterstreifen hergestellt werden kann (Abb. 2.56). Eventuell lassen sich auch Isolierhüllen für Heizungsrohre aus einem Baumarkt verwenden. Patienten mit Lähmungen der Hand können den in Abbildung 2.57 gezeigten Riemen verwenden. Ebenso hilfreich sind rutschfeste Unterlagen oder Teller mit erhöhtem Rand (Abb. 2.58), damit die Nahrung nicht umhergeschoben werden muss.

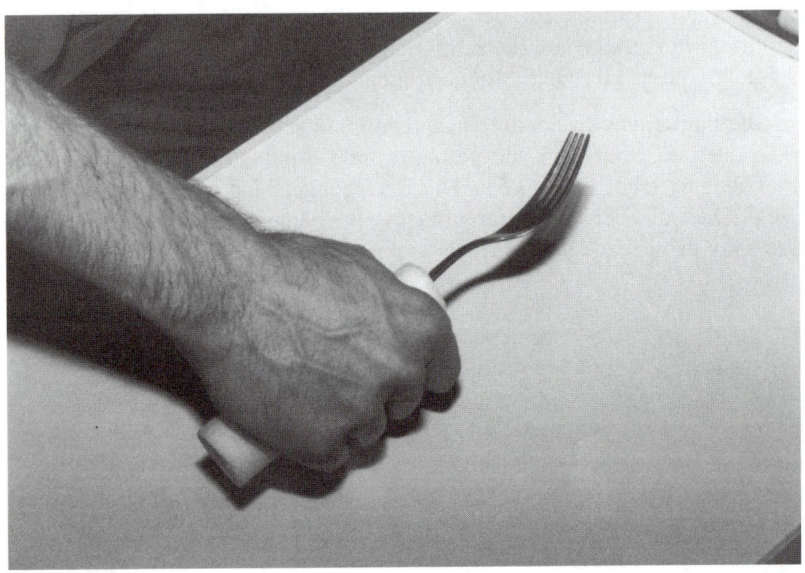

Abb. 2.56: Esshilfen aus dem Rehabilitationsbedarf, hier eine Griffvergrößerung

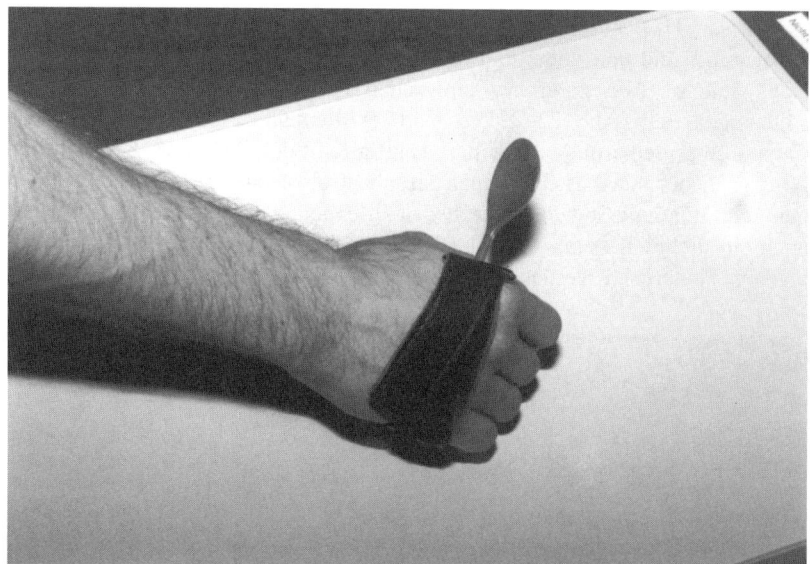

Abb. 2.57: Handriemen als Esshilfe

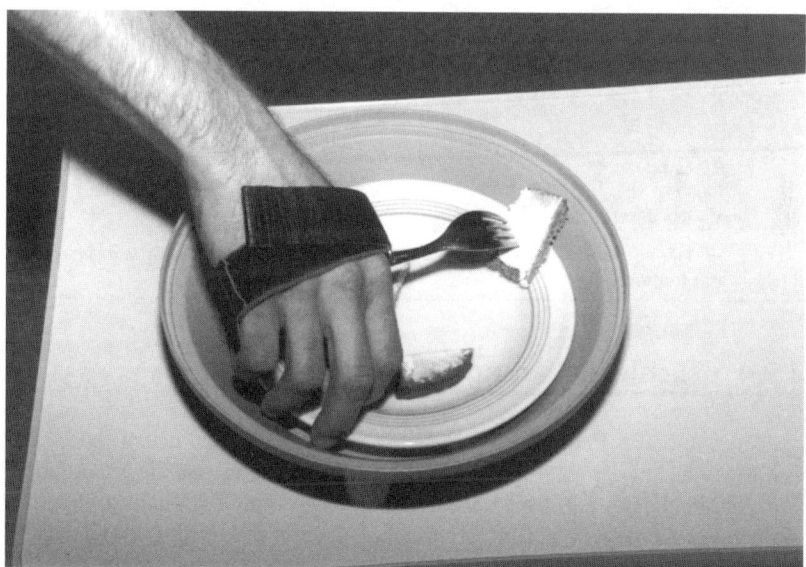

Abb. 2.58: Teller mit erhöhtem Rand als Esshilfe

Mit diesen Hilfsmitteln haben wir sehr gute Erfahrungen gemacht, da sie zeitsparend sind und außerdem das Selbstbewusstsein der Patienten stärken. Eine weitere Hilfe kann bei schwachen Patienten die Unterstützung des Ellenbogens sein (Abb. 2.59). Dies sind vor allem ältere Patienten oder solche, die aus einer Sedierung aufwachen. Häufig fehlt den Patienten die Kraft, den Arm zu heben, ansonsten können sie aber selbstständig das Essen zu sich nehmen. Wir unterstützen einfach den Ellenbogen – manchmal genügt hier auch ein dickes Kissen – und die Patienten können sichtlich zufriedener im eigenen Tempo satt werden.

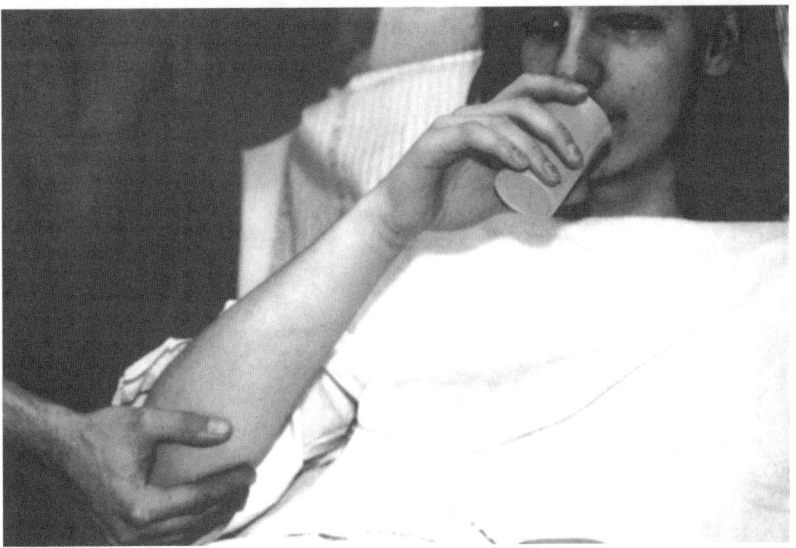

Abb. 2.59: Häufig genügt die Unterstützung des Ellenbogens zur selbstständigen Nahrungsaufnahme.

2.9.4   Schluckstörungen

Soeben extubierte Patienten haben Schwierigkeiten zu schlucken. Hier empfiehlt sich neben der Bewusstmachung des oralen Bereiches die Verwendung von Andickungsmitteln, mit denen jede gewünschte Geschmacksrichtung in die richtige Konsistenz gerührt werden kann. Beim ersten Mal wird Ihnen ein angedickter Tee vielleicht etwas seltsam vorkommen, aber die Patienten können diese Flüssigkeit viel besser in ihrem Mundraum kontrollieren und verschlucken sich nicht so häufig. Die folgende Tabelle von Christel Bienstein beschreibt Schluckstörungen und Möglichkeiten der Unterstützung.

Tab. 2.3: Störungen und Möglichkeiten der Unterstützung des Patienten

Störungen	Symptomatik	Trainingsmöglichkeiten	Nicht zum Ziel führende oder kontraindizierte Maßnahmen
Mundschluß-störung (Fascialis-parese)	• Speichelfluß • unsymetrisches Gesicht • Lippen spitzen • Backen nicht aufgeblasen halten • ungenügender Lippenschluß	• Ausstreichen Jochbein-bogen → Mundwinkel etc. • Taping (klopfen) s.o. • Lippen streichen • Lippen lecken • Mund spitzen • V/W Griffe • Gegenstände festhalten + saugen	
Motilitätsstörung (Dysarthrie) • Zunge	• Reste in den Wangentaschen • Vorstoßen der Nahrung • Sensibilitätsstörungen • Parästhesien • Zungenbewegungen, z.B. links – rechts abweichend • Zunge kann nicht gerollt werden (nach hinten, mittig) • unklare Artikulation • Essen bleibt auf der Zunge liegen • Zunge nicht nach oben/unten drückend	• Zunge hinten rollen • Zunge oben + unten • Zunge links + rechts • Kältereiz • Löffel nach vorn stoßen • Erbsen (in Gaze) o.a. Saugen • Zahnreihen abtasten • Wangentaschen leerräumen • Bürsten der Zunge • immer von aktiver zur passiven Seite stimulieren	• Beachten, ob Spastik oder Lähmung/Parese vorhanden ist • Flüssigkeiten einflößen (Vorsicht!) • bei Beißreflex mit metallischem Löffel etc. gefährlich • breiige Nahrung sehr in different
Dysarthrie • Wange • Kiefer	• Reste in den Wangentaschen • verminderter Speichelfluß • Kiefer kann nicht rotierende Bewegung ausführen • Kiefer schließt nur auf und zu • Spannung in der Kiefermuskulatur	• Wangentasche mit der Zunge ausfühlen • Massage von außen • Wangen einsaugen • Kaubewegung mit V-Griff fördern • mit Gerüchen und Geschmack Speichelfluß anregen	• bei Kauproblemen flüssige und weiche Nahrung • scharfkantige Nahrungsmittel
Gaumense-gellähmung • komplett	• Flüssigkeits- und breiiger Nahrungsaustritt aus beiden Nasenlöchern • kein Backenaufblasen • verzögerter Würgreiz	• Eisstäbchenstimulation • Zunge zurückrollen • Blasen der Backen • Zahnbürste • Gaumensegel stimulieren • Gaze mit festen Nahrungsstücken (Apfel ...)	• mit Flüssigkeiten beginnen
Gaumense-gellähmung • inkomplett	• Flüssigkeitsaustritt aus 1 Nasenloch • Luft entweicht nach Aufblasen der Wangen leicht • Saugen erschwert	• siehe zuvor	
Koordinations-störung	• Hustenreiz vorh. • verzögerter oder zu früh ausgelöster Schluckreflex • besonders bei breiiger und dünnbreiiger Nahrungsaufnahme Aspirationsgefahr	• feste Speisen • Schluckreflex stimulieren • Kopfhaltung kontrollieren • Zusatzernährung notwendig • Logopäde	• Flüssigkeiten • sehr breiige Kost • Fette und Säuren
Kehldeckel-lähmung • komplett	• tonloser Patient • kein Würg- und Hustenreflex	• Zusatzernährung • Stimulation des Pharynx • s.o.	• jegliche Nahrung (außer in Tropfen) stilles Wasser, Kamillentee
Kehldeckel-lähmung • inkomplett	• ab und an Stimme • ab und an Würg- und/oder Hustenreflex erhalten	• s.o.	

2.10   Auditive Wahrnehmung ⎯⎯⎯⎯⎯

Ziele der auditiven Stimulation sind die Anregung durch bekannte Geräusche, die Steigerung der Differenzierungsfähigkeit des Hörens und der Kontaktaufbau.
Für Intensivpatienten ist das Gehör eine der wichtigsten Quellen zur Wahrnehmung äußerer Reize. Die meisten Patienten liegen mit geschlossenen Augen in ihrem Bett und sind auf das Gehör angewiesen. Normalerweise können wir darüber Lautstärke, Klangqualitäten wahrnehmen, eine räumliche Ortung des Gehörten vornehmen sowie eindeutig zwischen menschlichen Stimmen und anderen Geräuschen unterscheiden.

Verwechslungen

In der Intensivmedizin liegen die häufigsten Ursachen für Wahrnehmungsstörungen im auditiven Bereich in akustischer Monotonie, medikamentösen Nebenwirkungen und in der altersbedingten Einschränkung des Gehörs. Es treten dann Verwechslungen auf, die zu Missverständnissen führen. Wir achten in solchen Fällen – wie bei allen Wahrnehmungsstörungen – darauf, wann und wie der Patient auf bestimmte Geräusche reagiert und versuchen dann, das Missverständnis auszuräumen.
Uns ist es einige Male passiert, dass Patienten den Piepston eines Perfusors mit elektrischen Geräten verwechselten, die sie von zu Hause kannten. Folglich wähnten sie sich auch zu Hause. In diesen Fällen haben wir die Patienten genau beobachtet und schließlich die Ursache der Verwechslung erkannt. Wenn die Patienten einen Perfusor in den Händen hielten und selbst diesen Ton auslösen konnten, waren sie von ihrer Verwechslung überrascht und konnten sich neu orientieren.
Auch die Stimmen von anderen Pflegenden werden häufig verwechselt. Dann wird aus Schwester Sabine – Tante Hilde. Wir gehen hier genauso vor: Wir beobachten den Patienten genau, finden die Ursache der Wahrnehmungsstörung heraus und holen die verwechselten Personen ans Bett, damit der Patient deutlich erkennen kann, dass er sich getäuscht hat.

Geräuschkulisse

Oft erleben wir, dass in Patientenzimmern ein Radio läuft. Dazu befragt, meinen die Pflegenden, den Patienten damit etwas Gutes zu tun. Dies ist ein Missverständnis, denn Gespräche, Musik oder Geräusche, die nicht sinngebend auf den Patienten abgestimmt sind, führen zu einer Berieselung und damit zur Habituation. Eine Dauerberieselung mit Musik trägt nur zur akustischen Monotonie bei und erhöht zusätzlich den Geräuschpegel. Interessanterweise klagen Patienten auf der Intensivstation nicht so sehr über den Lärm auf der

Station wie über die gleich bleibende Geräuschkulisse (siehe Kap. 3.4). Dieses Hintergrundrauschen ist eine Information, die der Patient ständig wahrnimmt und die es ihm schwer macht, sich auf andere Reize zu konzentrieren. Es ist anzunehmen, dass somnolente Patienten nicht in der Lage sind, unbedeutende Geräusche herauszufiltern und zu überhören.

Eine zugegeben ungewöhnliche Möglichkeit zur Lärmentlastung besteht in der Bildung eines „akustischen Ruhepols", z. B. durch ein langsam eingestelltes Metronom, dessen ruhiges und kontinuierliches Ticken in dem Klappern und Rascheln der Station Ruhe schafft.

Eine Möglichkeit, die Lautstärke zu reduzieren, kann darin bestehen, den Patienten die Ohren mit Watte oder Oropax® zu verschließen. Vorsicht! Nicht alle Menschen mögen dies, deshalb achten wir genau auf die Reaktion der Patienten und bieten diese akustische Erholung immer nur gezielt und vorübergehend an, z. B. während einer Ruhephase, und wenn der Patient diese Hilfsmittel selbst wieder entfernen kann.

Oropax® etc. führt zu einem verstärkten Sich-selbst-Hören und damit auch zu einem Sich-selbst-Spüren: Ich höre mich atmen.

In einem Fall haben wir bei einer apallischen Patientin durch Zuhalten der Ohren eine deutliche Reaktion auf äußere Reize erzeugen können. Auf Geräusche schien die Patientin nicht zu reagieren, wohl aber auf diese Stille. Dann wurden während ihrer Atempausen die Ohren weiterhin zugehalten, während der Atmung wieder geöffnet; es konnte eine auf Entspannung hindeutende hämodynamische Reaktion beobachtet werden.

2.10.1 Bekannte Geräusche anbieten

Es sind wenige Fälle bekannt, bei denen stark bewusstseinsgetrübte Patienten durch bekannte Geräusche aus ihrer Isolation gelockt werden konnten, z. B. ein ehemaliger, nunmehr apallischer Autobastler, der auf das vorgespielte Anlassen seines Mercedes reagierte, oder ein ebensolcher Radiotechniker, der nicht auf ein Musik spielendes, sondern auf ein rauschendes – kaputtes – Radio reagierte.

Auch der am Ende des vorangehenden Abschnitts beschriebenen apallischen Patientin, einer früheren Sekretärin, wurden berufstypische Geräusche angeboten.
Dazu hatten wir zu Hause mit einer mechanischen Schreibmaschine die typischen Geräusche aufgenommen (Tack, Tack, Tack, Bing) und die Kassette der Patientin vorgespielt. Nichts passierte. Sie reagierte überhaupt nicht, so weit wir das beurteilen konnten. Wir waren maßlos enttäuscht, denn Geräusche

werden individuell wahrgenommen, und es ist bisweilen sehr schwierig, Entsprechendes in der Patientenbiographie zu finden. Manchmal reagieren die Patienten auch nicht gleich beim ersten Mal, sondern erst, wenn das Angebot wiederholt gegeben wurde. Einen Versuch ist es alle Mal wert. Viele Angehörige verfügen über einen Kassettenrekorder oder einen Camcorder, mit dem sogar Videos von zu Hause aufgenommen werden können. Manchmal fragen wir nach, welche Möglichkeiten es gibt, und lassen die Angehörigen typische Geräusche aufnehmen: Kinder, Haustiere, Geräusche der Hobbys, z. B. aus der Werkstatt, vom Fußballplatz etc.

Es wird darauf geachtet, dass auf den Bändern keine belastenden Aussagen („Komm bald wieder nach Hause!"), sondern positive Formulierungen („Wir mögen dich soooo gerne!") zu hören sind.

2.10.2 Geschichten erzählen

Einer polytraumatisierten Patientin, die bei einem Unfall ihr Kind verloren hatte und völlig apathisch war, haben wir ihr Lieblingsbuch mit Gedichten vorgelesen. Schon nach der ersten Strophe drehte sie sich erstmalig auf ihre linke, uns zugewandte Seite, nahm zum ersten Mal Blickkontakt auf und lächelte. Diese Reaktion brachte uns auf die Idee, ihr weitere Geschichten zu erzählen. Wir erdachten uns ein Märchen mit archetypischen Inhalten für sie, in dem es um eine Maus ging, die sich in ihrem Mauseloch verkrochen hatte, aber nicht mehr hinaus konnte und im Verlauf des Märchens den Weg nach draußen fand. Auch auf dieses Märchen reagierte die Patientin mit Mimik und Gestik. Es dauerte noch eine weitere Woche, bis sie aus ihrer Isolation herausfinden konnte.

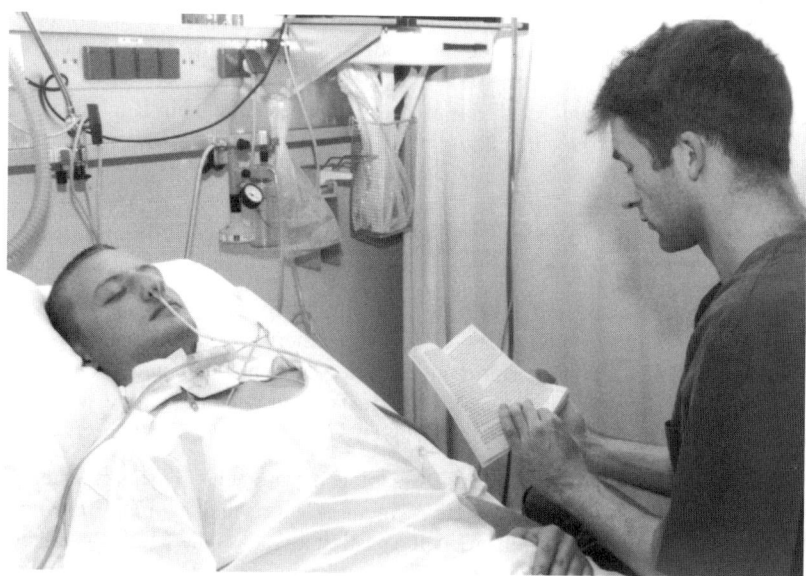

Abb. 2.60: Die Lieblingsgeschichte vorlesen

Bei einem jungen Mann, ebenfalls polytraumatisiert, war es üblich, ihm für den einstündigen Verbandswechsel starke Schmerzmittel zu geben. Auch dieser Patient war somnolent, und die Analgosedierung richtete sich nach den hämodynamischen Werten. Eines Tages brachten die Angehörigen eine Musikkassette des Patienten mit, auf der eine progressive Entspannung gesprochen war. Wir spielten ihm diese Kassette vor, und er zeigte eine deutliche hämodynamische Reaktion. Später boten wir diese Kassette während des Verbandswechsels an und konnten dadurch den Schmerzmittelbedarf reduzieren.

Wie Ulf Linstedt bereits im Abschnitt „Wahrnehmungsfähigkeit unter Narkose und bei Langzeitsedierung" (siehe Kap. 1.7) geschrieben hat, können Patienten selbst unter Narkose noch Worte und deren Bedeutung verstehen. Es ist fraglich, wie weit dies auch bei Patienten möglich ist, die durch eine Schädigung des Gehirns bewusstseinsgestört sind. Diese Patienten scheinen auf komplexe, logisch aufgebaute Inhalte nicht zu reagieren, eher auf archaische, das Unbewusste ansprechende Bedeutungen (Schönle 1995, Hannich 1994). Auch scheint die therapeutische Wirkung dieser Geschichten und Erzählungen individuell zu sein; eine genaue Beobachtung des Patienten ist hier von großer Bedeutung. Unter diesem Gesichtspunkt raten wir bei solchen Patienten von Gesprächen – Visiten – mit abschätzenden Bemerkungen am Bett grundsätzlich ab.

Interessant und lesenswert sind in diesem Zusammenhang zwei Autorinnen: Luise Müller, „du spürst unter deinen Füßen das Gras", ein Märchenbuch mit vielen problemlösenden Elementen.
Caroline Eliacheff, „Das Kind, das eine Katze sein wollte", ein Buch über die psychoanalytische Arbeit mit Säuglingen (!) und Kleinkindern.

2.10.3 Musik

Mit bestimmter Musik sind jeweils auch bestimmte Stimmungen eng verknüpft und können durch wiederholtes Hören provoziert werden. Musik ist eine bedeutende Trägerin von Erinnerungen und kann entsprechende psychische und physische Reaktionen hervorrufen. Musik kann wie eine Droge sein. Das Problem ist nur, dass wir nie genau wissen können, wie sie wirken wird.

Bienstein und Fröhlich erwähnen das Beispiel einer jungen, polytraumatisierten Frau, der ihre Lieblingsmusik – Heavymetal – vorgespielt wurde (Bienstein, Fröhlich 1994). Sie reagierte stark mit Spastizität, sodass die Musik abgestellt werden musste und ihr stattdessen die Wassermusik von Händel vorgespielt wurde. Auf dieses Stück reagierte sie mit Entspannung. Später konnte die Patientin berichten, dass die Musik sie an die Zeit des Unfalls erinnerte und sie sehr darunter gelitten habe. Die klassische Musik hingegen empfand sie als Beruhigung.
Mit diesem Beispiel im Kopf spielten wir einem jungen Mann mit Meningo-enzephalitis und „Trash"-Fan das sehr schöne Stück „Air" von Bach vor. Der Patient war zu dieser Zeit sehr schläfrig und konnte sich kaum bewegen. Nach dem Vorspielen öffnete er die Augen, und wir befragten ihn, wie er diese Musik empfunden hätte. Er lächelte schief und deutete eine Bewegung an, die klar als Kinnhaken zu verstehen war... Er hörte weiterhin seine Trash-Musik und schien dabei sichtlich zu entspannen.

Einer anderen Patientin spielten wir „Tränen" von Herman Van Veen vor, ihr Lieblingsstück. Während des Vorspielens fing sie an zu weinen. Dies war von uns nicht gewollt, dennoch bewerteten wir dieses Angebot als positiv, da es ihre erste emotionale Reaktion überhaupt war, und sie zudem als Unfallopfer viel zu verarbeiten hatte. Im Weiteren wechselten wir die Musik und konnten andere emotionale Reaktionen beobachten.
Musik wird sehr individuell wahrgenommen, und niemand empfindet bei einem bestimmten Stück das Gleiche. Prinzipiell ist es so, dass ruhige, klassische Musik Entspannung und Wohlbefinden eher fördert als eine hektische Musik, die nach physischem Ausdruck verlangt, wie etwa Trash oder Punk. Aber auch hier gibt es Ausnahmen, nicht jeder mag solche Musik.

Wenn wir also einem bewusstseinsgestörten Patienten Musik vorspielen, beobachten wir ihn genau. Wir stellen uns dabei vor, wir würden ihm ein neues Medikament verabreichen und wüssten nichts über dessen Wirkung. Ähnlich ist es mit dem Anbieten von Musik. Wir spielen ein oder zwei Lieder vor und lassen das Gerät nicht vor sich hinspielen. Wir achten auf jede mögliche Reaktion. Natürlich ist es schön, wenn wir Musik vorspielen können, die dem Patienten bekannt ist. Aber auch hier ist es so, dass die wenigsten Angehörigen wirklich wissen, welche Empfindungen der Patient mit der entsprechenden Musik verbindet.

Vorsicht ist auch bei der „Applikationsweise" der Musik geboten. Bienstein und Fröhlich empfehlen, den Kopfhörer eines Walkmans etwa 20 Zentimeter neben den Kopf des Patienten zu legen und die Musik so leise einzustellen, dass der Patient auch weghören kann. Wir haben die Erfahrung gemacht, dass diese Musik im Stationslärm leicht überhört wird und verwenden deshalb normale Kassettenrekorder oder CD-Spieler mit Aktivboxen in geringer Lautstärke. Während des Vorspielens bleiben wir die gesamte Zeit beim Patienten und beobachten ihn genau, um etwaige Reaktionen zu entdecken und die Musik gegebenenfalls wieder abzustellen. Zu bedenken ist, dass Musik, die von uns im Stehen eingestellt wird, vom liegenden Patienten bei gleicher Entfernung und gleichem Hörvermögen lauter wahrgenommen wird, d.h. die Musik muss noch etwas leiser eingestellt werden.

Die hier vorgestellten Beispiele beziehen sich auf Musikangebote bei extrem bewusstseinsgestörten Patienten. Eine ganz andere Möglichkeit, mit der wir gute Erfahrungen gemacht haben, ist das Vorspielen ruhiger klassischer Musik bei unruhigen Patienten mit Orientierungsstörungen. Wir sorgen für eine stille Situation, schließen die Zimmertür – von innen natürlich – und spielen dem Patienten diese Musik vor. Wir sagen manchmal, dass wir diese Musik gerne hören würden und schreiben währenddessen unsere Kurven oder verrichten andere leise Tätigkeiten. Die meisten Patienten werden dabei sichtlich ruhiger und entspannen sich. Berücksichtigt wird aber auch hier wieder die Individualität der Patienten. Wir haben auch erlebt, dass einzelne Patienten noch unruhiger wurden.

2.10.4 Im Atemrhythmus singen

Das unserer Meinung nach effektivste Angebot zur Kontaktaufnahme mit stark bewusstseinsgestörten Patienten ist das Singen im Atemrhythmus des Patienten. Dieses Angebot stammt ursprünglich aus der Musiktherapie nach Nordorff und Robbins und ist uns durch Frau Gustorff aus dem Musiktherapeutischen Institut Witten-Herdecke bekannt (Gustorff 1996). Wir haben dieses Angebot schon vielen komatösen Patienten gemacht und keinen erlebt, der nicht in irgendeiner Form reagiert hätte – wir haben es allerdings auch nicht allen komatösen Patienten angeboten, die wir bisher betreut haben. Reaktionen waren ein Zucken der Augenlider, eine veränderte Atmung, Seufzen oder eine auf Entspannung hindeutende Veränderung der Pulsfrequenz und des Blutdrucks.

Das Angebot besteht im Wesentlichen darin, während der Ein- und Ausatemphase zu singen. Während der Atempause pausieren wir ebenfalls oder holen Luft. Das Tempo bestimmt also der Patient. Die Melodie sollte relativ einfach sein und kann sich auch nach der empfundenen Stimmung richten. Es versteht sich von selbst, dass dieses Angebot nur solchen Patienten gemacht werden kann, die noch die Fähigkeit haben, die Frequenz ihrer Atmung selbst zu bestimmen.

Meistens bahnen wir dieses Angebot an, indem wir dem Patienten nach der Initialberührung erzählen, wir wollten ihm etwas vorsingen und nehmen dann eine Hand des Patienten, halten sie fest oder legen sie uns auf unseren Brustkorb, um auch die Vibrationen spüren zu lassen. Dann atmen wir still eine Weile im selben Rhythmus und beginnen dann zu singen. Zugegeben, wir haben keine Gesangsausbildung, und unser „Gesang" beschränkt sich in der Regel auf ein lautes Summen, außerdem sind die Fenster und Türen verschlossen, und den Kollegen wurde strengstens untersagt, während der nächsten zehn Minuten das Zimmer zu betreten. Aber wir halten durch.

Was wir während des Singens machen, ist nichts anderes, als den verbliebenen Kommunikationskanal, den letzten Rest selbstbestimmten Lebens, auszudrücken, zu spiegeln. Dieses Singen meint: „Ich bin hier. Du bist nicht allein. Ich verstehe dich." Wenn solche Patienten ihrem Lebensgefühl nur noch über die Bestimmung der eigenen Atemfrequenz und manchmal auch der eigenen Atemtiefe Ausdruck verleihen können, wählen wir eben diese Art der Verständigung, um mit ihnen zu kommunizieren.

Wir haben sogar erlebt, dass dieses Angebot ein guter Weg sein kann, um Sterbende zu begleiten. Und selbst, wenn wir bei diesen Patienten keine Reaktionen beobachten konnten, haben wir doch eine tiefe Verbundenheit empfunden und konnten die Patienten in einer traurig-glücklichen Atmosphäre des Friedens gehen lassen.

Gerade im Angebot der auditiven Stimulation konnten wir uns gut mit den Ergo- und Physiotherapeuten unseres Hauses ergänzen.

Zum Schluss möchten wir noch ein Buch zur Vertiefung empfehlen, das Klaus-Dieter Neander 1999 herausgegeben hat: Musik und Pflege. Ein sehr gelungenes Buch, das verschiedenste Wirkungen und Erfahrungen der Musik und Pflege erläutert. Hier beschreibt R. Traub beispielsweise verschiedene Qualitäten der Musik in ihrer Beziehung zum Menschsein: „Klang (ist wichtig), wenn es um Gefühle geht; Rhythmus, wenn es um die Fähigkeit geht, zu strukturieren; Melodie, wenn es um Profilierung und Identitätsfindung geht; Dynamik, wenn ein Widerstand auszuhalten und der fremden Kraft eine eigene entgegenzusetzen ist." (Traub 1999). Eine gute Differenzierung, die es uns ermöglicht, noch individueller mit den uns anvertrauten Menschen umzugehen.

2.11 Taktil-haptische Stimulation

Das Angebot der taktil-haptischen Stimulation ermöglicht es dem Patienten, die Spürinformationen über die Haut weiter differenzieren zu können. Er nimmt nicht nur wahr, „da ist etwas, was mich meint", sondern „da ist etwas, was ich kenne und das mich angeht".

Der Greif- und Tastsinn gehört eigentlich mit in den somatischen Bereich, wird aber in der Basalen Stimulation extra behandelt. Wir können wie im somatischen Bereich Druckveränderungen, Schmerz, Temperaturveränderungen, die Stellung der Gelenke und die Kraft wahrnehmen. Sinngemäß können wir unsere Umwelt begreifen, indem wir sie ertasten. Dabei gibt es angenehme wie unangenehme Reize. Ein kalter Waschlappen, der im Bett liegt, kann z. B. einen sehr eklig verspürten Reiz auslösen, das Ertasten der eigenen Haare hingegen kann als interessant wahrgenommen werden. Gerade bei Patienten, die nicht sehen können, ist die taktil-haptische Wahrnehmung von großer Bedeutung, denn dieser Sinn ist für sie ein effizientes Mittel, um die Umwelt zu erfahren.

2.11.1 Die Situation begreiflich machen

Wir können wahrnehmungsgestörte Patienten ihre Situation durch gezieltes Tasten begreifen lassen (Abb. 2.61 bis 2.63).

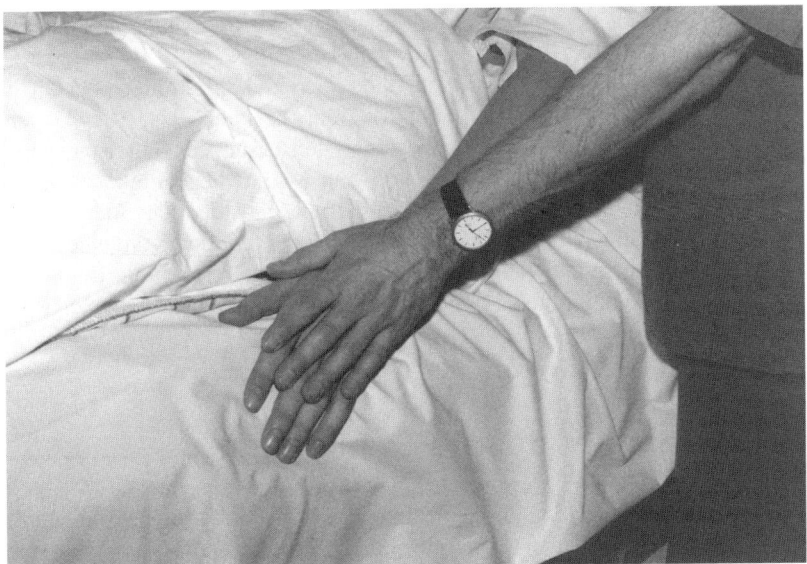

Abb. 2.61: Dies ist die Bettkante, hier ist das Bett zu Ende. So viel Platz haben Sie.

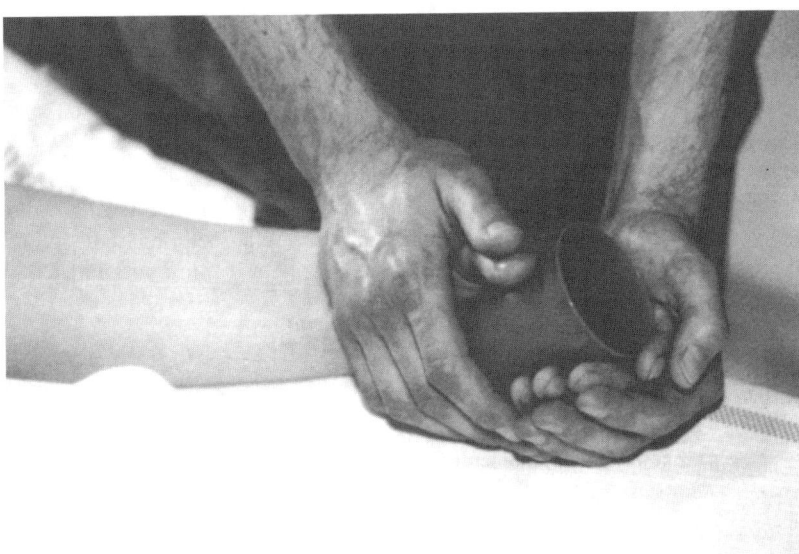

Abb. 2.62: Hier ist ein Becher. Sie können sich die Zähne putzen... (oder etwas trinken).

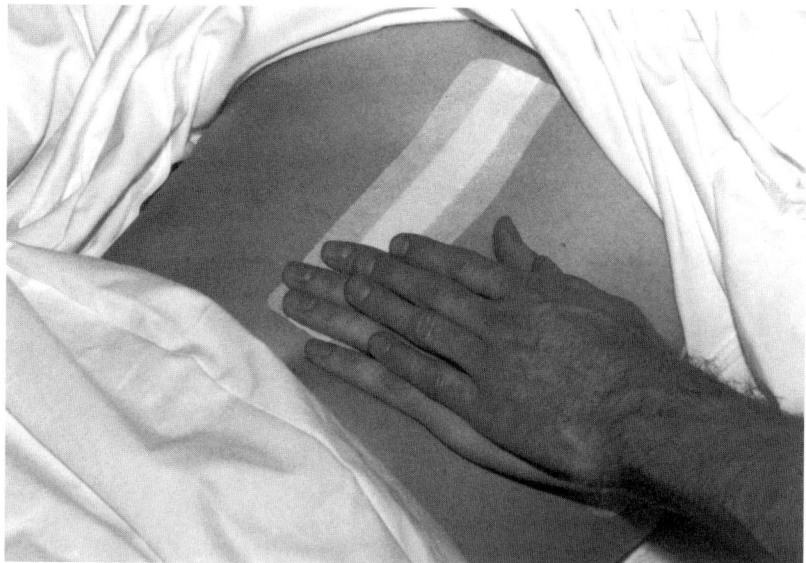

Abb. 2.63: Das ist das Pflaster über der Operationswunde. Sie sind am Bauch operiert worden, Sie liegen hier im Krankenhaus.

Gerade im taktil-haptischen Bereich ist es gut möglich, sinngebende Angebote zu machen, indem wir den Patienten z. B. vor der Ganzkörperwaschung den Waschlappen oder das Waschwasser spüren, das Nachthemd befühlen lassen oder gemeinsam die Seife ergreifen. Solche Angebote lassen sich gut in den Alltag integrieren und erfordern keinen großen Aufwand.

2.11.2 Nesteln

Sie werden sich an viele unruhige Patienten erinnern, deren Hände überaktiv waren, und die versuchten, sich alle möglichen Zu- und Ableitungen zu ziehen. Wir verstehen dieses Nesteln als Symptom für einen Mangel an taktil-haptischer Stimulation.

Manchmal äußert sich dieser Mangel als rhythmisches auf die Matratze klopfen, manchmal als Zittern oder als nervöses Zupfen am Nachthemd. Diese Patienten brauchen interessante Reize. Wachen Patienten bieten wir dazu ein improvisiertes Tastbrett an (Abb. 2.64). Es ist möglich, auf der Station unterschiedliche Materialien zusammenzusammeln und das Empfinden des Patienten zu fördern.

Ebenso kann entsprechendes Material auch vorher in den Kühlschrank oder in die Mikrowelle gelegt werden, um einen zusätzlichen Wärmereiz zu bieten.

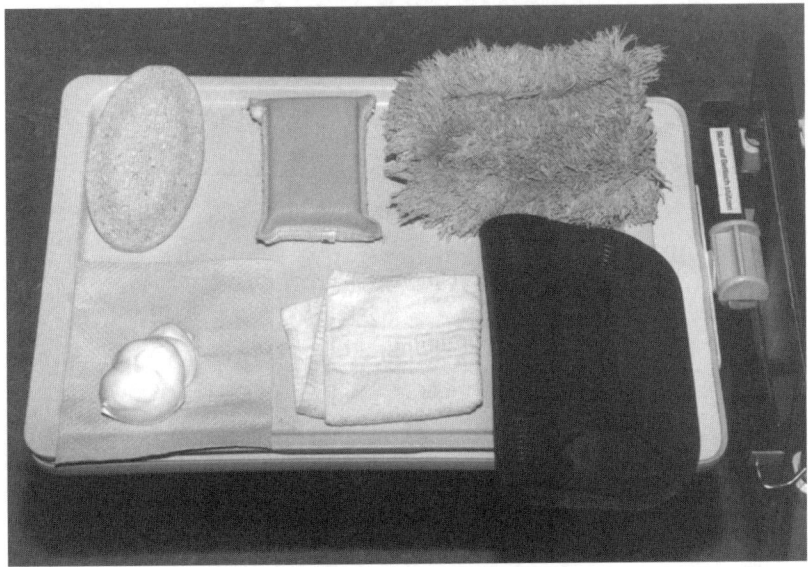

Abb. 2.64: Improvisiertes Tastbrett mit Schwamm, Lederschwamm, Reinigungstuch, Rasierschaum, Waschlappen und rutschfester Gummiunterlage

Ein ideales „Tastbrett" ist auch der eigene Körper. Hier führen wir die Hände über Kopf und Gesicht und können den Patienten sich sehr intensiv selbst spüren lassen (Abb. 2.65).

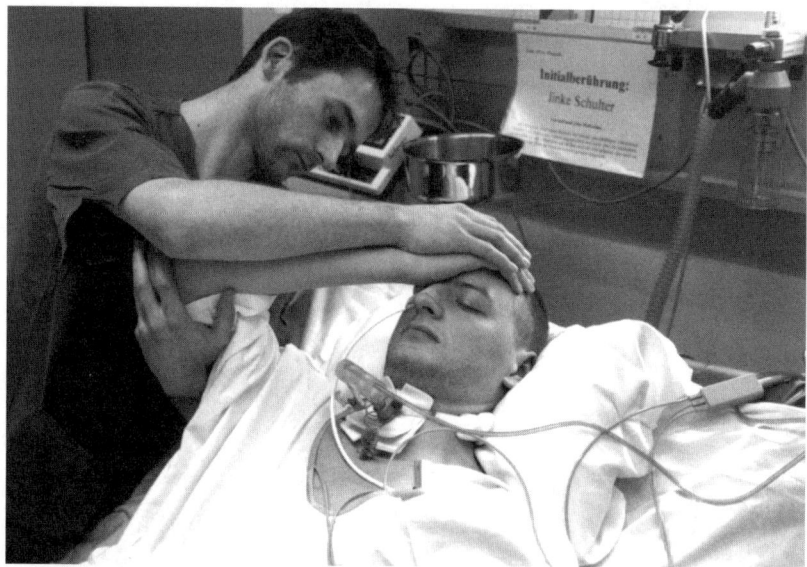

Abb. 2.65: Der eigene Körper des Patienten als „Tastbrett"

Dieses geführte Spüren mit den Händen ist auch sinnvoll, wenn die Patienten auf der Bettkante sitzen. Hier können wir die Hände über den ganzen Körper bis zu den Knien gleiten lassen. Häufig haben sogar somnolente Patienten auf diese Angebote reagiert.

2.11.3 Mit den Füßen tasten

Eine weitere Möglichkeit der taktil-haptischen Stimulation ist das geführte Tasten mit den Fußsohlen (Abb. 2.66). Die Fußsohlen können die Beine ertasten und dadurch Länge und Position der Extremitäten registrieren. Wir haben gesehen, dass dieses Angebot vor der Mobilisierung selbst von bewusstseinsgestörten Patienten angenommen wird.

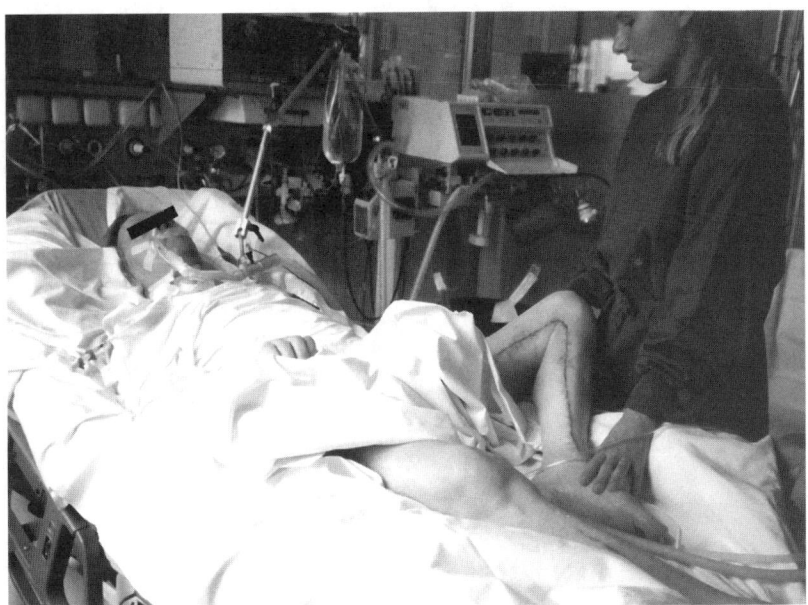

Abb. 2.66: Geführtes Tasten mit den Fußsohlen

Eine andere Möglichkeit, die Fußsohlen bewusst zu machen, besteht im kräftigen Abrubbeln der Füße mit einem Frotteehandtuch. Gerade vor der Mobilisierung ist dieses Angebot von Nutzen, da viele Patienten ihre Füße nicht deutlich genug spüren und dann verständlicherweise während des Aufsitzens Angst haben, weil sie den festen Boden unter ihren Füßen gar nicht wahrnehmen können. Das Abrubbeln macht die Fußsohlen „wach", und die Patienten sitzen sicherer. Strümpfe und Schuhe sind obligatorisch.

Bei immobilen Patienten bieten sich für das Tasten mit den Füßen andere Wege an. Wir legen ans Fußende des Bettes eine typische Fußmatte und bewegen die Füße des Patienten darauf hin- und her. Ebenso gut geeignet sind Massagebälle, deren Noppen belebende Reize setzen. Es gibt auch Badesandalen, deren Sohlen mit Noppen bezogen sind. Solche Sandalen eignen sich ausgezeichnet bei Patienten, die Sensibilitätsstörungen in den Füßen haben.

Bienstein und Fröhlich (1994) beschreiben in ihrem Buch, wie somnolente bzw. komatöse Patienten durch eine sehr individuelle taktil-haptische Stimulation wieder Zugang zu sich und ihrer Umwelt gefunden haben.

2.12   Visuelle Stimulation

Das visuelle Angebot ermöglicht dem Patienten eine Orientierung über den Sinnzusammenhang der Situation, d.h. Sehdinge, Geräusche und Berührungen können einfacher zugeordnet werden. Die Orientierung hinsichtlich seiner Person im Raum wird möglich, und er verfügt über eine Kontrollmöglichkeit bei auftretenden Unsicherheiten gegenüber seiner Person oder Umgebung, beispielsweise bei der Koordination seiner Bewegungen. Visuell wahrnehmbar sind dreidimensionale Bilder, Bewegungen, Helligkeit, Farben und Kontraste. Das Sehen ist außerordentlich wichtig für uns. Wir orientieren uns nicht nur daran, wir kontrollieren so auch unsere Lage im Raum und die Wahrnehmung der Körpergrenzen in Zusammenarbeit mit den anderen Sinnen. Wie schon in dem Abschnitt 1.2.10 beschrieben, ist gerade das Krankenhaus eine visuell reizarme Umgebung, in der Patienten rasch unter visuellen Wahrnehmungsstörungen leiden können. Patienten, die beginnen, schwarze Punkte an der Decke zu sehen, sind davon betroffen. Dies bedeutet nichts anderes als: „Mir fehlt ein sinngebender Anreiz!"

2.12.1   Gesichtsfeld

Schon eine Erhöhung des Kopfteils des Bettes verändert das Gesichtsfeld dahingehend, dass den Patienten optisch nicht nur die Decke geboten wird, sondern auch Personen, die um ihn herum arbeiten und an den Patienten herantreten können (Abb. 2.67).

Dies hat den großen Vorteil, dass die Patienten sich nicht nur besser in ihrer Umgebung, sondern auch an ihrem eigenen Körper orientieren können. Herantretende Personen werden früher erblickt, das Sicherheitsgefühl wird gestärkt.

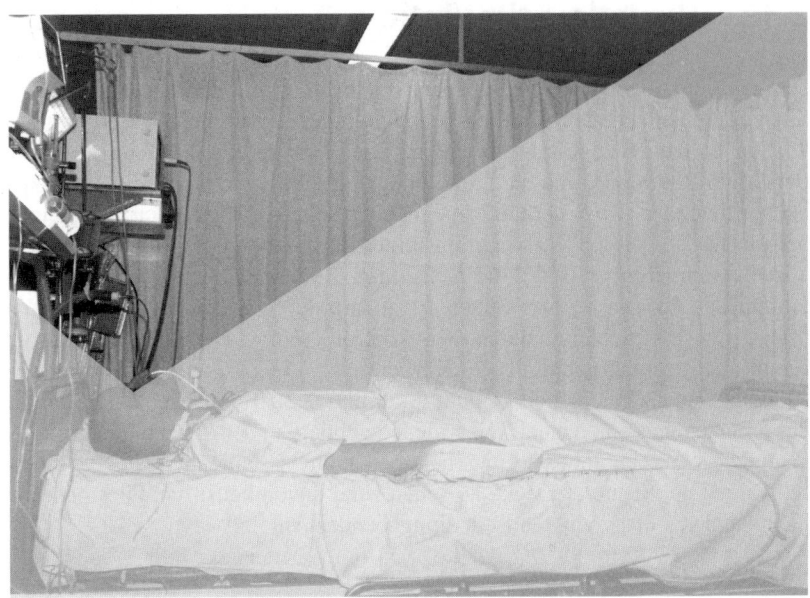

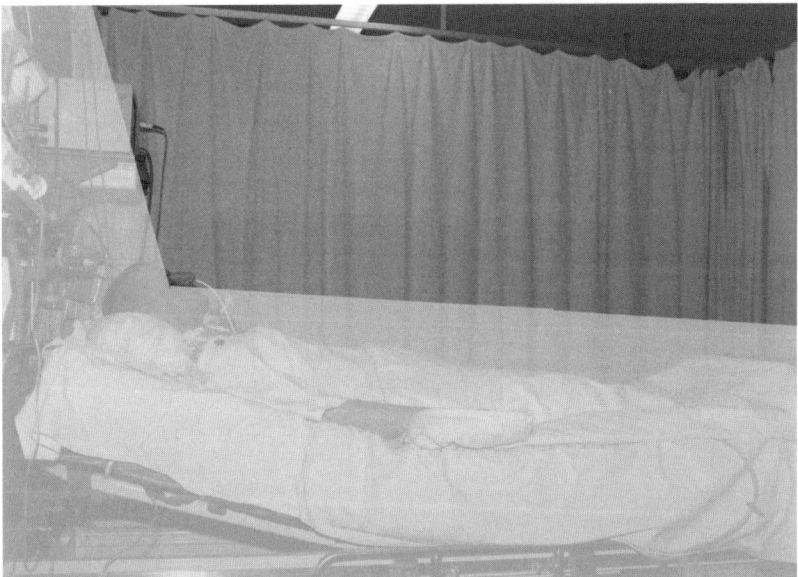

Abb. 2.67: Gesichtsfeld des Patienten
a) im Liegen; b) bei um 15° erhöhtem Kopfteil

2.12.2 Tag- und Nachtrhythmus

Die Architektur der meisten Intensivstationen macht es schwer, die genaue Tageszeit zu bestimmen, und gerade Patienten, die noch leicht unter der Wirkung einer Narkose oder eines Sedierungsmittels stehen, fällt es schwer, sich zeitlich zu orientieren. Wir haben häufig erlebt, dass Patienten nach einer halben Stunde tiefen Schlafes das Gefühl hatten, den ganzen Tag verschlafen zu haben. Dies führt nahezu zwangsläufig zu kommunikativen Missverständnissen. Das einfachste Mittel zur Abhilfe ist hier eine deutlich lesbare Wanduhr (Abb. 2.68), am besten mit 24-Stunden-Anzeige, die nicht mitten ins Blickfeld, sondern besser am Rand des

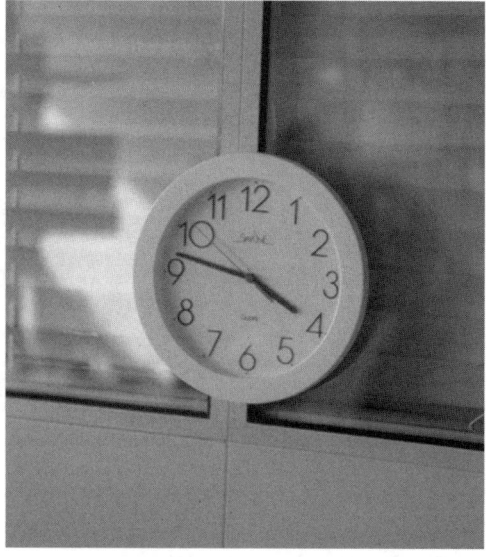

Abb. 2.68: Wanduhr zur zeitlichen Orientierung des Patienten. Wichtig sind deutlich lesbare, d.h. also große Ziffern.

Gesichtsfeldes platziert wird, damit der Patient aktiv hinschauen kann und sich nicht auf die verstreichenden Minuten fixiert.

Sie können außerdem die Raumbeleuchtung der Tageszeit anpassen. Warum muss eine Intensivstation rund um die Uhr hell erleuchtet sein? Völlige Dunkelheit birgt allerdings eine andere Gefahr.

Wenn nachts sämtliche Lampen ausgeschaltet werden, so kann es besonders bei alten Patienten wegen der mangelnden Dunkelanpassungsfähigkeit für 45 Minuten zu völliger Blindheit kommen. Daher sollte wenigstens eine kleine Lampe brennen – eine Steckdosenlampe, wie sie in Kinderzimmern zu finden ist, reicht völlig aus, eine abgedunkelte Schreibtischlampe natürlich auch.

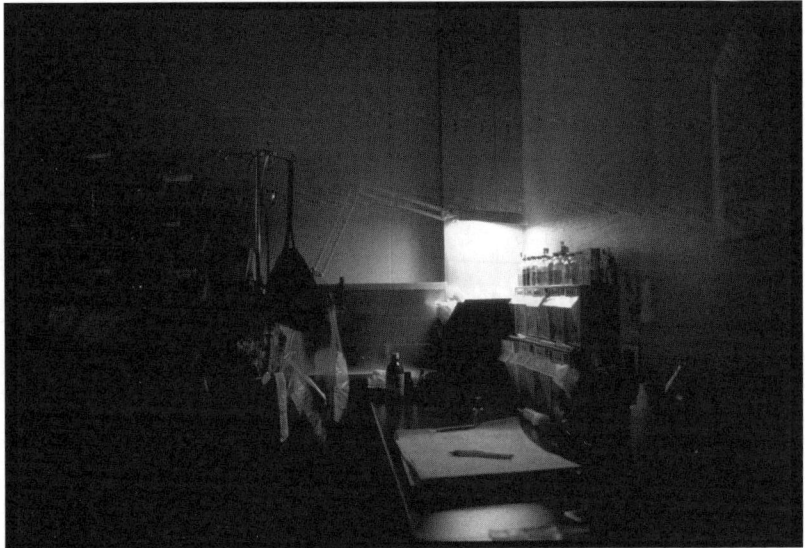

Abb. 2.69: Nachtbeleuchtung

2.12.3 Deckenstruktur

Vielleicht erinnern Sie sich noch an Ihre Kindheit: Sie waren krank, mussten das Bett hüten und starrten stundenlang auf die damals moderne Strukturtapete. Irgendwann sahen Sie Gesichter in der Tapete, und später war da auch das Monster, das aus der Wand herauszukommen schien. Dieser Effekt macht es schwer, die Zimmerdecke einer Intensivstation interpretationsfrei zu gestalten. Klimaanlagen können Angst machen, ebenso können grafische Muster einen hypnotischen Sog auslösen. Wir konnten diesbezüglich bisher noch keine befriedigende Lösung finden, sind aber dankbar für jede Zuschrift bzw. Fotografie. Was wir neben einer häufigen Lageveränderung – oft reichen schon minimale Veränderungen der Kopfposition – anbieten, sind Mobiles, große Bilder oder geeignete private Gegenstände, wie etwa ein Lenkdrachen (Abb. 2.70) oder der kleine, in Abbildung 2.71 gezeigte Papagei. Diese Objekte sind den Patienten vertraut, sie mobilisieren Erinnerungen, die uns bei einem gemeinsamen Dialogaufbau mit dem Patienten weiterhelfen.

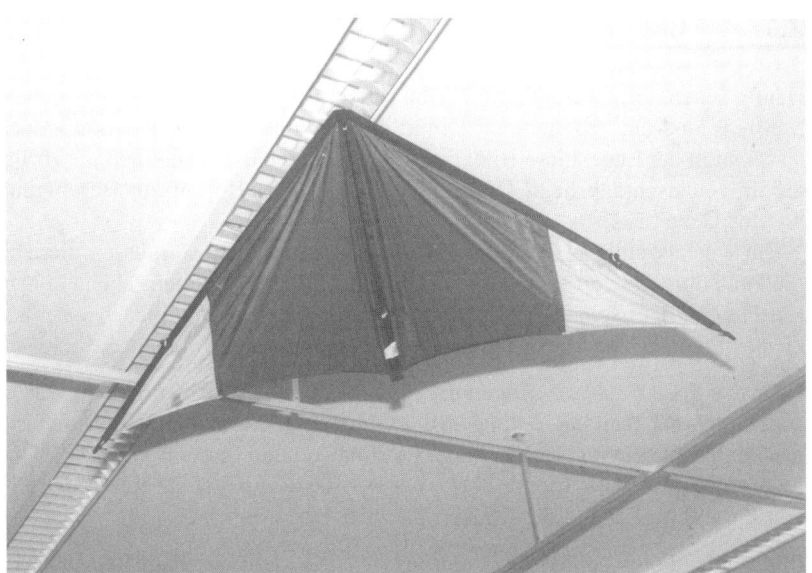

Abb. 2.70: Ein Drachen – damals am Strand...

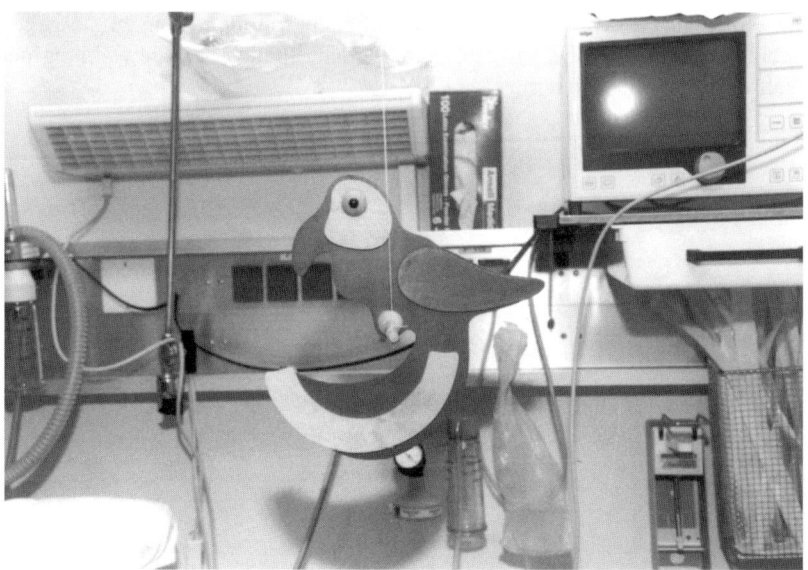

Abb. 2.71: Dieser Papagei ist gleichzeitig ein interessantes taktil-haptisches Angebot.

2.12.4 Bilder

Häufig sehen wir, dass auf dem Nachtschrank Bilder der Angehörigen stehen. Meistens sind die Patienten auf Grund ihrer Immobilität und Position jedoch gar nicht in der Lage, diese Bilder zu betrachten, oder sie benötigen die Brille, die im Nachtschrank liegt. Oft dienen diese Bilder also nur zur Beruhigung unseres Gewissens.

Wenn wir tatsächlich mit Bildern etwas anbieten wollen, so müssen diese so groß und dort platziert sein, dass die Patienten sie auch wirklich sehen können. Ein Patient, dem sein Neffe am Herzen lag, hatte von ihm zunächst nur ein kleines Foto für den Nachtschrank, das er kaum erkennen konnte.

Über das Poster, das die Angehörigen dann daraus anfertigen ließen, war er außerordentlich dankbar; es hing an der seinem Bett gegenüberliegenden Wand und konnte auch in fast waagerechter Position von ihm gesehen werden. Solche großformatigen Fotos (mindestens DIN A3) lassen sich heute relativ kostengünstig anfertigen, und die Mühe lohnt sich.

Bilder oder Fotos sollten nicht im direkten Blickfeld des Patienten platziert werden, sondern eher am Rand dieses Feldes, damit der Patienten hinschauen muss. Dies aktiviert ihn eher. Bei Patienten mit Sehstörungen werden anfangs ganz klare und eindeutige Bilder verwendet, am besten in schwarz-weiß und mit einfachen Motiven. Wenn die Sehfähigkeit zunimmt, können sie gegen farbige, komplexe Bilder ausgetauscht werden, ähnlich der Entwicklung der Wahrnehmung bei Kindern.

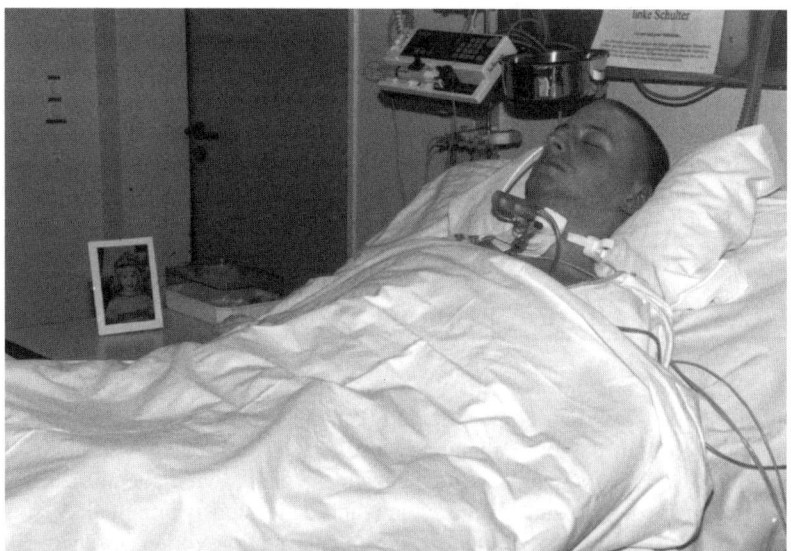

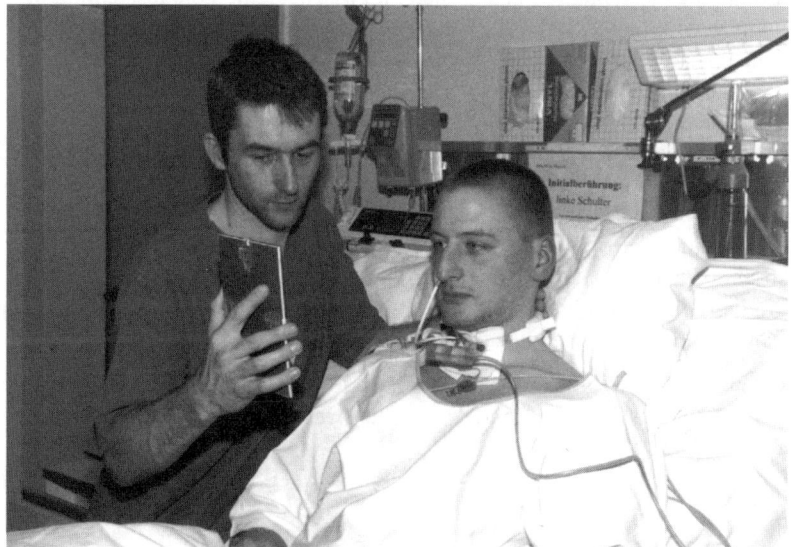

Abb. 2.72: Bilder
a) Auf dem Nachtschrank haben sie häufig nur Alibifunktion, stehen außerhalb des Gesichtsfeldes und sind meist zu klein.
b) Bilder gezielt anbieten und dabei auf mögliche Reaktionen achten.

2.12.5   Fernsehen

Wir haben gesehen, dass viele Patienten über einen Fernseher dankbar sind.
Gerade bei verwirrten Patienten ist er gut geeignet, um ihnen eine abwechslungsreiche visuelle Stimulation zu bieten. Fragen Sie nach bekannten Serien
oder Lieblingssendungen. Die Tagesschau hat schon so manchen Patienten in
die Wirklichkeit zurückgeführt...

2.12.6   Die Station zeigen

Die Idee, den Patienten vor einer Operation die Intensivstation zu zeigen, um
auf diese Weise Orientierungsschwierigkeiten vorzubeugen, hielten wir für
gut, nur mochten das die Patienten nicht. Vor der offiziellen Verteilung des
Persönlichen Fragebogens zur Pflegeanamnese haben wir Patienten zu ihren
Wünschen bezüglich der Vorbereitung auf den Intensivaufenthalt befragt:
Keiner der 20 Befragten wollte sich die Intensivstation vorher ansehen. Eine
für Patienten akzeptable Lösung bietet inzwischen eine Fotoausstellung in der
Eingangshalle der Klinik, die Patienten über Räumlichkeiten und Geräte der
Intensivstation informiert. Alles andere, etwa Vorgespräche mit dem Intensiv-
personal oder Videos, scheinen Patienten aus den verschiedensten Gründen
abzulehnen.
Wenn Patienten wach auf die Station gebracht werden, fahren wir sie mit
erhöhtem Oberkörper bis an ihren Bettenplatz und drehen das Bett so im Kreis,
dass die Patienten den gesamten Raum kennen lernen können. Dabei können
Geräte und deren Funktion erklärt werden.
Abschließend möchten wir noch auf drei Literaturstellen hinweisen:
Fröhlich und Bienstein (1994) geben ihrem Buch „Basale Stimulation in der
Pflege" vielfältige Anregungen zu visuellen Angeboten.

Buchholz (1995) stellt in seinem Artikel „Basale Stimulation: Pflegequalität
spüren" eine sehr differenzierte Vorgehensweise für die visuelle Stimulation
vor.

2.13   Atmung

Die in diesem Abschnitt dargestellten Angebote an den Patienten sollen dazu beitragen, die Atmung zu harmonisieren und bewusst zu machen. Sie sind aber auch als Möglichkeit zum Dialog mit dem in seiner Wahrnehmung beeinträchtigten Patienten zu verstehen.

Mit unserem Atem drücken wir unser Lebensgefühl aus. Wenn wir aufgeregt oder nervös sind, atmen wir schneller und flach, und wenn wir entspannen können, atmen wir ruhiger und tief.

Von dem Atemmuster können wir also auf Gefühlszustände zurückschließen. Gleichzeitig können wir durch eine Beeinflussung der Atmung diese Zustände verändern. Ein tiefes Ausatmen kann psychische Anspannungen bewusst machen und lösen, eine schnelle, oberflächliche Atmung bewirkt Unruhe. Diese wechselseitige Beziehung zwischen Atmung und psychosomatischer Wahrnehmung können wir therapeutisch nutzen. Gleichzeitig kann eine Kommunikation über Berührung und Atmung ein Zugangsweg zu schwerst bewusstseinsgestörten Menschen sein, da die Atmung gerade bei komatösen Menschen das letzte verbliebene Ausdrucksmittel sein kann.

2.13.1   Nicht-Atmen als selbstbestimmtes Leben

Das Luftanhalten („mir stockt der Atem") ist ein gängiges Verhaltensmuster in Schrecksituationen, um im Innehalten die Situation verarbeiten zu können. Übertragen auf den Intensivpatienten kann dies Folgendes bedeuten: das fremde Erleben auf einer Intensivstation kann dermaßen bedrohlich und erschreckend sein, dass ein psychosomatischer Rückzug durchaus verständlich wirkt; diese Verweigerung kann sich auch dadurch ausdrücken, dass der Patient sich so weit zurück gezogen hat, dass er noch nicht einmal selbstständig atmet... Hier kann Nicht-Atmen nicht nur als ein Defizit betrachtet werden, sondern als der Rest selbstbestimmten Lebens, zudem ein Beatmet-werden eine extreme Form der Fremdbestimmung ist. Ein erzwungenes Abtrainieren von der Beatmung hieße dann, den Patienten zu etwas zu zwingen, wozu er noch gar nicht in der Lage ist. Zunächst muss eine Beziehung zu dem Menschen aufgebaut werden, die ihm erfahrbar macht, dass die Situation nichts Bedrohliches mehr hat, er braucht eine Orientierung in seinem Körper und in seiner Umwelt. Erst dann kann eine Förderung begonnen werden.

Es ist verständlich, dass wir niemanden dazu zwingen können, so zu atmen, wie wir möchten. Eine Pflege, die die bewusste, suffiziente eigene Atmung des Patienten zum Ziel hat, ist somit immer am Erleben und der Selbstbestimmung des Patienten orientiert und damit prozesshaft. Wir geben nichts vor, sondern erarbeiten mit dem Patienten gemeinsam die einzelnen Phasen, bestätigen ihn in seiner Selbstbestimmung, vermitteln ihm Orientierung und geben Hilfen zur Gestaltung des Genesungsprozesses.

Bei postoperativen Patienten, die eigentlich nur eine kurze Phase der Nachbeatmung haben, geschieht dies auch, meistens genügt bei diesen die reine verbale Information zum Beziehungsaufbau und Orientierung und das Abtrainieren stellt für alle Beteiligten kaum ein Problem dar. Bei anderen Patienten gestaltet sich die Begleitung und Förderung schwieriger. Atmung ist eine Form der Kommunikation, des elementaren Austauschs mit der Umwelt und bietet viele gute Möglichkeiten, um mit einem Menschen zu kommunizieren, um eine Beziehung mit ihm aufzubauen, letztlich: um dem Patienten seine eigene Atmung und Beziehungsfähigkeit wieder bewusst zu machen (Hensel, Nydahl 1997).

2.13.2 Angebote im Atemrhythmus

Hier sind einige Angebote aufgezählt, deren Rhythmus sich an dem der Patientenatmung orientiert und mit denen wir allesamt gute Erfahrungen gemacht haben. Die Beatmungsform ist dabei nicht relevant.

Pflege im Atemrhythmus des Patienten
- Initialberührung (Ansprechen und Berühren während zwei Atempausen)
- Berührungen, z. B. beim VW (wahlweise während der Aus- oder Einatmung)
- Ganzkörperwaschung (rhythmische Bewegungen synchron zur Atmung)
- Umlagerung (rhythmische Bewegungen synchron zur Atmung).

Beziehungsaufbau durch Angebote, die synchron zur Atmung des Patienten gemacht werden
- Vestibuläre Stimulation (vgl. 2.7)
- Berührungen (mit alternierendem Druck synchron zur Atmung)
- Atemstimulierende Einreibung
- Extremitäten bewegen (Einatmung: Aufwärts-, Ausatmung: Abwärtsbewegung. Vgl. 2.6)
- Dialogorientierte Atmung durch großflächigen Körperkontakt, z. B. bei der Mobilisierung.

Förderung durch atemsynchrone Angebote
- Atemstimulierende Einreibung
- Vibrationen am Thorax
- Atemunterstützende Berührungen.

Die Qualität von Beziehungsaufbau und Förderung wird natürlich in den genannten Angeboten durch zum Beispiel unterschiedlichem Berührungsdruck deutlich: behutsam, lockend, ertastend beim Kennenlernen oder deutlicher, tiefer, fordernder Druck bei der Förderung. Dadurch kann das „gleiche" Angebot ganz unterschiedliche Bedeutungen erlangen.

Eine gute Möglichkeit, mit unterschiedlichen Berührungen zu arbeiten, ist die Atemstimulierende Einreibung nach C. Bienstein (Bienstein, Fröhlich 1994), die wir nun vorstellen möchten.

2.13.3 Atemstimulierende Einreibung (ASE)

Die ASE wird hier zwar detailliert beschrieben, doch raten wir Ihnen, sie regelrecht in einem Kurs für Basale Stimulation von einem Kursleiter oder Praxisbegleiter zu erlernen. Die ASE bedarf einer kontinuierlichen Übung und muss vor allem richtig angeboten werden, um ihre therapeutische Wirkung voll zu entfalten.

Bei der ASE handelt es sich um eine rhythmische, mit unterschiedlichem Händedruck arbeitende Einreibung zur Atemtherapie im Brust- oder Rükkenbereich. Durch sich angleichende Atemrhythmen entsteht zwischen Patient und Pflegekraft ein kommunikativer Prozess, der sehr viel Bewusstheit, Entspannung und Sicherheit vermitteln kann. Je nach dem, wie viel Druck ausgeübt wird, kann die ASE begleitend oder fördernd angeboten werden.

Ziele der ASE:

- Beziehungsaufbau
- Psychische Stabilisierung und Bewältigung („den Rücken stärken")
- Orientierung
- Stressminderung
- Präoperative Vorbereitung
- Beruhigung
- Einschlafförderung
- Atemuntersützung
- Rhythmisierung der Atmung
- Pneumonieprophylaxe
- Weaning.

Nachgewiesene Wirkung der ASE

Lehmann (1998) hat gezeigt, dass die ASE nachweislich Verwirrtheitszustände reduziert. Der intensive körperliche Kontakt, die ruhigen und gleichmäßigen Berührungen vermitteln dem Patienten eine Sicherheit, die er in diesem Maße nur selten auf der Intensivstation wahrnehmen kann. Das gemeinsame Atmen schafft ein Verständnis ohne Worte, eine distanziert-nahe Verbundenheit, die Unsicherheiten auffangen kann. Diese unruhigen Patienten fühlen sich akzeptiert und können sich durch die eindeutigen Bewegungen der Einreibung beruhigen lassen. Die vertiefte Ausatmung löst zusätzliche psychosomatische Spannungen, und die Patienten entspannen körperlich und geistig.

Diese Entspannung hat Einfluss auf den Schlaf. Schürenberg (1993) konnte nachweisen, dass Pflegende durch die ASE in der Lage sind, das Ein- und Durchschlafverhalten von Patienten zu fördern, sodass entsprechende Medikamente reduziert werden können. Wenn wir einen Patienten abends beruhigend waschen, so betten wir ihn in abschließender Seitenlage und bieten ihm zuletzt eine ASE an. Die meisten Patienten schlafen nach wenigen Minuten ohne Sedierung ein.

Lengauer (1998) konnte zeigen, dass Patienten auch präoperativ weniger Prämedikation benötigten, wenn sie drei Tage vor der Operation abends die ASE erhielten; sie waren genauso bis weniger nervös oder ruhig wie Patienten ohne ASE, aber mit Prämedikation.

Die ASE hat also eine starke psychosomatische Wirkung. Sie vertieft außerdem die Atmung und normalisiert den Atemrhythmus. Neben dem Effekt der Pneumonieprophylaxe ist sie ausgezeichnet zum Weaning, dem Entwöhnen von der Beatmung, geeignet. Die durch die Einreibung vermittelte Nähe schafft bei dem in seiner Atmung unsicheren Patienten eine wichtige Gewissheit, dass sich jemand um ihn kümmert. Die Hände, welche die Atmung unterstützen, geben selbst nach Langzeitbeatmung eine sichere Orientierung, und schließlich können oberflächliche Atemzüge vertieft werden.

Variationen der ASE

Ursprünglich war die ASE so gestaltet, dass die Pflegenden den Atemrhythmus vorgaben und mit einem sanften Druck im Sinne eines Angebotes arbeiten. In den letzten Jahren hat sich dieses Vorgehen teilweise verändert. Ansgar Schürenberg hat als Erster den Gedanken entwickelt, die ASE patientensynchron anzubieten und damit gute Erfahrungen gesammelt, die wir teilen. Mitunter kann es sinnvoller sein, im Atemrhythmus des Patienten zu beginnen, um noch deutlicher ein Angebot im Sinne des Beziehungsaufbaus zu machen. Weiter können wir unter Umständen mit einem recht deutlichen Druck arbeiten, wenn wir die Patienten fordern möchten. Letztlich hängt dies auch vom

Charakter des jeweiligen Menschen ab: manche können und wollen „folgen", für andere kann die Selbstbestimmung wichtiger sein.

Je nach Patientensituation und persönlichen Pflegezielen kann die ASE in ihren Schwerpunkten variieren. Die Vorgehensweise entsprechen natürlich der Gesamtsituation: Eine ASE zur Pneumonieprophylaxe kann fordernd und beispielsweise vormittags angeboten werden, die Lagerung ist dabei atemunterstützend; eine ASE zum Einschlafen ist hingegen ein letztes Pflegeangebot, die Lagerung entsprechend einschlaffördernd.

Tab. 2.4: Variationsmöglichkeiten der ASE:		
Patientensituation	Pflegeziel	Variation der ASE
Wirkt zurückgezogen	Beziehungsaufbau	Im Rhythmus des Patienten beginnen, leichter Druck
Wirkt unruhig und verwirrt	Beruhigung und Orientierung	Im Rhythmus des Pflegenden beginnen, leichter Druck, bei Übereinstimmung deutlicher Druck
Physiologischer Atemrhythmus, aber oberflächlich	Vertiefte Atmung	Im Rhythmus des Patienten beginnen, deutlicher Druck
Hyperventiliert	Physiologischer Rhythmus	In einem schnellen Rhythmus des Pflegenden beginnen, leichter Druck

Verstehen Sie bitte auch hier so eine Tabelle nicht als Patentrezept, sondern als Hilfe für den Alltag.

Die ASE anbieten

Lagerung

Zuerst bringen wir den Patienten in eine Lage, in der wir gut an den Rücken herankommen. Mobile Patienten setzen sich auf die Bettkante oder umgekehrt auf einen Stuhl mit Stützmöglichkeit vor der Brust. Beatmete oder Immobile können in Seitenlage – am besten in 135°– gelagert werden. Wenn diese leicht diagonal im Bett liegen, so ist es für Pflegende noch einfacher, den Rücken des Patienten zu erreichen.

Die Atemstimulierende Einreibung kann auch auf der Brust und dort prinzipiell genauso wie auf dem Rücken durchgeführt werden. Der Unterschied besteht darin, dass die spiralförmigen Abwärtsbewegungen nicht so extrem sind, weil die Brust keine große Fläche bietet, wie der Rücken. Bei Frauen müssen natürlich die anatomischen Verhältnisse und das Schamgefühl berücksichtigt werden. Bei Männern mit starker Behaarung sollte besonders viel Lotion verwendet werden, weil sich die Haare sonst durch die kreisenden Bewegungen aufzuwirbeln, Schmerzen verursachen und eine Haarbalgentzündung provoziert werden kann. Die Einreibung auf der Brust wird von einigen Patienten nicht akzeptiert, weil sie ihnen zu nahe und zu intim ist. Dennoch ist die ASE auf der Brust ausgezeichnet zum Weaning geeignet, weil wir einen direkten visuellen Kontakt zum Patienten haben, evtl. die Beatmungsmaschiene im Blick haben können und zudem sehr interaktiv – auch durch Worte – mit dem Patienten arbeiten können.

Kontakt

Dann wird der Rücken von oben nach unten ausreichend mit beiden Händen (ohne Handschuhe oder Ringe) einfühlsam mit einer W/O- Lotion eingecremt. Wir bewegen uns dabei betont langsam, um dem Patienten Ruhe zu vermitteln. Wir lassen unsere Hände sagen: „Ich habe alle Zeit der Welt für dich."

Der Hautkontakt wird während der gesamten Einreibung beibehalten und nicht unterbrochen. Nach Beginn des Eincremens setzen wir beide Hände oben am Nacken direkt rechts und links neben der Wirbelsäule an. Die Finger werden nicht gespreizt, sondern bleiben geschlossen, und die Hände liegen ganzflächig auf. Mitunter kann dennoch eine Hand am unteren Rippenrand kurz verbleiben, um die Atmung des Patienten erspüren zu können.

Beginn

Wir beginnen dann die ASE während einer Ausatmung. Der Wechsel von Ein- und Ausatmung erfolgt in der Regel im Verhältnis 1:2; bei maschineller Beatmung richten wir uns nach dem eingestellten Verhältnis.

Ausatmung

Bei der Ausatmung üben wir mit Daumen, Zeigefinger und Handfläche unterstützenden Druck aus. Die Bewegung während der Ausatmung führt ein paar Zentimeter entlang der Wirbelsäule nach unten, dann seitwärts in Richtung Brustkorb. Unsere Hände drehen sich dabei leicht nach außen und werden gleichzeitig und synchron zur Atmung bewegt (Abb. 2.73 a).

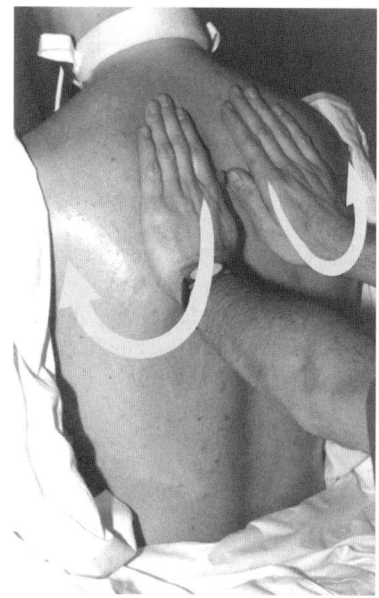
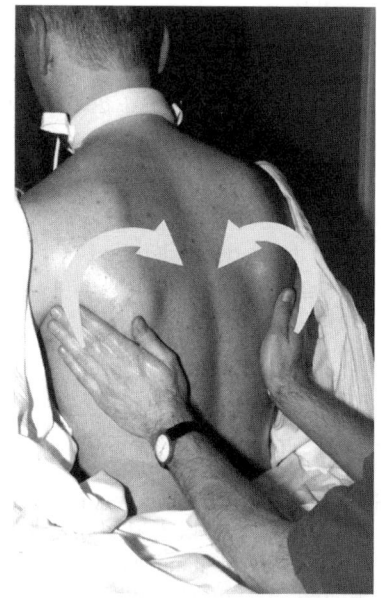
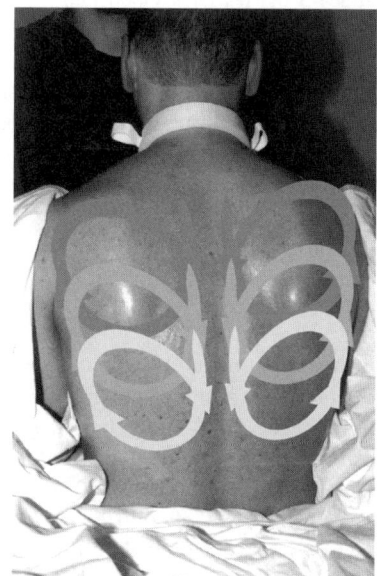

Abb. 2.73: Atemstimulierende Einreibung
(ASE)
a) Bewegung während der Ausatmung
   – mit Druck;
b) Bewegung während der Einatmung
   – mit deutlich weniger Druck.
c) Die gesamten Bewegungen während
   der ASE führen in spiralförmigen Kreisen
   von den Schultern bis zum unteren Rippenrand.

Einatmung

Während der Einatmung gleiten die Hände mit deutlich weniger Druck in einer kreisförmigen Bewegung zurück zur Wirbelsäule. Eine Variante kann darin bestehen, während des Hochstreichens an den Flanken den Thorax anzuheben, indem ein leichter, nach oben gerichteter Druck ausgeübt wird (Abb. 2.73 b).

Übereinstimmung

Ob nun der Patient oder die Pflegekraft den Rhythmus bestimmen, richtet sich nach der Patientensituation und den Zielen des Patienten und der Ziele der Pflegenden. Wenn beide sich nach einigen Atemzyklen an einen gleichen Atemrhythmus angeglichen haben, kann die Pflegekraft versuchen, den Patienten zu einer ruhigen und tiefen Atmung hinzuführen, wenn es denn ein gemeinsames Ziel ist. Das Verhältnis von Ein- zu Ausatmung, die Atemtiefe oder auch der Rhythmus können verändert werden.

Die Einreibung wird mehrmals ausgeführt. Dabei wird der Rücken von den Schultern bis zum unteren Rippenrand in kreisenden Spiralen eingerieben (Abb. 2.73 c). Wenn die Hände am unteren Rippenrand angelangt sind, werden die Hände nacheinander zum Nacken zurückgelegt, ohne den Hautkontakt zu verlieren, d.h. die Einreibung je nach Rückengröße (und Größe der Pflege-hände) 3 bis 8 mal kreisen kann.

Während die Hände wieder nach oben gelegt werden, muss eine Einatmung im verwendeten Atemtempo frei geatmet und mit der nächsten Ausatmung weitergemacht werden, damit der Patient nicht in seiner Atmung stockt. Die gesamte Atemstimulierende Einreibung dauert je nach Indikation 3 bis 10 Minuten.

Abschließend wird der Rücken wie bei dem vorbereitenden Eincremen von oben nach unten mit wenig, aber gleichmäßigem Druck, langsam und ruhig ausgestrichen. Die Berührungsqualität hat hier einen abschließenden und verabschiedenden Charakter.

Weaning

Noch ein Wort zum Weaning, dem Abtrainieren von der Beatmung. Viele Patienten, die beatmet aus einer langen Sedierung aufwachen, wissen nicht, dass sie auf SIMV oder CPAP gestellt sind und den Atemrhythmus selbst bestimmen können. Sie hyperventilieren und denken, dass die Hyperventilation ihnen „angetan" wird.

Hier ist die ASE sehr hilfreich, denn sie macht dem Patienten seine Atmung bewusst und vermittelt durch die Gegenwart des Pflegenden und den vorge-gebenen, ruhigen Atemrhythmus sehr viel Sicherheit. In der Praxis machen wir es so, dass wir die Patienten zunächst informieren, über ihre Situation nochmals aufklären und ihnen deutlich mitteilen, dass die ASE gemeinsam gemacht wird. Hierbei kann der Patient klar bedeuten, wann er den nächsten Schritt machen kann. Der Patient wird entsprechend gelagert. Hier ist es gut möglich, den Oberkörper hoch zu lagern und die ASE auf der Brust anzubieten. Wenn die Beatmungsform noch voll kontrolliert ist (CMV o. IPPV), können wir auch in der Form beginnen, damit der Patient sich erst mal an die Berührung durch die ASE für ein paar Momente gewöhnt. Der nächste Schritt ist dann die Fortführung der ASE mit einer Hand, während die andere die Beatmung auf SIMV oder gleich CPAP umstellt – evtl. kann dies auch ein Kollege tun. Nach der Umstellung wird die ASE wieder mit beiden Händen angeboten. Hier kann sich dann eine Art Spiel entwickeln: der Patient wird aufgefordert, selbst zu atmen, die Berührungen haben dann deutlich weniger Druck. Sollte der Patient Unsicherheit zeigen, so kann die Berührung wieder deutlicher werden. Es folgt ein Aufmuntern, Zeigen und Selbstlassen über berührte Atmung. Wenn der Patient auch diese Phase gut bewältigt hat, kann die ASE wieder mit einer Hand (oder mit Kollegenhilfe) in eine Spontanphase überleiten und der Patient nur mit feuchter Nase atmen. Die ASE führt dann in die Phase der Selbstständigkeit, wobei immer weniger Druck angeboten wird, bis die Berührungen nur noch streichend gemacht werden und schließlich ganz aufhören. Die beschriebene Angebot dauert je nach Patient fünf bis zwanzig Minuten.

Eine interessante Variation kann auch hier darin bestehen, zum Ende der ASE mit einer Hand einen Unterarm des Patienten synchron zur Atmung zu bewegen: Während der Einatmung wird der Unterarm leicht angehoben, während der Ausatmung nach unten bewegt. Dieses zusätzliche propriozeptive Angebot konditioniert nahezu die Atmung des Patienten an die Bewegung des Armes. Dieses Vorgehen ermöglicht eine einfachere Vorgehensweise und eine zusätzliche Integration der Angehörigen. Diese Bewegung und das selbstständige Atmen können später von den Angehörigen viel eher mit dem Patienten geübt werden als die ASE.

Kleingedrucktes

- Natürlich muss auf den Atemrhythmus des Patienten Rücksicht genommen werden. Einem Patienten mit 40er-Rhythmus kann nicht ein ruhiger 16er-Rhythmus angeboten werden. Alle Bewegungen müssen mit Ruhe und Konzentration ausgeführt werden. Dem Patienten soll durch einen langsameren Atemrhythmus Sicherheit und Orientierung vermittelt werden, er darf dabei aber nicht durch zu langsames Einreiben überfordert werden. Wir haben Patienten schon deswegen kollabieren sehen! Für Patienten, die hypoventilieren, gilt dasselbe natürlich umgekehrt.
- Die Atemstimulierende Einreibung kann natürlich nicht bei CMV-beatmeten Patienten durchgeführt werden, es sei denn in der unter Weaning beschriebenen Weise.

- Vorsicht bei Patienten, die ein Thoraxtrauma erlitten haben! Bei Rippenbrüchen, Sternumnähten oder Bülowdränagen kann die ASE kontraindiziert sein.

2.14   Zum Umgang mit unangenehmen Erfahrungen

Erinnern Sie sich bitte an einen Ihrer letzten Zahnarztaufenthalte. Er hat gebohrt und gebohrt und Sie wussten ganz genau, dass Sie in Tränen ausbrechen würden, wenn er jetzt noch zwei Minuten weitermacht. Sie konnten sich verständlich machen und sich eine heilsame Pause nehmen, zumindest mal „ausspucken" und sind nicht in Tränen ausgebrochen. Wie gehen Sie mit Ihren Patienten um?

Der Intensivaufenthalt bringt es mit sich, unangenehme Erfahrungen zu sammeln. Viele erleben die Zeit als Bedrohung, andere als eine Zeit der Lebensrettung. Die meisten orientierten Menschen nehmen die Schmerzzufügung wie eine Punktion oder eine Operation einfach hin, sie akzeptieren sie als notwendig, obwohl sie immer eine Körperverletzung darstellt – manchmal vergessen wir dies im Alltag.

Nun ist dies meistens unumgänglich und auch die Realität moderner intensivmedizinischer Therapie. Wir stellen uns die Frage, wie Situationen, in denen unangenehme Erfahrungen gemacht oder vermittelt werden, anders gestaltet werden können. Es muss diskutiert werden, inwieweit die Integration des Patienten zur Gestaltung unvermeidlicher und unangenehmer Situationen wichtig für seinen Genesungsverlauf sein kann. Eine Überforderung kann zu einer Destabilisierung seiner Abwehr führen, eine Integration hingegen, die seine Selbstverantwortung anregt, lässt ihn eher gesunden (Findeisen, Pikkenhain 1990, Kalweit 1999). Zudem ist das Schmerzempfinden wie der Umgang mit Schmerzen sehr subjektiv. Manche meinen, viel aushalten zu können, andere Menschen haben panische Angst vor kleinsten Schmerzen. Hier ist es wichtig, individuell vorzugehen.

Gemeinsame Absprachen

Die meisten Patienten nehmen eine Punktion wie beim Blutabnehmen hin und es stellt auch keine Verletzung ihres Menschseins dar – dies ist aber nicht bei allen Menschen so! Bei Patienten, die labil wirken oder auch nach größeren Eingriffen kann es ratsam sein, den Zeitpunkt und das Vorgehen gemeinsam zu besprechen. Meist ist es so, dass wir den Zeitpunkt bestimmen und plötzlich ins Zimmer kommen und den Patienten mit einer Bülowdränage überraschen.

Dieses Vorgehen ist verständlicherweise eine Überforderung und nimmt dem Patienten die Gelegenheit, sich darauf vorzubereiten und vor allem sich als selbstverantwortlicher Partner zu fühlen.

Beobachten

Mitunter werden in unangenehmen Situationen wie lokalen Eingriffen psychische wie physische Grenzen überschritten, die dann ehcr schaden als nutzen. Wir beobachten den Patienten genau, wie sich Atmung, Kreislaufparameter und vor allem Schweißproduktion zeigen. Eine typische Stresssymptomatik weist darauf hin, dass er überfordert wird und eine Pause braucht.

Strukturierte Pausen

Wir haben gute Erfahrungen damit gemacht, „nichts" zu tun. Sie werden bei diesem Satz wahrscheinlich schmunzeln, aber für Patienten, die den Rhythmus einer Intensivstation nicht kennen, ist es einfach sinnvoll, sie darauf hinzuweisen, wann Ruhe oder Aktivität vorherrschen und wie viel Zeit jeweils dazwischen liegen kann. Die Ruhezeit ist eine Zeit der Erholung, des Kraft schöpfens, die gerade nach oder auch vor schmerzhaften Erfahrungen notwendig ist. Fragen Sie den Patienten und beobachten Sie ihn gut, wann er welches für wie lange braucht – und informieren Sie ihn darüber, was Sie noch vorhaben, evtl. unterstützen Sie dies mit einer entsprechenden Lagerung. Selbst eine Mobilisierung kann für einen Patienten nach einer Operation eine zwar gewollte, aber beträchtlich unangenehme Erfahrung sein. Hier ist eine gemeinsame Absprache über den Zeitpunkt und Ablauf sinnvoll. Oder sind Sie rund um die Uhr ein Held?

Strukturiertes Arbeiten

Mitunter ist es sehr sinnvoll, die Arbeit in verschiedene Aktivitäten zu strukturieren. So kann es eine emotionale Überforderung darstellen, wenn sich der Patient eben noch bei einer beruhigenden Waschung entspannt hat und im nächsten Moment abgesaugt wird. Wir laufen dann Gefahr, dass der Patient bei jeder Form von Grundpflege in eine angespannte, ängstliche Erwartungshaltung verfällt. Es kann daher Momente geben, in denen eher unangenehme Interaktionen erfolgen (müssen) und dann wieder erholsame und fördernde, die aber für den Patienten dcutlich voneinander getrennt werden. Welche Reihenfolge hierbei gewählt wird, hängt vom Patienten und letztlich auch von der anfallenden Arbeit ab. Hier ist als Beispiel in tabellarischer Form ein Ausschnitt aus dem morgendlichen Ablauf dargestellt. Beachten Sie die möglichen Wirkungen, nach denen so ein Tagesablauf organisiert werden kann. Es wird deutlich, dass ohne viel Mehraufwand ganz andere Prioritäten verwirklicht werden können.

Tab. 2.5: Beispielhafter Ausschnitt aus der normalen Strukturierung des Tagesablaufes eines beatmeten Patienten:

Uhrzeit	Tätigkeit ohne Kontakt	Tätigkeit mit Kontakt	Mögliche Wirkung	Dauer in Min.
6:30		Begrüßung	+	1
	Messen/Monitoring		ø	4
6:35		Mundpflege	+/-	10
		Absaugen	-	2
6:47	Material vorbereiten		ø	5
		Beruhigende Ganzwaschung	+	20
7:12		Augen-, Nasen-, Ohrenpflege	-	7
		Lagerung	+/-	5
7:29		ASE	+	7
	Medikamente		ø	10
7:41				71

Die Struktur ist an den pflegerischen Handlungen funktional orientiert, bewirkt einen vergleichbaren Ablauf, können aber zur Folge haben, dass der Patient sich nie richtig entspannen kann, weil er lernt, dass jede Pflegetätigkeit eine potenziell unangenehme Erfahrung bedeuten kann.

Tab. 2.6: Eine Strukturierung nach möglicher Wirkung – d.h. patientenorientiert – könnte wie folgt aussehen:

Uhrzeit	Tätigkeit ohne Kontakt	Tätigkeit mit Kontakt	Mögliche Wirkung	Dauer in min.	Struktur
6:30		Begrüßung	+	1	Aktivität beginnt
	Messen/Monitoring		ø	4	Ruhe
6:35	Material vorbereiten		ø	5	
		Ganzwaschung	+	20	Positive Erfahrungen
7:00		Lagerung	+	10	
		ASE	+	7	
7:17	Medikamente		ø	10	Ruhephase
		Mundpflege	+/-	10	Unangenehme Erfahrungen
7:37		Absaugen	-	2	
		Augen-, Nasen-, Ohrenpflege	-	7	
7:46				76	

Die zweite Strukturierung dauert 5 Min. länger, weil die Umlagerung mit 10 statt mit 5 Minuten berechnet wurde. Gerade bei bauchchirurgischen Patienten dauert eine Umlagerung, die schmerzfrei und als eine Erfahrung von „Sich im Raum bewegen" gestaltet wird, erfahrungsgemäß länger.

Die zweite Struktur hat den Vorteil, dass der Patient deutliche Phasen der Entspannung und damit die Möglichkeit zur Regeneration und Rehabilitation hat.

Gemeinsam Handeln

Eine weitere Möglichkeit kann darin bestehen, dem Patienten während der unangenehmen Erfahrung ein deutliches Mitspracherecht einzuräumen. Er kann damit über die Möglichkeit verfügen, über eine Pause während der Handlung oder gar einen Abbruch zu bestimmen und fühlt sich dadurch nicht mehr so ausgeliefert. Schaffen Sie Möglichkeiten zur Interaktion durch eine zusätzliche Person, die die Hand des Patienten hält, eine Klingel oder geben Sie dem Patienten andere Ausdrucksmöglichkeiten. Wir haben gute Erfahrungen damit gemacht, während des Absaugens zum Beispiel eine Hand des Patienten auf den Unterarm zu legen, dessen Hand den Katheter hält. Selbst kleinste Aktivitäten können hier gespürt werden und das Absaugen eventuell kurz unterbrochen werden, um eine Atempause für die Seele zu bekommen. Der Vorgang des Absaugens bekommt dadurch eine ganz andere Qualität.

Es ist natürlich klar, wenn der Patient in so einem Beispiel wie Absaugen lebensbedroht und voller Sekret ist, dann muss dies schnell geschehen und hat andere Prioritäten.

Schmerz lass nach

Es ist möglich, den Schmerz „wegzustreicheln". Die Reizleitung auf der Haut ist schneller als die in der Tiefe, in der meist die Schmerzen empfunden werden. Streichelnde Berührungen mit leichtem Druck können somit den Schmerzreiz überlagern. Das so genannte Tensgerät nutzt diese Wirkungsweise. Entspannende Lagerungen oder auch ein beschützendes Lagern wie die umgrenzende Lagerung und ein Kissen vor dem Bauch tun ein Übriges. Es ist bei allem aber selbstverständlich, dass hier die ausreichende Applikation von Schmerzmitteln an erster Stelle steht.
Sollten die Patienten generell schmerzempfindlich sein, ist es übrigens bei der Ganzkörperwaschung ratsam, tupfend zu waschen. Hier kann ein nasses Handtuch auf den Körper aufgelegt werden und die Hände gleiten über das Handtuch, nicht das Handtuch über die Haut. Dadurch ist es gut möglich, Körpergefühl zu fördern, ohne zu schmerzhaft zu waschen.

Das Zufügen von Schmerzen oder anderen unangenehmen Reizen gehört zu unserem Alltag und ist notwendiges Übel. Wir können nicht immer rund um die Uhr nur „Gutes" tun. Aber wir können versuchen, gut zu informieren, differenziert zu beobachten und den Patienten so viel Mitspracherecht und Selbstbestimmung zu ermöglichen wie es nur geht. Und mit ihm gemeinsam handeln.

3 Gedanken und Erfahrungen

3.1 Alles echte Leben ist Begegnung

Ein Fallbeispiel der Basalen Stimulation

von Renate Gsodam und Peter Nydahl

Der folgende Artikel entstand aus Reflexionen zur Abschlussarbeit innerhalb der Weiterbildung zur *Praxisbegleiterin für Basale Stimulation in der Pflege* zwischen Renate Gsodam, die an der Weiterbildung in der NÖ-Landesakademie in Mödling teilnahm und Peter Nydahl, Leiter einer solchen Weiterbildung. In dem Text wird deutlich, wie schwierig es sein kann, zu einer schwerstbeeinträchtigten Patientin einen Kontakt aufzubauen. Wir haben für diese junge Frau ein patientenorientiertes Konzept entwickelt, das sich eben nicht an ihrer Erkrankung, sondern vielmehr an ihrem Menschsein orientiert. Der Text beschreibt nach Vorstellung der Patientin gemeinsame Überlegungen und schildert dann die Pflege durch Frau Gsodam.

■ Nicole

Nicole erlitt abends auf ihrem Mofa einen Zusammenstoß mit einem PKW und wurde am Unfallort bewusstlos aufgefunden. Nach der Erstversorgung wurden ein Schädelhirntrauma, Thoraxtrauma, multiple Frakturen, u.a. eine C5-Fraktur diagnostiziert. Zur weiteren Therapie wurde sie sediert und beatmet auf einer Intensivstation in Klagenfurt routinemäßig versorgt. Nach dem Unfall prognostizierte ein Neurologe auf Grund des prolongierten Hirnödems ein apallisches Syndrom mit schlechter Prognose. Vordergründig pflegerische Probleme boten die verschiedenen Verbände, hauptsächlich aber der bislang erfolglose Versuch, Nicole von der Beatmung abzutrainieren. Vier Wochen nach dem Unfall und drei Tage nach Ausschleichen der Sedierung zeigt sie immer noch kaum Eigenaktivitäten, gelegentliches Augenzucken, keine eigene Atmung. Sie wird rein körperorientiert versorgt und stabilisiert, zumal ihre Persönlichkeit kaum wahrnehmbar und nur aus den Erinnerungen der Angehörigen besteht. Auf Station wird sie den Möglichkeiten nach gut gepflegt. Im Team gilt sie als hoffnungsloser Fall – dabei ist Nicole eine junge Frau, deren Situation trotz aller intensivmedizinischer Möglichkeiten in den Pflegenden die unterschiedlichsten Gefühle provoziert.

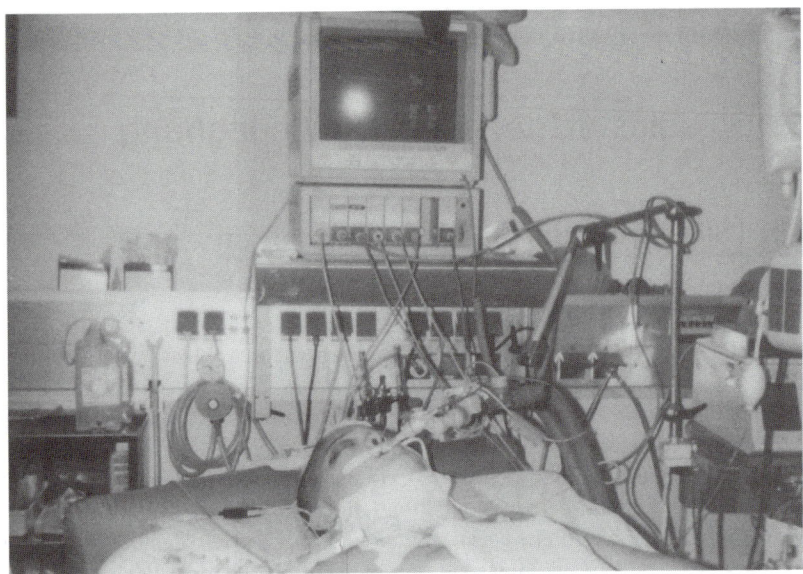

Abb. 3.1: Nicole's aktuelle Situation

Basale Stimulation

Die pflegerische Versorgung ist zwar gewährleistet, das Überleben des Körpers gesichert, aber die Therapie des Menschen stagniert. Es scheinen keine weiteren Fortschritte möglich oder erkennbar. Bei schwerstverletzten und -beeinträchtigten Menschen wie Nicole scheint die Standardpflege nicht weiter zu *funktionieren*. Wir brauchen einen anderen Ansatz.

Trauen wir uns, anders zu denken. Lassen wir jetzt die Allmachtsfantasie, wir könnten sie heilen, beiseite. Gehen wir davon aus, dass Nicole immer noch genug Überlebenswillen in sich hat, um sich selbst zu heilen, eigene Entwicklungen selbst zu gestalten, dass sie in einer bestimmten Weise selbstbestimmt leben kann, auch wenn dies für uns nur in Ansätzen wahrnehmbar ist (vgl. Fröhlich 1999).

Wir gehen üblicherweise davon aus, dass wir als Menschen selbstbestimmt leben. Wir bestimmen und entscheiden, wie und wohin wir uns bewegen, was und wie wir wahrnehmen, wie und mit wem wir kommunizieren. Dies geschieht häufig unbewusst, auf elementarer Ebene und in prozesshafter Auseinandersetzung mit unserer Umwelt. Wir leben somit mit unserer Umwelt in einer dynamischen Wechselbeziehung, die in uns verschiedenste Werdungsprozesse auslöst und letztendlich unsere emotionale und soziale (und nicht nur die *rationale*!) Intelligenz und Identität bewirkt. Wenn wir nun die Beziehung zu anderen Menschen oder zur Umwelt aber von uns aus nicht mehr aufrecht erhalten können, so brauchen wir die Kommunikation und Anregung von *außen*, um weiterhin prozesshaft leben zu können, um unsere Identität aufrecht erhalten oder neu gestalten zu können (Bienstein, Fröhlich 1999).

Für Nicole können der Unfall, die schweren Frakturen und nicht zuletzt das fremde Umfeld völlig unbekannt sein, sie können für sie unverständlich, ja sogar bedrohlich sein. Ihr bisheriges Leben wird radikal verändert, die elementare Sicherheit des eigenen Körpers, die Selbstverständlichkeit, selbst entscheiden zu können, sich bewegen zu können, mit anderen Menschen kommunizieren zu können, hat sich vermutlich zum Bedrohlichen hin verändert (Hannich 1996). Sie wird wach, hat höchstwahrscheinlich keine Erinnerung an den Unfall, ist aber plötzlich radikal anders und kann sich selbst nicht verstehen. Sie wird wahrscheinlich auf elementarer Ebene darauf mit Angst und einem Rückzug als Schutzstrategie reagieren, denn die Umwelt, ihr eigener Körper, selbst ihr Erleben und ihre Wahrnehmung sind plötzlich und unerwartet fremd (Bienstein, Fröhlich 1994, Zieger 1996).

Sie braucht Zeit zur Neuorientierung. Sie braucht eine Anregung von außen, die Sicherheit vermittelt, ihr bekannt vorkommen wird und klar und eindeutig wahrnehmbar ist. Sie braucht eine Kommunikation, die eindeutig *sie* als Person meint, damit sie ihre Identität neu gestalten kann (Bienstein, Fröhlich 1999).

Um mehr über ihre Persönlichkeit und das Umfeld, aus dem sie kommt, erfahren zu können, benötigen wir differenzierte Informationen über sie. Dazu haben wir die Angehörigen eine modifizierte Form des „Persönlichen Fragebogens zur Pflegeanamnese" (Nydahl, Bartoszek 1998) beantworten lassen und mit ihnen ein Gespräch geführt.

Was wissen wir nun von Nicole ?

Nicole's Biografie:

- *Soziales Umfeld:* Nicole lebt bei den Eltern, hat einen Bruder sowie einen Freund, geht gerne zur Schule, möchte Bankkauffrau werden.
- *Tagesablauf:* will morgens ihre Ruhe haben, trinkt nur Cappy (Limonade) in der Früh, Zähne putzen, Schule, kommt nach Hause, essen, fernsehen.
- *Hobbies:* Volleyball, TV: Beverly Hills, Akte X, Baywatch
- *Glaube:* seit dem plötzlichen Tod der Oma hat sie der Glaube enttäuscht

- *Umgang mit Krisensituationen:* zog sich zurück – sagte immer „lasst mich in Ruhe, ich werde das schon machen"
- *Körperpflege:* morgens normale Wäsche, abends duschen, zügig mit warmen Wasser, sie ist Rechtshänderin; frisiert sich jeden Tag ausgiebig die langen Haare. Parfum Night Musk
- *Zahnpflege:* morgens vor dem Waschen und direkt vor dem Einschlafen
- *Essen und Trinken:* bevorzugt scharf, sauer, salzig: Gegrilltes, Gemüseauflauf, trinkt gerne Cappy während der Mahlzeiten
- *Schlafen:* geht spät schlafen (rechte Seite), schläft gerne aus. 3 Stofftiere im Bett, besonders Plüschhund „Jacky". Liegt gerne im dunklen Zimmer bis über den Hals zugedeckt. Meidet Rückenlage
- *Körperkontakt:* gewohnt, speziell an den Händen, Abneigung an Kopf und Haaren
- *Wahrnehmungs-/Sensibilitätsstörungen*: bis auf leichte Sehschwäche keine
- *Musik*: Schlager, Techno, Lieblingslied: „My heart will go on"

Mit diesen Informationen und unseren Überlegungen versuchen wir nun, ein Patientenspezifisches (kein krankheitsspezifisches!) Konzept zu entwickeln.

Welche Priorität hat Nicole's Pflege?

Nicole ist 16 Jahre alt, *lebt zu Hause* und scheint in der Phase der Adoleszenz zu sein, der psychosozialen Abnabelung von ihrem Elternhaus. Die Beziehung zu ihren Eltern war „normal". Sie scheint sich zu Hause eher zurückgezogen zu haben (Hinweis: *Fernsehen* als „beziehungsarme" Tätigkeit), pflegte aber Kontakte zu Gleichaltrigen (Hinweis: Freund, Schule, Volleyball als Gemeinschaftssport). Sie distanzierte sich und suchte ihre eigene Identität (Eriksen 1998).

Der Verlust der Oma, verknüpft mit einer herben Enttäuschung, weist darauf hin, dass sie Verluste und Grenzsituationen noch nicht oft erlebt hat und wahrscheinlich durch den Unfall zutiefst verunsichert sein wird, d.h. wahrscheinlich ihre körperliche und psychische Identität anders als bisher erleben wird. Deswegen steht die Unterstützung ihrer Identitätsfindung an erster Stelle.

Weiterhin scheint uns wahrscheinlich, dass Nicole in dieser Lebensphase sehr emotional und affekthaft sein könnte. Wir folgern daraus, dass es für Nicole wichtig sein könnte, selbstbestimmt zu leben, eigene Entscheidungen zu treffen (selbstständige Bewältigung von Krisensituationen), gleichzeitig aber noch in der kindlichen Elternbindung verhaftet ist (Schmusetiere auf dem Bett) und eventuell mitunter Zuflucht und Schutz bei den Eltern sucht. Es liegt somit nahe, dass ihre Pflege sowohl die Priorität Selbstbestimmung, aber auch Rückzug und Schutz ermöglichen beinhaltet, bzw. zwischen beiden variieren kann.

Wer ist Bezugsperson?

Da nach Buber „echtes Leben" – und damit echte Identität – „nur in der Begegnung" stattfindet, erscheint es uns sinnvoll, ihre möglichen Freundinnen aus der Schule und/oder den Freund weiter zu integrieren, damit Nicole in der Beziehung ihr Ich prozesshaft wieder findet (Buber 1995). Die potenzielle Integration der Eltern in die Pflege kann auf Grund ihrer Adoleszenz problematisch werden, eventuell aber auch eine große Chance sein – vielleicht können auch Bruder oder Freund sinnvoller integriert werden. Dies hängt aber auch von der Fähigkeit der Angehörigen ab, mit der Situation umgehen zu können.

Vor allem halten wir die Pflege durch Renate Gsodam als junge Frau (eine Krankenschwester als Nicht-Elternperson) sinnvoll, um ihr in der Begegnung die neue Realität und ihr auch ihre neue Identität erfahrbar zu machen. Wir vermuten, dass sie Frau Gsodam als Bezugsperson akzeptieren wird. Nicole's Vorliebe zur Körperpflege lassen hier viele Möglichkeiten zu.

Wie kann ein Beziehungsaufbau gestaltet werden?

Wir beachten mögliche Zeichen der Überforderung und des Rückzugs und versuchen in ihrem Tempo zu arbeiten. Natürlich werden wir mit ihr sprechen, als ob sie normal wach und ansprechbar wäre, um sie durch die Information, vor allem aber den Klang der Stimme zu respektieren und ihre soziale Kompetenz anzusprechen. Ihre vorhandene Kompetenz könnte sich übrigens auch dadurch ausdrücken, dass sie sich in ihrem gegenwärtigen Zustand verweigert und noch nicht selbstständig atmet, als eine ihrer verbliebenen Ausdrucksmöglichkeiten innerhalb ihres Traumas. Da dies gleichzeitig unser vorstehendes pflegerisches Anliegen ist, versuchen wir eine Annäherung und damit einen Beziehungsaufbau über eine behutsame Atemstimulierende Einreibung unter dem Schwerpunkt der Kommunikation.

Welche sensorischen Angebote machen wir?

Unser Konzept sieht also vor, einen Beziehungsaufbau über die somatische Stimulation zu erreichen: durch Initialberührung, eindeutige Berührungen und Atmung. Nicole soll in der Begegnung durch die Körperpflege eine Orientierung in ihrer veränderten psychischen und körperlichen Identität ermöglicht werden.

In der Anfangsphase werden wir dazu die beruhigende Ganzkörperwäsche wählen, um Unruhezuständen auf Grund der möglichen Desorientierung und Angst begegnen zu können. Wir werden sie näher kennen lernen und eine Beziehung aufbauen können, die für sie selbst-stabilisierend sein kann. In diesem Sinne wird der für sie gewohnte Tagesablauf orientierend in unseren Arbeitsalltag integriert. Wir berücksichtigen dabei Phasen der Selbstbestimmung mit den möglichen Angeboten:

- Beobachten der vitalen Ausdrucksmöglichkeiten
- Geführte Bewegungen bei der Waschung
- Frisieren der Haare
- Nachfragen
- Modifizieren nach Nicole's Wünschen
- Ggf. Abbruch der Angebote.

und Phasen des Rückzugs:
- Nestbau mit zusammengerollten Decken
- In Ruhe lassen
- Eventuell aber auch behutsame Elternintegration, d.h. Hand halten, mehr noch nicht.

Sollte sie diese Angebote annehmen, so werden weitere sensorische Interaktionsmöglichkeiten entwickelt. Essen scheint ihr wichtig zu sein, ebenso scheint sie eine Konsumierungspersönlichkeit (Essen und Fernsehen) zu sein, d.h. hier können somatische (Massagen etc.) oder auch orale Angebote (Cappy), die wenig fordernden Charakter haben und behutsames Interesse wecken, sinnvoll sein.

Wenn sie wacher und zur Person orientiert ist, so werden wir sie in ihrer psychischen Verarbeitung des Traumas begleiten (weitere Integration der Eltern, taktil-haptische Erfahrungen zum Unterstützen der Realisierung der Ist-Situation), sie aber auch fordern (Unterstützende Bewegung bei der Mundpflege; oder visuelle Angebote zur räumlichen Orientierung und zum „In die Welt zurückkommen"). Die Förderung geschieht, um ihr die Erfahrung zu anzubieten, sich verändern zu können, damit sie vielleicht die Hoffnung aufbauen kann, das Trauma selbstbestimmt bewältigen zu können – und natürlich als Frührehabilitation (Pickenhain 1998).

Es ist hier allgemein zu vermuten, dass sie ihr Körpergefühl und ihre Koordinationsfähigkeit auf Grund des langen Liegens verloren hat, bzw. dies beeinträchtigt (habitualisiert) ist. Aus demselben Grund kann ihr Lageempfinden im Raum gestört sein. Inwieweit dies aber auch auf sie individuell zutrifft, kann erst in der Interaktion beurteilt werden. Wir werden diesen möglichen Störungen von uns aus kategorisch vorbeugen und sie deswegen beruhigend von zentral nach peripher waschen und sie behutsam und für sie nachvollziehbar umlagern, auf häufige Lagerungswechsel achten (Neander et al. 1996).

Dies ist ein Konzept, dass offen ist für die weitere Entwicklung Nicole's: Es ist ein Angebot an sie. Sollte sie dieses nicht akzeptieren, bedeutet es nicht, dass sie zu sehr beeinträchtigt ist, sondern vielmehr, dass wir sie noch nicht genug verstanden haben und unser Angebot verändern müssen. Wir versuchen nun, ihr zu begegnen.

Renate Gsodam: Meine erste Begegnung mit Nicole

Nicole liegt seit 5 Wochen auf der Intensivstation. Die Intensivmedizin hat ihr das Überleben ermöglicht.

Sie liegt in einem Luftkissenbett, ihr Körper ist nur mit einem Baumwolltuch abgedeckt und sie wird über ein Tracheostoma im SIMV/ASB Modus maschinell beatmet. Die Ernährung wird ihr mittels einer nasalen Ernährungssonde kontinuierlich über 24 Stunden verabreicht. Eine Schanzkrawatte aus Kunststoff, die ihr Kinn stützt um ihre Halswirbelsäule vor einer Dorsalflexion zu schützen, zusätzlich verschiedenste Katheter und Sonden. Schläuche von der Beatmungsmaschine an ihrer linken Seite, hinter ihr Infusionsständer, Monitore und Anschlüsse für Sauerstoff, Druckluft und Vakuum. Sie liegt völlig regungslos da.

Ihre Körperhaltung wirkt auf mich schlaff und kraftlos. Die Handgelenke weichen nach rechts ab, die Beine liegen durchgestreckt und nach außen rotiert auf der Matratze.

Ihre unmittelbare Umgebung ist für Nicole sicher fremd.

Die Geräuschkulisse ist für mich mit einem Bahnhof vergleichbar. Ständiges Piepsen unterschiedlicher Alarme, Wasserrauschen, Schritte, die näher kommen und sich entfernen, häufiges Läuten eines Telefons, Gespräche am Bettende, monotones Schnaufen von der Beatmungsmaschine, Öffnen und Schließen von Türen und Laden, Rascheln von Papier.

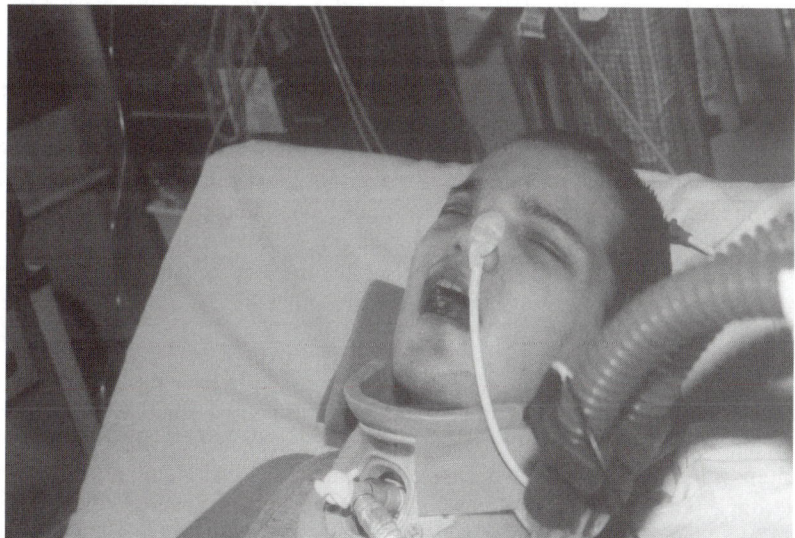

Abb. 3.2: Erste Wahrnehmungsveränderungen und Reaktionen

Meine ersten Gedanken:

Nicole, wo bist du? Was fühlst du? Spürst du etwas? Kannst du etwas hören?

Kannst du überhaupt etwas wahrnehmen? Ich stimme mich ein ...

Kontaktaufnahme und Beziehungsaufbau

Mein erster Kontakt mit Nicole beginnt mit dem Vorstellen meiner Person.

„Nicole, ich bin Renate und werde mit dir heute den Tag verbringen." Ich nenne ihr auch Datum und Uhrzeit und berühre sie dann erst an ihrer rechten Schulter mit eindeutigen festen Druck und der ganzen Handfläche.

Ich bemerke ein Zucken an beiden Lidern.

Darauf stelle ich ihr nach vorheriger verbaler Information und behutsamen Auflegen meiner Hand auf ihren Kopf langsam ihren Oberkörper 45 Grad hoch: Aktivität bahnt sich an.

Nach 15 Minuten beginne ich mit der beruhigenden Ganzkörperwäsche, einem ersten Herantasten an ihre Persönlichkeit über eine körperliche Erfahrung.

Ich kann dabei keinerlei Reaktionen an Nicole bemerken.

Während des Leintuchswechsels schaukle ich sie ganz sanft in ihrem Atemrhythmus hin und her, ein spontanes und für mich passendes Anknüpfen an frühere Erlebnisse des Wiegens. Ihr Gesichtsausdruck ist dabei völlig entspannt. Ich lagere Nicole in rechts Seitenlage und baue ihr ein Nest, umso Geborgenheit und bei sich selbst sein zu ermöglichen. Sie schläft ein. Dies ist für mich deutlich am Absinken der Herzfrequenz von 75 pro Minute auf 60 pro Minute zu erkennen.

Später kommt der Vater zu Besuch. Er spricht mit lauter, fordernder Stimme „Mädchen, mach die Augen auf, du hast genug geschlafen." Ich bemerke bei Nicole einen Anstieg der Herzfrequenz auf 85 pro Minute und ein Steigen der Atemfrequenzen von 15 auf 23 Atemzüge pro Minute. Erkennt sie ihn? Der Vater verlässt nach 10 Minuten Nicole. Er gibt mir zu verstehen, das er keinerlei Kontakt mit Nicole herstellen kann, und er immer kurz in der Mittagspause vorbeikommt.

Ich versuche dem Vater zu erklären, dass bei Nicole jetzt die Möglichkeit wahrzunehmen und zu kommunizieren eingeschränkt ist, und sie nicht mehr normal kommunizieren kann. Deswegen ist sie aber nicht kommunikationsunfähig. Vielmehr müssen wir unsere Wahrnehmung und Kommunikation an sie anpassen. Sie ist in der Lage, uns über vegetative Zeichen Antwort zu geben, die wir durch genaue Beobachtungen feststellen können, wie zum Beispiel die Erhöhung der Herzfrequenz oder die schnellere Atmung. Der

Vater geht. Auch er braucht Zeit, um zu verstehen. Die geplante Integration der Eltern oder zumindest des Vaters wird nicht so schnell gehen, wie ich es mir vorgestellt habe.

Ich trete mit Nicole durch die Initialberührung an der rechten Schulter in Kontakt. Ich erkläre ihr verbal, dass ich sie in Rückenlage bringen werde, da ich bei ihr eine Atemstimulierende Einreibung durchführen werde, um ihr ihre Atmung bewusst zu machen.

Als ich meine Hände an den unteren Rippenrand anlege, merke ich, dass Nicole eher schnell und flach atmet.

Ich beginne nun rhythmisch und mit unterschiedlichem Händedruck ihren Brustbereich einzureiben. Nach kurzer Zeit merke ich, dass sich unsere Atemrhythmen angepasst haben. Wir führen den ersten nonverbalen Dialog.

Ich habe das Gefühl, dass Nicole durch meine eindeutigen Bewegungen und den Druck meiner Hände ihren Brustkorb wieder spürt und somit ihrer Atmung bewusst wird.

Nicole atmet jetzt ruhiger und tiefer. Ich breche die Atemstimulierende Einreibung nicht gleich ab, wir atmen noch einige Zeit gemeinsam.

An der Beatmungsmaschine konnte ich nach Beendigung der Atemstimulierenden Einreibung 6 spontan ausgelöste Atemzüge pro Minute erkennen. Die Sauerstoffsättigung stieg von 93 % auf 97 % an.

Mein persönlicher Eindruck: Ich werde Nicole noch Zeit geben, sie hat über einen Monat Schlafmedikamente und starke Schmerzmittel erhalten. Auch ich brauche noch Zeit, um Nicole und ihre Angehörigen besser kennen zu lernen.

Pflege – Begleitung – Förderung

Die Stimulationsangebote für Nicole wähle ich unter Berücksichtigung der Biografischen Anamnese aus, die wir bereits erhoben haben. Mein Hauptaugenmerk möchte ich auf die somatische Wahrnehmung legen. Auch scheint es sinnvoll zu sein, einen Tagesplan zu erstellen, um Nicole die Möglichkeit zu bieten, sich zeitlich orientieren zu können und genügend Ruhepausen zu planen, damit sie nicht weiter überfordert und der mögliche Rückzug nicht weiter verstärkt wird. Die Ganzwaschung lege ich zu Gunsten eines kontinuierlichen Beziehungsaufbaus hierbei in den Morgen, obwohl Nicole sich laut Biografie morgens nur kurz gewaschen und abends geduscht hat – meine Dienstzeiten lassen nichts anderes zu.

Natürlich muss so ein Tagesplan auch in unseren Stationsablauf passen.

Tagesplan	
7 Uhr	Wecken mit Musik Blutabnehmen, Medikamentengabe
8 Uhr	Orale Stimulation mit Orangensaft, geführtes Zähneputzen Ruhepause
9 Uhr	Erfahrbarmachen der Extremitäten mit verschiedenen Materialien beruhigende Ganzkörperwäsche, später evtl. geführte Wäsche Bettwäsche wechseln mit gleichzeitiger vestibulärer Stimulation Verbandswechsel Kleidung anziehen rechte Seitenlage Ruhepause, evtl. Visiten durch Konsillarärzte
12 Uhr	Behandlungspflege Dränagelagerung mit Sekretlockerung durch Vibration mit den Händen anschließend Atemstimulierende Einreibung linke Seitenlage kurzer Besuch, danach Ruhepause
14 Uhr	Physiotherapie
15 Uhr	Lagewechsel
17 Uhr	Orale Stimulation
18 Uhr	Dränagelagerung mit Sekretlockerung anschließend Atemübung Besuch
20 Uhr	Aufsetzen im Längsbett, bzw. Querbett, um die Zähne geführt zu putzen
21 Uhr	Nachtruhe mit Unterbrehungen für Lagewechsel in Nestlagerung und wenn nötig Bronchialtoilette

Dieser Tagesplan ermöglicht mir und meinen KollegInnen ein strukturiertes Vorgehen, gewährleistet eine Kontinuität und verbessert außerdem die Absprachen im gesamten Team.

Wahrnehmungsveränderungen:

Nach drei gemeinsamen Tagen kann ich Nicole differenzierter wahrnehmen. Sie zeigt auf Angebote der Basalen Stimulation in der Pflege für mich deutliche Reaktionen, bei der Initialberührung an der rechten Schulter aber eine fragliche Mimik.

Sie zeigt ein verzerrtes Gesicht, dabei hat sie einen kläglichen Ausdruck um den Mund, eine steile Stirnfalte und die Augen werden zusammengekniffen. Ist es Schmerz?

Die Physiotherapeutin bestätigt diese Beobachtungen unabhängig von mir bei den passiven Bewegungsübungen im Schulterbereich.

Der Dienst habende Arzt äußert den Verdacht einer Querschnittlähmung und deutet die Beobachtung als Hypästhesie und verordnet 3 x täglich ein Schmerzmittel und eine Untersuchung der Halswirbelsäule.

Ich ändere die Initialberührung auf die rechte Thoraxseite, um nicht jede Kontaktaufnahme mit einer Schmerzzufügung beginnen zu müssen, und kann so wahrscheinlich einen Rückzug von Nicole verhindern, und ihr das Gefühl des Verstanden-worden-sein, vermitteln.

Im Verlauf der nächsten zwei Wochen kontinuierlicher Pflege wurde bei Nicole durch den neurologischen Konsilliararzt ein komatöses Zustandsbild mit Dekortikationsmuster diagnostiziert. Sie reagiert nicht auf jeden und auch nicht auf jedes Angebot. Ist dies nun ein Defizit oder vielmehr eine positive Leistung? Ich habe sie bisher anders erlebt:
Nicole öffnet bei Initialberührung und Ansprache mit ihren Namen spontan beide Augen.
Bei oraler Stimulation mit Cappy, eine für sie bekannte und anregende Geschmackserfahrung, öffnet sie den Mund, löst den Schluckreflex aus, schmatzt, gähnt und beginnt ihre Zunge zu bewegen.
Bei vestibulärer Stimulation, einer Erfahrung von sich-im-Raum-bewegen, durch Schaukeln im Rahmen des Lagewechsels, scheint sich ihre Aufmerksamkeit zu erhöhen, da sie vor allem in rechter Seitenlage immer wieder das rechte Auge öffnet.
Die Mutter von Nicole hat ihr Lieblingsleibchen von zu Hause mitgebracht, das ich ihr nach der Wäsche anziehe, um ihr ihre Körpergrenzen besser spürbar zu machen, und Identität zu ermöglichen. Dadurch entspannt sie sich.

Nach einer Woche ist es offensichtlich, dass sie mich erkennt und akzeptiert. Ich kenne ihre Potenziale und Grenzen und kann sie begleiten und fördern. Im Stillen denke ich, dass sie eigentlich diejenige ist, die bestimmt, wo's langgeht.
Die Hintergrundfrequenz der Beatmung konnten wir von 16 pro Minute auf 6 pro Minute reduzieren.

Weitere zwei Wochen später:
Ich biete Nicole jetzt eine geführte Wäsche des Gesichtes und der Hände an. So können wir gemeinsam eine Aktivität ausführen und beugen gleichzeitig einer Kontraktur im Ellbogengelenk vor. Nicole kann sich auch hier in Bewegung erfahren. Selbstbestimmung. Sie ist sehr aufmerksam. Die beruhigende Ganzwaschung biete ich nun mehr als gut integrierbare Teilwaschungen an.

Bei oraler Stimulation schluckt Nicole problemlos einige Löffel Orangensaft.

Heute plane ich Nicole das erste Mal im Längsbett auf zu setzen. Dies bahne ich durch vestibuläre Stimulation an, um einer Überstimulation vorzubeugen und Aufmerksamkeit zu erzeugen. Ich beginne mit den Kopfwendebewegungen zuerst vorsichtig nach links, dann vorsichtig nach rechts nur so weit die Bewegung leicht durchführbar ist. Nicole öffnet beide Augen. Ich ziehe ihr Antithrombosestrümpfe und Turnschuhe an. Jetzt führe ich ihre Hand zu ihren Kopf und stelle ganz langsam den Oberkörper hoch, und senke langsam den Fußteil des Bettes ab.

Nicole hat beide Augen geöffnet, hat entspannte Gesichtszüge und hat keinerlei Kreislaufprobleme. Mir scheint es gefällt ihr sehr gut. Sie wirkt interessiert und lauscht in sich hinein, entdeckt sich. Nach einer Viertelstunde schläft Nicole ein. Ich senke vorsichtig das Rückenteil ab und gönne ihr die Ruhepause.

Schwierigkeiten

Der neurologische Befund bereitet mir Schwierigkeiten. Ich weiß, dass für Nicole sehr viel davon abhängt. Ich möchte nicht, dass Nicole in ein Pflegeheim kommt und sie keine Chance auf eine gezielte Rehabilitation bekommt. Bei der klinischen Konferenz zähle ich nochmals Reaktionen auf, die Nicole zeigt:

• Nicole öffnet auf Ansprache und Initialberührung spontan beide Augen
• Sie kann schlucken
• Sie hat Ausdrucksmöglichkeiten, hat Erlebensfähigkeit und zeigt uns dies mit ihrer Gesichtsmimik
• Sie kann manchmal auf Aufforderung Bewegungen aus der Schulter durchführen
• Sie zeigt Abwehrreaktionen, zuckt mit der Hand zurück, z. B. beim Legen eines Venenkatheters.

Wir konnten zu dem Ergebnis kommen, dass für Nicole nochmals der erste Oberarzt der neurologischen Abteilung für ein Konsilium angefordert wird. Die KollegInnen erhalten erneute Informationen und können eine grundsätzliche Kontinuität zur basal stimulierenden Pflege wie bisher leisten.

Die Beatmungsmaschine können wir auf Spontan/ASV Modus umstellen. Nicole toleriert dies gut, die Atemfrequenzen sind 15 pro Minute, das Atemzugvolumen 350 ml.
Tags darauf erfolgt das neurologische Konsillium durch den ersten Oberarzt der neurologischen Abteilung.
Der Arzt spricht Nicole mit dem Namen an und stellt sich selbst vor. Sie öffnet sofort beide Augen und stellt mit ihm Blickkontakt her. Er fordert sie auf, ihren rechten Arm zu bewegen. Sie bewegt ihn aus der Schulter und aus dem Ellbogengelenk heraus. Er fordert sie auf, die Augen zu schließen, sie schließt die Augen.

Der Neurologe bestätigt diesmal, dass Nicole wach ist. Der weiteren Rehabilitation steht nun nichts mehr im Wege.

Nicole hat inzwischen ein grundlegendes Körpergefühl und Selbstbewusstsein aufgebaut. Sie kann Beziehungen knüpfen und auch gestalten. Sie scheint sich nunmehr über ihr Umfeld und ihre Situation orientieren zu wollen.

Der nächste Schritt

Ich erweitere meine Angebote. Da Nicole jetzt immer mehr die Augen offen hat und sich für ihre Umwelt zu interessieren beginnt, will ich ihr visuelle Anreize bieten. Ich hänge Bilder in ihr Blickfeld, die ihr Bruder für sie gemalt hat. Ich schmücke ihre unmittelbare Umgebung mit ihrer Lieblingsfarbe blau. Sie blickt interessiert hin.

Bei Besuch von Eltern, Freund und Bruder ist Nicole sehr ruhig. Ihre Herzfrequenz ist 58 pro Minute, nach dem Abschied hat sie 98 Herzfrequenz pro Minute. Ich glaube sie erkennt ihre Angehörigen. Die Integration der Angehörigen in die Pflege, die anfangs wünschenswert erschien, muss noch warten, da diese immer noch überfordert scheinen.

Ich frage mich, ob Nicole mehr und mehr ihre Situation begreift und nun die Begleitung in ihrer Verarbeitung ihres Traumas braucht. Sie weint immer öfter. Sie lässt sich durch leises Zusprechen beruhigen und trösten. Ich möchte ihr in diesen Situationen einfach durch meine Hände vermitteln „ich bin bei dir, ich verstehe dich". Ich spüre, das Nicole es mag, wenn ich meine Hände auf ihren Brustkorb lege und wir gemeinsam atmen. Ich denke sie fühlt sich dabei geborgen.

Verstehen

Am nächsten Tag plane ich mit Nicole einen weiteren Kommunikationsaufbau. Da sie durch die Trachealkanüle sehr in ihrer Kommunikation eingeschränkt ist, möchten wir versuchen die Fähigkeit des Augenblinzeln zur Kommunikation zu nutzen. Ich bespreche mit Nicole die Situation und sage ihr, sie möge blinzeln, wenn sie mich verstanden hat. Sie schließt etwas verzögert die Augen.

Die Reaktion ist für mich nicht eindeutig und klar, aber ich werde es weiterhin in unsere Pflege integrieren.

Der nächste Tag. Ich wecke heute Nicole mit ihrem Lieblingslied. Sie öffnet beide Augen, ihre Kiefermuskulatur ist sehr locker, es ist kein Problem, ihre Zähne und ihre Zunge strukturiert und für sie nachvollziehbar zu reinigen. Nicole bewegt ihre Lippen wie zum Sprechen, und neben der Trachealkanüle sind Laute zu hören. Ich kann trotz intensiver Zuwendung und Bemühung nicht verstehen was sie sagt.

Den rechten Arm bewegt Nicole immer mehr aus der Schulter heraus.

Am Abend kommt die Mutter auf Besuch. Nicole hat die Augen geöffnet und beginnt zu weinen. Die Mutter kann trotz Aufmunterung und Tröstung Nicole nicht beruhigen. Sie beginnt auch zu weinen und wirkt auf mich sehr hilflos. Ich biete an, das Bett und den Sessel auf eine Ebene zu bringen, sodass die Mutter ihren Oberkörper an Nicoles Körper legen kann. Ich lasse sie beide allein, um sich gegenseitig ihre Nähe spüren zu lassen. Nicole schläft nach einer halben Stunde ein. Es sieht so aus, dass Sie ihr Leiden annimmt und ihren Weg gehen möchte.

Heute darf Nicole das erste mal ins Querbett sitzen. Ich bespreche mich mit der Physiotherapeutin und wir legen einen Zeitpunkt fest, damit sich Nicole darauf vorbereiten kann.

Ich beginne wieder mit einer vestibulären Stimulation um ihre Aufmerksamkeit zu erhöhen und einer vestibulären Überforderung vorzubeugen. Ich ziehe ihr Antithrombosestrümpfe und Turnschuhe an. Wir drehen Nicole über ihre rechte Seite ins Querbett. Das Bett senken wir in der Höhe so weit ab, dass Nicole guten Kontakt mit ihren Füßen zum Boden hat. Ich setze mich hinter Nicole und vermittle durch meinen Körper die volle Unterstützung und Sicherheit (sich in Bewegung erfahren, sich verändern können). Durch den engen Körperkontakt kann ich Nicole auch in ihrer Atmung unterstützen.

Die Therapeutin beobachtet die Reaktionen von Nicole. Das Gesicht ist entspannt, die Mundwinkel sind nach oben gezogen. Lächelt Nicole das erste Mal? Blutdruck, Puls und Atmung bleiben im Normbereich. Ich spreche mit Nicole und sie dreht den Kopf in die Richtung der Stimme.

Später wirkt Nicole auf mich sehr unruhig. Sie bewegt ihre Arme sehr ruckartig und unkontrolliert. Auf meine Frage ob sie auf die Toilette muss, blinzelt sie. Ich setze sie auf die Schüssel und sie führt massiv Stuhl ab. Ich frage mich ob das heute mit der Schüssel Zufall war, oder versucht Nicole ihre Hände zur Kommunikation zu nutzen? Sie entfaltet in diesen Tagen zusehenst ihre Persönlichkeit.

Kurze Zeit später wird Nicole auf eine Kinderintensivstation verlegt.

Nicoles weiteres Leben

Nach einem Monat wird Nicole die Trachealkanüle entfernt. Sie kann ihr Essen oral zu sich nehmen. Einen Tag, bevor sie in die Rehabilitationsklinik verlegt wird, besucht sie mich mit ihrem Freund Jürgen auf der Intensivstation. Sie sitzt in einem Rollstuhl und hat eine gute Kopfkontrolle. Sie spricht in Sätzen und erinnert sich an viele Dinge vor ihrem Unfall. Auf die Rehabilitation freut sie sich und möchte vor allem lernen, ihre Hände besser zu nutzen.

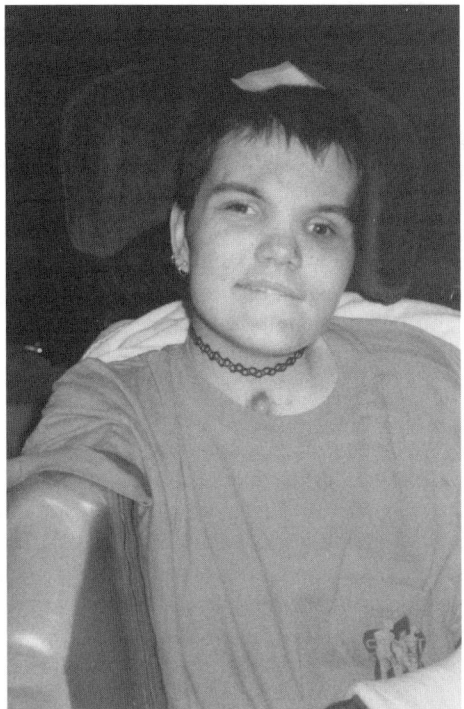

Abb. 3.3: Nicole freut sich auf die Rehabilitationsbehandlung

Schlußbetrachtung

Durch Integration des Konzeptes der Basalen Stimulation in der Pflege konnte ich Nicole eine Pflege anbieten, in der Pflegehandlungen für sie zu einem positiven Erlebnis wurden. Ich habe mich nicht an ihren Defiziten orientiert, sondern Nicole als Menschen begleitet und gefördert. Dadurch konnte sie Vertrauen aufbauen. Dieses Vertrauen war für unsere gemeinsame Arbeit wichtig, denn erst auf dieser Basis kann Pflege zur Interaktion werden und ermöglicht so eine Förderung.

Auch sollten wir, die täglich mit Menschen arbeiten, gemeinsam beginnen, unser Verhalten und unsere Arbeitsweisen zu hinterfragen, sei es innerhalb einer Weiterbildung oder auch im Alltag auf Station, gerade wenn wir an unsere Grenzen des Machbaren stoßen. Fertige Antworten gibt es nicht, vielmehr geht es darum, die richtigen Fragen zu stellen.

Wir wünschen Nicole auf ihrem weiteren Weg durchs Leben Mut und Ausdauer, Kraft und Liebe und Begegnungen mit Menschen, die sie mit all ihren Sinnen wahrnehmen.

3.2   Ein weiteres Fallbeispiel

von G. Bartoszek

Das in diesem Kapitel aufgezeigte Fallbeispiel spiegelt nicht die klassische, perfekte basal stimulierende Pflege wieder. Es war mir (G. Bartoszek) wichtig, anhand der Reaktionen der Patientin aufzuzeigen, welchen Einfluss die basal stimulierende Pflege auf die Beziehung „Pflegender – Patient" nehmen kann, und wie sich der Genesungsverlauf dieser Patientin daraufhin gestaltete. Dabei versuche ich, all die kleinen Schritte aufzuzeigen, die notwendig waren, um der Patientin, ihren Angehörigen, mir und dem multiprofessionellen Team, in dem ich tätig war, die basal stimulierende Pflege im Intensivbereich verständlicher zu machen.

Ich möchte die Situation einer Patientin schildern, die in Folge einer aortokoronaren Venenbypassoperation einen ischämischen Infarkt mit schwerwiegenden neurologischen Veränderungen erlitt. Der aufgezeigte Verlauf bezieht sich auf die ersten fünf postoperativen Tage ihres Aufenthaltes im Intensivbereich. In meiner Schilderung versuche ich eine Vernetzung aufzuzeigen zwischen den Überlegungen und Angeboten der basal stimulierenden Pflege, sowie der persönlichen Situation der Patientin, dem Krankheitsverlauf und den notwendigen pflegerischen und ärztlichen Interventionen.

Vorstellung der Patientin

Die Patientin, Frau Maria L. ist 68 Jahre alt, allein stehend und versorgt sich bis zum Zeitpunkt der Operation (1991) eigenständig in ihrer Wohnung. Maria L. benennt als nächste Angehörige ihre verheiratete Tochter Hilde B. und ihre Schwester Gertrud G. Frau L. berichtet, dass ihr Sohn seit mehr als 15 Jahren in Australien lebt, jedoch sei der Kontakt in den letzten Jahren abgebrochen.

Die Patientin klagt bei ihrer Aufnahme über Schmerzen im rechten Schultergelenk. Nach eigenen Angaben handelt es sich hier um eine schmerzhafte Veränderung nach einem „kleinen Schlaganfall" vor acht Jahren. Sie hatte ansonsten keine Beeinträchtigungen durch den Apoplex davongetragen. Das neurologische Konsil ergab keine besonderen Auffälligkeiten.
Desweiteren erläutert Frau L., ihr langsamer Gang sei u.a. auf ihre Spreiz-, Platt- und Senkfüße mit beidseitig ausgeprägten Hammerzeh zurückzuführen. Einen orthopädischen Schuh habe sie erprobt, dann jedoch beiseite gelegt, da sie wesentlich besser mit ihren eingelaufenen Schuhen (das einzige Paar), „den Pumps" zurecht komme.
Stationär aufgenommen wird die Patientin zur aortokoronaren Venenbypassoperation bei einer diagnostizierten koronaren Drei-Gefäß-Erkrankung mit zunehmender Belastungsangina Stadium III. Frau Maria L. klagt bei der

Aufnahme über zunehmende pectanginöse Beschwerden in Ruhe, was dazu führt, dass sie bereits am folgenden Tag operiert wird.

Frau L. zeigt neben dem apoplektischen Insult ein „typisches" Risikoprofil für Patienten mit einer koronaren Herzkrankheit auf: Sie ist übergewichtig (162 cm/75kg), weist einen Diabetes mellitus IIa, eine Störung des Fettstoffwechsels, einen arteriellen Hypertonus und eine periphere arterielle Verschlusskrankheit (AVK Grad IIa) auf.

Intraoperativer Verlauf

Bei Frau L. kann eine Revaskulisierung der Vorder-, Seiten-, und Hinterwand durchgeführt werden. Nach Abgang von der HLM (Herz-Lungen-Maschine) und Thoraxverschluss kommt es zu einem kardialen Pumpversagen mit Herzrhythmusstörungen, daraufhin erfolgt eine kurzfristige Gabe von Katecholaminen. Auf Grund eines bradykarden Ventrikelrhythmus wird der Einsatz eines externen Herzschrittmachers erforderlich.

Die gesamte Operation dauert 3,8 h, die HLM-Zeit beträgt 1,8 h. Die Anästhesie wird als modifizierte Neuroleptanalgesie durchgeführt.

Operationstag

Klinischer Verlauf

ZNS: Nach Absetzen der kurzfristigen (1h) Analgosedierung (Alfentanil/Midazolam) ist die Patientin nicht erweckbar. Es bestehen keine Reaktionen auf Schmerzreize.

Das neurologische Konsil erfolgt 5 h nach Absetzen der Analgosedierung und zeigt eine Hemiparese rechts.

Herz: Der Herzschrittmacher ist bei einem inkompletten Rechtsschenkelbock (RSB) weiterhin erforderlich. Das Mediastinum ist im Röntgenbild deutlich verbreitert.

Lunge: Die Patientin wird über einen oral liegenden Tubus kontrolliert beatmet ohne Anzeichen einer Spontanatmung. Trotz beidseitiger Pleuraergüsse ist die Blutgasanalyse (BGA) zufrieden stellend.

Bilanz: Von der vorgegebenen Negativbilanz (1 Liter) wird auf Grund der bestehenden Beeinträchtigung der Hämodynamik nur eine ausgeglichene Bilanz zwischen Ein- und Ausfuhr erreicht.

Pflegerischer Verlauf

Bei intakter Haut wird die reinigende Ganzkörperwaschung mittels einer Waschlotion (des Krankenhauses) vorgenommen. Augen-, Nasen-, Ohren-, und Haarpflege werden mindestens 1x täglich durchgeführt. Die Mundpflege erfolgt mindestens 2x je Schicht mit Wasser, Klemme und Tupfer. Bei den liegenden intravenösen bzw. intraarteriellen Kathetern wird ein aseptischer

Verbandswechsel durchgeführt. In der Nacht sind am Bein die Redons im Bereich der Venennahtstelle entfernt worden.

Überlegung zur Basalen Stimulation:

Überlegungen zur Stimulation und anderer Förderansätze unterbleiben bis die neurologische Situation von Frau L. besser einzuschätzen ist, d.h. ob sich beispielsweise ein Hirnödem mit einer Druckkrisis entwickelt.

1. postoperativer (POP) Tag

Klinischer Verlauf

ZNS: Die klinische neurologische Situation der Patientin ist zum Vortag unverändert. Die Patientin wird von ärztlicher Seite als komatös eingestuft. Der Schädel-CT (Computer–Tomographie)-Befund zeigt einen ausgedehnten ischämischen Infarkt im Versorungsgebiet der linken A. cerebri media. Der Therapievorschlag: Hirnödemprophylaxe.

Herz: Die kardiale Situation ist unverändert.

Lunge: Die Patientin bleibt weiterhin kontrolliert beatmet ohne Anzeichen einer Spontanatmung. Bei bestehenden beidseitigen Pleuraergüssen verschlechtert sich die BGA im Laufe des Tages, d.h. der pO_2 (Sauerstoffpartialdruck in der BGA) fällt und der FiO_2 (Angebot des Sauerstoffes in der Inspirationsluft) muss dementsprechend erhöht werden (FiO_2 45 % bei einem pO_2 von 98mmHg). Es ist zähes weißliches Trachealsekret abzusaugen.

Bilanz: Von der vorgegebenen Negativbilanz von 900 ml wird ein Minus von 300 ml erreicht.

Besonderheit: Im CT-Raum zeigte die Patientin nach dem Rücktransfer in ihr Bett Strecksynergismen auf.

Pflegerischer Verlauf

Bei intakter Haut wird die pflegerische Versorgung wie am Vortag durchgeführt. Bedingt durch eine einsetzende Hypersalivation wird zur Mundpflege Salbeitee verwendet. Hinzu kommt einmal täglich bzw. nach Bedarf der Wäschewechsel. Die endotracheale Absaugung erfolgt im Bedarfsfall.

Maria L. wird wegen ihrer eingeschränkten Hämodynamik und der fehlenden Spontanbewegung auf eine Antidekubitusmatratze gelagert, wobei der Oberkörper (OK) zur Hirnödemprophylaxe um mindestens 30° bis 45° erhöht bleibt. Zur Pneumonie- und Dekubitusprophylaxe wird eine 2–3 stündliche Seitenlagerung im Wechsel mit der Rückenlagerung durchgeführt. Die Lunge wird zur Sekretlösung segmentorientiert vibriert. Eine eingeschränkte Lagerungsdränage (die OK-Hochlagerung muss beibehalten werden) wird zum Sekrettransport von den Physiotherapeuten durchgeführt.

Überlegungen zur Basalen Stimulation (1. POP, morgens)

Beobachtungen des Pflegenden vom Nachtdienst:
Frau L. zeigt keinerlei Reaktionen bei Ansprache, Schmerzreize oder den durchgeführten pflegerischen bzw. ärztlichen Maßnahmen. Auf Grund des in der Nacht diagnostizierten Apoplex ist die Kollegin verunsichert „inwieweit die Patientin noch zu rehabilitieren ist". Zur Prognose möchte sie nichts sagen. Die Pflegende hält eine Förderung zum jetzigen Zeitpunkt nicht für sinnvoll: „da die Patientin ja doch nichts mitbekommt". Die Lagerung nach den Bobath – Prinzipien oder andere gezielte Angebote für wahrnehmungsgestörte bzw. hemiplegische Patienten sind ihr unbekannt.

Mein persönlicher Eindruck:
Frau L. liegt regungslos im Bett. Sie zeigt keinerlei Anteilnahme bei Aktivitäten in ihrem Umfeld, beispielsweise durch eine Veränderung der Vitalzeichen oder des Muskeltonus. Ihr Körper ist nach rechts „abgerutscht", wobei die rechte Körperseite in unphysiologischer Weise verdreht wirkt, der Kopf ist leicht nach rechts geneigt. Insgesamt wirken ihre Gesichtszüge entspannt, es sind keine steilen Stirnfalten oder eng aufeinander liegende Lippen zu beobachten.

Die betroffene plegische Körperseite liegt zum Eingang des Zimmers und die nichtbetroffene Seite zum Fenster.

Das Umfeld der Patientin:

Die Umgebung der Patientin gestaltete sich nach meinem Empfinden sehr spartanisch und funktional. Maria L. trägt ein OP-Hemd, das hinten nicht geschlossen ist, sodass sie nackt auf glatter Baumwolle liegt und mit einem Baumwollaken zugedeckt ist. Die Bettwäsche ist weiß.
Die beigenfarbenen Wände des Krankenzimmers sind vom Fußboden bis zur Hälfte des Raumes mit beigen Kacheln ausgestattet.
Die Versorgungsleisten und notwendigen Geräte befinden sich u.a. hinter dem Kopfende des Krankenbettes, bei Veränderungen an den Perfusoren oder Infusiomaten müssen sich die Pflegenden über die Patientin beugen.

Die einzelnen Zimmer sind durch Glasscheiben voneinander getrennt, wobei sich das Licht im Glas reflektiert oder Licht bzw. Schatten vom Nebenzimmer einfallen können.
Ruhig sitzend empfinde ich einen leichten Durchzug, da Zimmertür und Fenster (inkl. Klimaanlage) geöffnet sind.

Folgende Geräusche sind von mir wahrnehmbar:

- Der kontinuierliche Sog (wird von vielen Patienten als Regen wahrgenommen)
- Das gleich bleibende Beatmungsgeräusch
- Intermitierende Alarme im Ton von piepsig bis schrill mit unterschiedlicher Lautstärke und Dauer
- Unerwartet vielfältige Geräusche von Pflegenden, Ärzten oder anderen Personen, u.a. der Raumpflegerin
- Es dringen jedoch auch Gesprächsfetzen vom Stationsflur ins Zimmer, z. B. von einem Telefongespräch und die Schreie eines verwirrten, sich in größter Aufregung befindenden Patienten: „...Hilfe – Mörder – ..."

Die Vielfalt dieser Umgebungseindrücke wirkt auf mich, als Beobachtende, „jetzt – in Ruhe" bedrückend, sodass ich mich dieser Situation entziehen möchte.

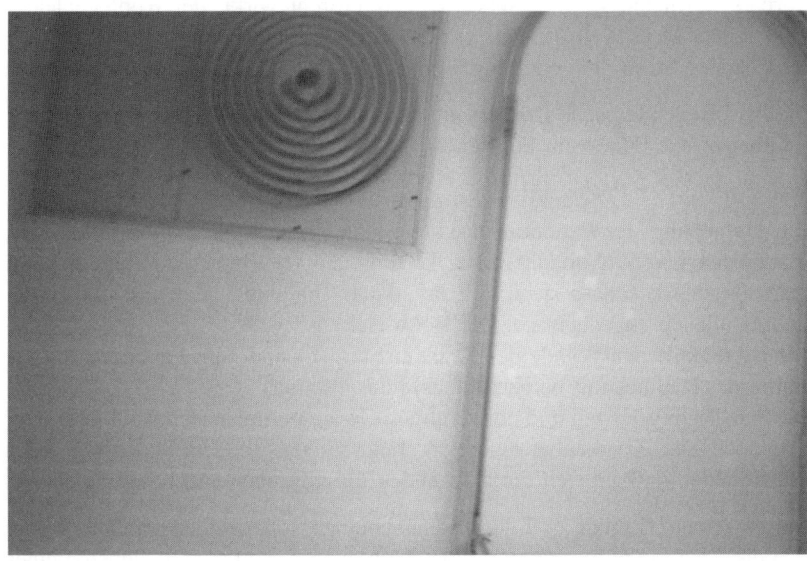

Abb. 3.4: Perspektive aus Patientensicht (nach oben zur Decke)

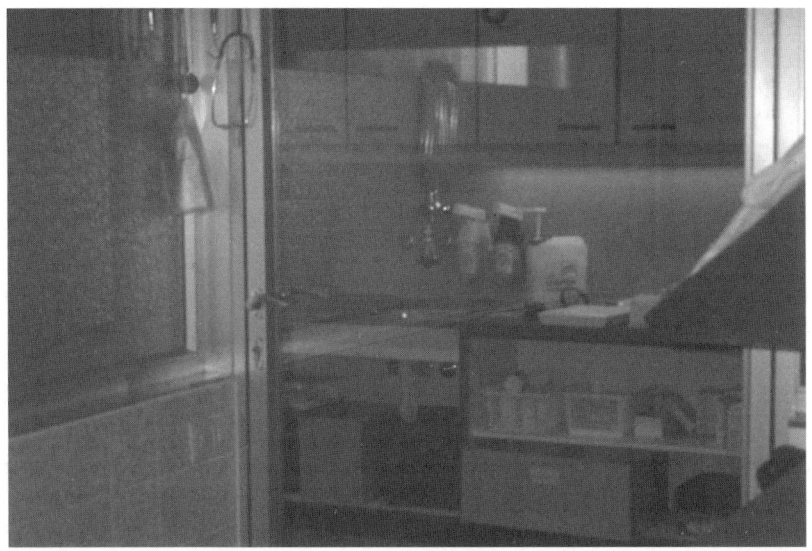

Abb. 3.5: Perspektive aus Patientensicht (seitl. Blickwinkel rechts)

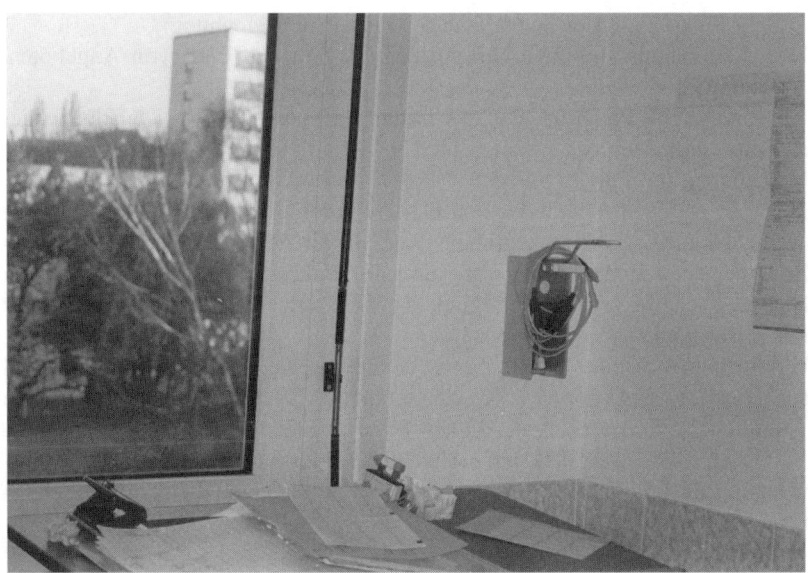

Abb. 3.6: Perspektive aus Patientensicht (seitl. Blickwinkel links)

Zielsetzung der Stimulation

Da zurzeit kein massives Hirnödem besteht, möchte ich nach ärztlicher Rücksprache eine gezielte Förderung anbieten. Mit folgenden Angeboten für die Patientin:

- Dialogaufbau
- Erhaltung der vorhandenen Wahrnehmungsfähigkeit; auch wenn diese für mich zurzeit nicht erkennbar ist, und Förderung der Wachheit
- Förderung der Körperwahrnehmung, insbesondere der hemiplegischen Körperhälfte

Ich möchte vorerst auf elementare Angebote der somatischen und vestibulären Stimulationsebene eingehen, da ich hier bereits eine Sicherheit erfahren habe in der Zusammenarbeit mit hemiplegischen Patienten. Auf vibratorische Angebote möchte ich vorerst verzichten, da ich hier den sicheren Ausschluss einer Krisis (Hirndruck) abwarten möchte.

Sollte die Patientin die Stimulationsangebote annehmen bzw. keine Abwehr zeigen, möchte ich noch eine orale Stimulation miteinbeziehen, um die Wachheit bzw. Aufmerksamkeit von Frau L. zu fördern und der These von Ch. Bienstein nachzugehen, „dass ein Patient umso wacher ist, je beweglicher und wahrnehmungsfähiger seine Zunge ist". (siehe Kap. 2.9)

Mögliche Vorgehensweisen:

1. Begrüßung als erster Schritt zur gemeinsamen Begegnung
Kontaktaufnahme (Initialberührung) zum Beginn und Ende von Angeboten, Maßnahmen,...
Ich spreche die Patientin erst mit ihrem Nachnamen an, bei ausbleibender Reaktion mit ihrem Vornamen. Ich erkläre Frau L. grundsätzlich meine Maßnahmen mit kurzen Sätzen.
Maria L. ist Rechtshändlerin, von daher würde ich die Kontaktaufnahme an der rechten Körperseite beginnen. Auf Grund der Schmerzen im rechten Schultergelenk und die für mich unklare Wahrnehmungsfähigkeit auf der hemiplegischen Körperseite, beginne ich die Kontaktaufnahme jedoch auf der linken Körperseite.
Ich berühre die linke Schulter mit flächig aufgelegter Hand und führe bei ausbleibender Reaktion die Kontaktaufnahme bis hin zur vorderen linken Thoraxoberseite (oberhalb der linken Brust) weiter fort.
Nach dem Erstkontakt hebe ich die Weichlagerung auf, damit die Körperwahrnehmung für Frau L. eindeutiger spürbar wird. Ich bleibe dabei mit Frau L. in Kontakt.

2. Wiegen des Kopfes als vestibuläres Angebot (je 1x vormittags und nachmittags)
Dabei lege ich den Kopf von Maria L. in meine Hände (lasse die Ohren frei) und bewege ihn im Atemrhythmus (vorgeben durch den Respirator) ca. 3–5x von links nach rechts.
Das Angebot soll Frau L. neben der Erhaltung der spezifischen Wahrnehmungsfähigkeit und der damit verbunden Förderung der Wachheit, Sicherheit vermitteln – „gehalten zu werden", der Atemrhythmus stellt dabei eine gemeinsame Basis des Miteinanders dar.

3. Schiefe Ebene und Lagerung der Patientin
Bei der Lagerung soll Frau L. eine Orientierung zu ihrem Unten (z. B. durch Schuhe) und zu ihrem Oben (z. B. das Kissen an den Kopf modellieren) erfahren; ebenso wird ihre Wahrnehmungsfähigkeit „das Sich-Spüren" (Tiefensensibilität) gegen die Schwerkraft verstärkt (Abb. 3.9).

4. Orale Stimulation
(morgens nach der vestibulären Stimulation und nachmittags ca. 30 Minuten nach der Waschung). Das Angebot möchte ich für Frau L. wie folgt gestalten:
- Zur Anbahnung im Gesicht nehme ich eine Waschung oder Einreibung vor, die mit einer langsamen Ausstreichung der Wangen in Richtung Mund endet.
- Anschließend umkreise ich den Mund mit leichtem Druck (5x).
- Dem folgt ein vorsichtiges Nachziehen der äußeren und inneren Lippenkontur mit angefeuchteten Fingern (3x).
- Im Anschluss benetze ich die Wangenschleimhaut mit Wasser (1x) und streiche entlang der linken Zungenseite (Außenkante) bis hin zur Zungenspitze, anschließend wechsele ich zur rechten Zungenseite.

5. Basal stimulierende Waschung bei Hemiplegie
(1x am späten Nachmittag nach der vestibulären Stimulation)
Ich möchte hierzu die privaten Körperpflegemittel von Frau L. einsetzen. Die therapeutische Waschung (Kapitel 2.6) ist insofern eingeschränkt, da ich die Körpermitte, durch die OP-Wunde im Thoraxbereich, nicht eindeutig darstellen kann. Ich wähle vorerst eine warme Wassertemperatur von ca. 37°, von der ich annehme, dass sie von der Patientin toleriert wird.

Da bei dieser Waschung das Nachspüren des eigenen Körpers im Mittelpunkt steht, werde vorerst die Bereiche ausgegrenzt, die Frau L. als unangenehm empfinden könnte: den Intim- und Gesichtsbereich, sowie die Mundpflege. Die ausgegrenzten Bereiche sollen mit deutlichem Zeitabstand (ca. 30 Minuten) vor oder nach der Waschung versorgt werden. Ich beziehe mich in dieser Situation auf meine Erfahrung bzw. Beobachtungen, da ich über keine näheren Informationen verfüge bezüglich der Ansichten und Gewohnheiten von Frau L.

Um einer Überforderung der Patientin entgegenzuwirken, soll zwischen allen Stimulationsangeboten eine Pause liegen, die ich von den Reaktionen der Patientin abhängig mache (sofern diese für mich erkennbar sind). In dieser Zeit sollten keine pflegerischen oder ärztlichen Interventionen stattfinden.

Allgemeine Rahmenbedingungen

Damit eine ruhige und ungestörte Zusammenarbeit mit Frau L. möglich wird und die diffusen Außenreize minimiert werden, treffe ich folgende Verabredungen mit dem therapeutischen Team:

- Bei therapeutischen Maßnahmen wird die Zimmertür geschlossen und ein Schild angebracht: „Bitte nicht stören!" (Abb.3.7)
- Diagnostische Maßnahmen erfolgen nicht kurzfristig vor bzw. nach den einzelnen Maßnahmen/Angeboten (EEG; Schmerzreize setzen...).
- In jeder Stimulationsphase soll eine dritte, unbeteiligte Person die Patientin mitbeobachten, damit
  - a) die Reaktionen, die nicht in meinem Gesichtsfeld liegen, registriert werden.
  - b) unsere Beobachtungen zur Ergebnissicherung miteinander verglichen werden können.

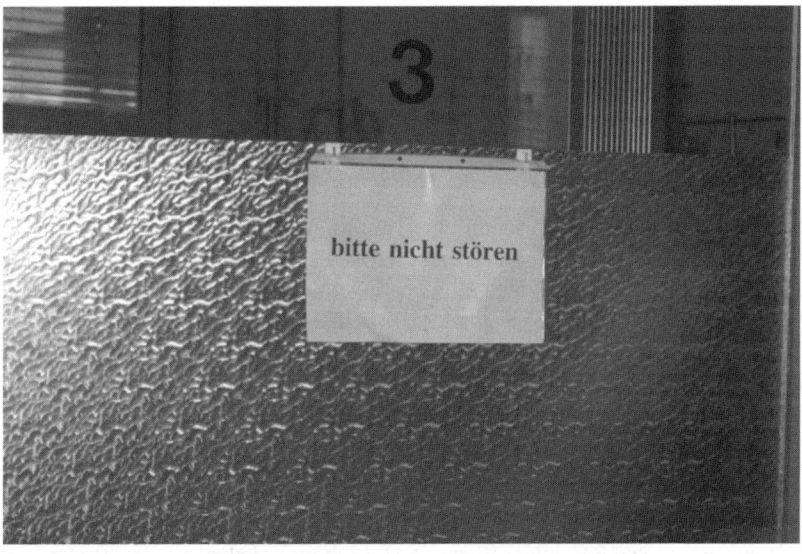

Abb. 3.7: Störungen vermeiden

Durchführung und Beobachtungen (1. POP, morgens)

8.00 Uhr: Bei der Begrüßung von Frau L.bemerke ich, dass sich ihre Haut (angenehm) warm anfühlt. Ein Muskeltonus ist jedoch kaum nachzuempfinden.

Ich bemerke bei Frau L. keine gezielte Reaktion auf meine somatischen, vestibulären und oralen Stimulationsangebote. Es treten immer wieder verstärkt Herzrhythmusstörungen auf, die sich nach meiner Einschätzung und denen des mitbeobachtenden Kollegen zeitlich nicht mit den Angeboten in Verbindung bringen lassen.

11.00 Uhr: Die Physiotherapeuten sind sehr an der gemeinsamen Betreuung von Frau L. interessiert. Wir verabreden gemeinsame Angebote zur Wahrnehmungserhaltung und -förderung und wollen uns dazu täglich um 11.00 Uhr treffen. Damit die Patientin nicht überfordert wird, arbeitet nur eine Physiotherapeutin mit Frau L. zusammen. Die Physiotherapeuten übernehmen folgende Angebote:

• Initialberührung (Begrüßung)
• Verdeutlichung der Tiefensensibilität durch gezielte Angebote an die Propriozeptoren
• Die eingeschränkte Lungendränage
• Die Bewegungsanbahnung - die wir entweder in eine Lagerung überführen oder zu einen späteren Zeitpunkt in sitzender Position enden lassen.

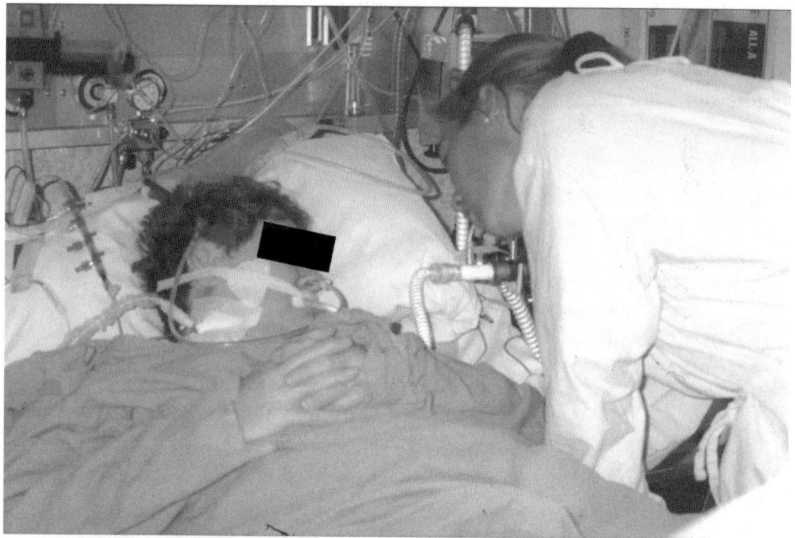

Abb. 3.8: Kontaktaufnahme der Krankengymnastin

Zu meiner großen Überraschung zeigt Frau L. bei der Kontaktaufnahme durch die Physiotherapeutin eindeutige Reaktionen: Die Stirn kräuselt sich, sie versucht die Augenlider anzuheben, was ihr jedoch nicht gelingt. Die gezeigte Aufmerksamkeit hält jedoch nur kurz an, lässt sich aber nach einer Pause von ca. 15 Minuten nochmals durch die Physiotherapeutin wiederholen. Frau L. hat sich ihre „Bezugsperson" ausgewählt. Dies ist umso erstaunlicher, da Frau L. in den letzten 12 h von insgesamt 7 Personen nach der Glasgow Komaskala als „komatös" eingestuft wurde.

Überlegungen zur Stimulation (1. POP mittags)

13.00 Uhr: Ich teile bei der Übergabe die gemachten Beobachtungen und Ereignisse mit. Die Kollegin vom Spätdienst ist bereit, die fördernden Angebote bei der Patientin durchzuführen und die spezielle Waschung bei Hemiplegie unter Anleitung anzuwenden. Wir verabreden uns für 16.00 Uhr. Da ein längerer Aufenthalt der Patientin voraussehbar ist, werden nun noch Ruhezeiten zur Erhaltung des Tag- und Nachtrhythmus festgelegt, wie sie für „Langzeit-patienten" auf der Station üblich sind: von 23.00 – 5.00 Uhr; 11.00 – 12.00 Uhr und 15.00 – 16.00 Uhr. Frau L. wird von den betreuenden Personen weiterhin als komatös eingeschätzt.

Durchführung und Beobachtung (1. POP nachmittags)

16.00 Uhr: Fau Maria L. zeigt weder bei der Begrüßung noch bei der Hartstellung der Antidekubitusmatratze eine Reaktion.
Bevor wir die schiefe Ebene anbahnen möchte ich Frau L. ihre Schuhe zur Verdeutlichung des „Unten" anbieten (nach Rücksprache mit dem Team). Die Schuhe der Patientin sind nach den Hygienerichtlinien aufbereitet.

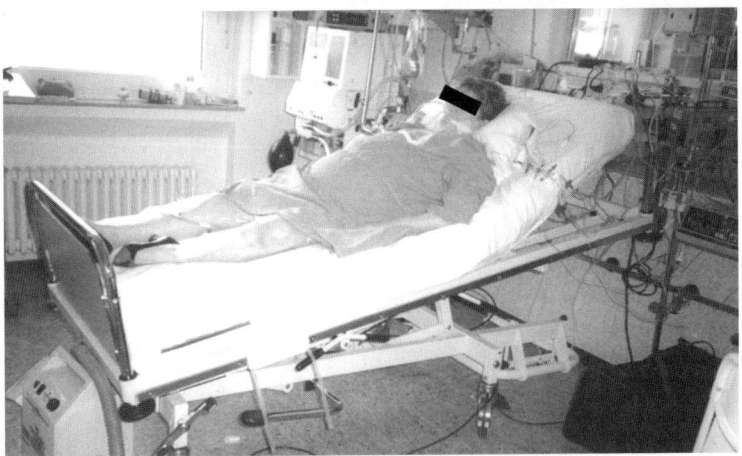

Abb. 3.9: Schiefe Ebene – Sich-Spüren gegen die Schwerkraft

Beim vestibulären Angebot sind keine Veränderungen zu bemerken. Frau L. lässt sich kontrolliert beatmen, ohne anzutriggern. Ich beginne nach einer 10 minütigen Pause mit der fördernden Waschung, dabei temperiere ich das Waschwasser auf 37° und lege die privaten Körperpflegeprodukte der Patientin zurecht. Zur Waschung benutze ich Frotteewaschhandschuhe und Frotteehandtücher, führe sie wie beschrieben durch und lasse (insbesondere bei der ersten Waschung) den Intimbereich und die Mundpartie aus. Die beobachtende Kollegin konnte deutlich sehen, dass die Patientin versuchte, die Augen zu öffnen, als ich die linke Hand zum ersten Mal mit dem Wasser in Kontakt brachte. Danach entschwand die gezeigte Aufmerksamkeit wieder (soweit wir dies wahrnehmen können). Die Körperrückseite wäscht die Kollegin, während ich beobachtete. Gemeinsam nehmen wir noch eine Seitenlagerung nach Bobath vor, die jedoch nicht belassen werden kann, da sich schwere Herzrhythmusstörungen einstellen. Daraufhin lagern wir die Patientin in eine modifizierte, körperbegrenzende A-Lagerung auf dem Rücken und können nach wenigen Minuten einen Rückgang der ventrikulären Extrasystolen (VES) beobachten. Nach Rücksprache mit dem Arzt soll die Seitenlagerung vorerst nur bis 30° durchgeführt werden. Auf Grund der schweren kardialen Symptome werden heute keine weiteren Angebote mehr an die Patientin gerichtet. Ich verabschiede mich mit der Intialberührung von Frau L.

Einschätzung

Ein Erstes noch unsicheres „Herantasten" ist spürbar. Ich bemerke bei mir eine deutliche Anspannung, jede gemeinsame Situation erfordert meine volle Aufmerksamkeit.

Die Kollegin bezeichnete sich selbst „als unsicher", da sie bisher wenig Erfahrung mit neurologisch erkrankten Patienten hat. Sie würde am liebsten nur das Notwendigste tun, da sie Sorge hat, die Situation falsch einzuschätzen.

Die Ärzte halten die Situation von Frau L. für bedenklich. Die Prognose und die damit zu erwartende Lebensqualität ist davon abhängig, ob die Entwicklung eines massiven Hirnödems verhindert werden kann. Wenn Frau L. die jetzige Phase zufrieden stellend übersteht, sollte sich möglichst schnell eine Frührehabilitation anschließen. Dafür sollte Frau L. möglichst frühzeitig vom Respirator entwöhnt werden, da es zurzeit kaum Rehabilitationszentren für beatmete Patienten gibt.

II. postoperativer Tag

Klinischer Verlauf

ZNS: Es hat sich kein massives Hirnödem eingestellt. Der Zustand wird als unverändert beschrieben.

Herz: Die Herzrhythmusstörungen bestehen weiterhin mit intermittierenden Blutdruckabfällen bis 80 mmHg systolisch.

Lunge: Die Patientin bleibt weiterhin kontrolliert beatmet ohne Anzeichen einer Spontanatmung. Zur unterstützenden Hirnödemprohylaxe soll der pO_2 über 100 mmHg und der pCO_2 unter 35 mmHg liegen.

Bilanz: Die vorgegebene Negativbilanz (minus 800ml) konnte nicht erreicht werden.

Besonderheit: Bronchialsekret (gelblich) wurde zur mikrobiologischen Untersuchung eingeschickt. Die Mediastinaldränagen wurden am frühen Morgen entfernt.

Pflegerischer Verlauf

Die Pflegenden haben angeregt, zur Verbesserung der Atemsituation eine Atemstimulierende Einreibung (ASE) vorzunehmen.

Aus dem Pflegebericht ist zu entnehmen, dass gestern gegen 18.00 Uhr die Tochter von Frau L. eintraf. Sie wirkte sehr verstört und ist beängstigt über den Zustand ihrer Mutter. Es wurde für den heutigen Tag um 16.00 Uhr ein Treffen mit der Tochter und ihrer Tante verabredet, wobei auch eine umfassende Pflegeanamnese erstellt werden soll.

Überlegungen zur Basalen Stimulation (II. POP morgens)

Beobachtungen des Pflegenden vom Nachtdienst:
Die Patientin hat in der Nacht ungezielte Spontanbewegungen der linken Körperseite gezeigt; insbesondere des linken Beines.
Die Kollegin wirkt heute aufgeschlossener und macht eigene Vorschläge zur Förderung.

Mein Eindruck:

Frau L. ist mir heute vertrauter. Ihre Gesichtszüge wirken auf mich angestrengt und nachdenklich, da ich ihre waagerechten Stirnfalten heute als dominanter wahrnehme. Die Körperposition ist schräg nach rechts unten gerichtet, so als würde sie leicht auf diese Seite abrutschen.

Das Umfeld der Patientin hat sich (für mich) deutlich verbessert, der kontinuierliche Sog (für die Mediastinaldränagen) entfällt als Geräuschkulisse und die Rufe des verwirrten Patienten bleiben aus.

Überlegungen zur Stimulation

Ich möchte vorerst keine Veränderungen an der Zielsetzung und Vorgehensweise vornehmen. Die Anregungen der Kollegin vom Nachtdienst werden bei der Übergabe in die Planung aufgenommen.

Durchführung und Beobachtung (II. POP, morgens)

7.00 Uhr: Ich beginne mit der Begrüßung (Initialberührung) und biete die Stimulationen wie am Vortag an.

Die erste Reaktion wird für mich erkennbar, als ich Frau L. bei der oralen Stimulation den linken Zungenrand ausstreiche. Sie presst die Lippen fest zusammen – ein erstes Spüren oder Abwehr? Ich beende das Angebot und halte den Kontakt. Ich versuche Maria L. mit wenigen Worten zu erklären, wo sie ist und was zurzeit geschieht. Frau L. zeigt einen deutlichen Blutdruckanstieg von 140 mmHg auf 170 mmHg systolisch. Sie versucht das linke Bein anziehen. Ihr Gesichtsausdruck wirkt auf mich weiterhin fragend. Da die Unruhe zunimmt, beginne ich die Patientin ganz langsam (tröstend-beruhigend) hin und her zu wiegen. Frau L. wird ruhiger, ich höre auf, und sie wird wieder unruhiger.

Ich halte sie fest umschlossen und entschließe mich, mithilfe des beobachtenden Arztes, der Patientin eine körperbegrenzende Lagerung anzubieten. So erhält Frau L. eine deutlichere Orientierung zu ihren Körpergrenzen und erfährt mehr Sicherheit bezüglich ihrer eigenen Körperlage. Die motorische Unruhe lässt nach und der Blutdruck pendelt sich wieder im Normbereich ein. Abschließend stelle ich die Weichlagerung wieder her und nehme durch die Initalberührung Abschied von Maria L.

11.00 Uhr: Die Physiotherapeutin begrüßt Frau L. – auch heute ist ein Hinwenden – Zuwenden zu beobachten. Frau L. versucht die Augen zu öffnen bzw. die Augenbrauen anzuheben, die gesamte Mimik spiegelt Anstrengung wieder – ein Erkennen-wollen?

Während der Angebote der Physiotherapeutin treten immer wieder Phasen der zunehmenden Wachheit auf, in dem Frau L. versucht die Augen zu öffnen.

Wir beenden die Angebote der Physiotherapeutin mit einem Lagerungswechsel. Dabei ist es unser Bestreben, die persönlichen Besonderheiten von Maria L. miteinzubeziehen.

Wir achten zum einen auf eine dem Krankheitsbild angepasste Lagerung, zum anderen aber auch auf ihren persönlichen Komfort, so das „ihre" Körperhaltung sich wiederspiegelt.

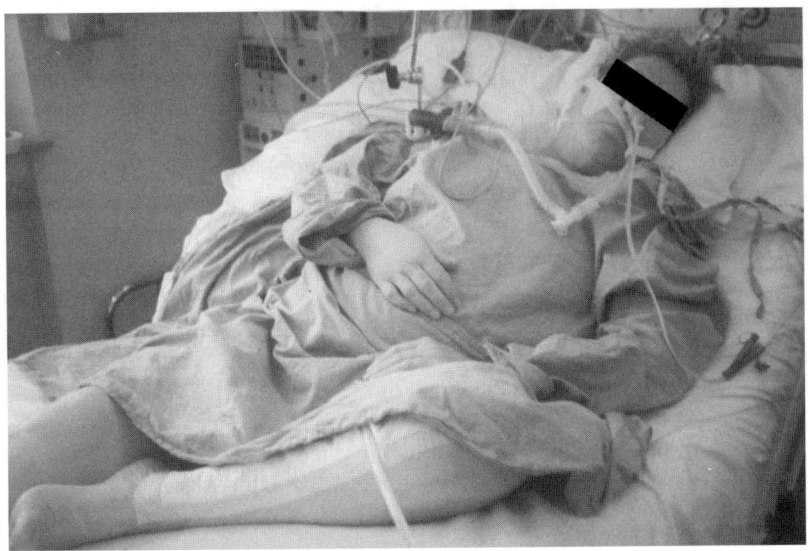

Abb. 3.10: Seitenlagerung einer komatösen Patientin ohne Kopf-Rumpfkontrolle

Einschätzungen

Ich bemerke am Verhalten der Betreuenden einen positiven Effekt: da die Patientin nicht mehr als „ausdruckslos" in ihrer Haltung erlebt wird, sondern als Persönlichkeit wahrgenommen wird, erfährt sie eine größere Aufmerksamkeit.

Ich habe den Eindruck, dass der Wachheitsgrad von Maria L. zunimmt. Sie beginnt, sich den Angeboten zu zuwenden. Der mitbeobachtende Arzt bestätigt meinen Eindruck. Während des neurologischen Konsils waren die von uns gemachten Reaktionen jedoch nicht wiederholbar – da die „Bezugsperson" fehlte? Die Patientin wurde als komatös – somnolent eingestuft.

Überlegungen zur basalen Stimulation (II. POP mittags)

13.00 Uhr: Bei der Übergabe wird die Pflegeplanung nochmals überdacht. Wir kommen zu der Übereinstimmung, dass gerade jetzt, wo der Wachheitsgrad von Frau L. zunimmt, es wichtig ist: die Angebote langsam durchzuführen, um ein ausreichendes Nachspüren zu ermöglichen. Aus unserer Erfahrung wissen wir, dass bewusstseinsbeeinträchtige Menschen verzögert reagieren und ein zu schnelles Vorgehen eine taktile Abwehr hervorruft. Wir weiten die Pausen vor, nach und zwischen den Angeboten auf 15 Minuten aus.

Die Kollegin aus dem Spätdienst bittet mich, die orale Stimulation durchzuführen, da sie sich unsicher fühlt. Wir verabreden uns für 14.30 Uhr.

Durchführung und Beobachtung (II. POP, nachmittags)

14.30 Uhr: Nach der Begrüßung und Hartstellung der Antidekubitusmatratze biete ich Frau L. die orale Stimulation an. Frau L. zeigt ihre erste Reaktion, als ich die untere Zahnreihen berühre und presst ihre Lippen fest zusammen. Dies interpretiere ich als eindeutige Aufforderung, die Stimulation zu beenden.

Einschätzungen

Ich beende das orale Angebot mit dem Gedanken, dass Frau L. diese Art der Stimulation wohl nicht mehr benötigt. Die Wachheit wird eindeutig hervorgerufen, führt jedoch zu einer ablehnenden Haltung. Vielleicht ist es nun an der Zeit für ein geschmackliches Angebot oder der Durchführung einer Mundpflege mittels bekannter Utensilien? Nach Absprache mit der betreuenden Pflegenden vermerke ich meine Beobachtungen und Überlegungen in der Dokumentation.

III. postoperativer Tag

Krankheitsverlauf

ZNS: Eine CT-Kontrolle zeigt keine Veränderungen auf. Der Bewusstseinszustand wird als somnolent beschrieben.

Herz: Der Herzschrittmacher wird nur noch intermittierend benötigt, hypotone Krisen sind nicht mehr aufgetreten.

Lunge: Es hat sich rechts basal eine Atelektase ausgebildet.
In den frühen Morgenstunden wurde ein kurzes CPAP-Training (Spontanatemmodus) eingeleitet, das jedoch zur Erschöpfung der Patientin führte. Die Patientin wird jetzt wieder kontrolliert beatmet.

Bilanz: Es konnte ein Minus von 1,5 Litern erreicht werden

Besonderheit: Die Körpertemperatur ist mit 38°C erhöht.

Pflegeverlauf

Die modifizierte körperbegrenzende A-Lagerung hat sich bei der Patientin bewährt. Zum Einen ist Frau L. motorisch ruhiger geworden und zum Anderen kann ihre Körperposition so besser stabilisiert werden. Die Atemstimulierende Einreibung (ASE) wird im Spät- und Nachtdienst nicht weiter durchgeführt, da der Effekt der Atemunterstützung nicht sichtbar wird. Ansonsten gibt es keine Veränderungen zum Vortag.

Überlegungen zur Basalen Stimulation (III. POP morgens)

Pflegende des Nachtdienstes
Auf Grund einer notfallmäßigen Aufnahme eines Patienten wurde die therapeutische Ganzkörperwaschung (GKW) auf den Abend (22.00 Uhr) verlegt. Die Pflegende berichtet: Frau L. schien die Waschung zu gefallen. Ihr Gesichtsausdruck war entspannt, es kam zu keiner motorischen Unruhe.

Seit ca. 4.00 Uhr ist die Patientin unruhiger geworden und versucht gelegentlich, gegen den Respirator anzuatmen. Frau L. hat während der frühen Morgenstunden die Mundpflege verweigert, in dem sie bei Berührung der Lippen den Mund fest zusammengedrückt. Die Pflegende hat die Mundpflege nicht weiter erzwungen.

Mein Eindruck:

Frau L. kommt mir beunruhigt vor. Sie bewegt leicht die Augäpfel unter den geschlossenen Lidern und eine hohe Stirnfalte hat sich gebildet. Ihre Körperposition wirkt unharmonisch, die rechte und linke Körperhälfte scheinen getrennt – Maria L. liegt nach meinem Empfinden verdreht im Bett. Ob diese Position für Frau L. annehmbar ist kann ich nicht erkennen, zurzeit strebt sie keine Veränderungen an.

Veränderungen und Erweiterungen

Die Pflegende des Frühdienstes berichtet (sie war gestern bei dem Anamnesegespräch anwesend):
Die Schwester von Frau L. war sehr gefasst und steht in einem sehr fürsorglichen Verhältnis zu ihrer Schwester. Sie hat ihre ältere Schwester und die Kinder auf Grund des frühen Todes des Ehemannes stets unterstützt. Gemeinsam mit der Tochter wurden die nun folgenden Punkte zu den Gewohnheiten und Bedürfnissen von Maria L. zusammengefasst:

Frau Maria L.:
*   War trotz ihrer gesundheitlichen Beeinträchtigungen immer aktiv. Sie tanzt gerne und hat sich immer sportlich betätigt, zuletzt war sie in einer Seniorengymnastikgruppe aktiv
*   Liebt herzhafte Speisen: Sauerbraten, Salami, Teewurst oder Schwarzbrot
*   Bevorzugt an Getränken: schwarzen Kaffee, Zitronensprudel, Orangensaft und gelegentlich abends ein Glas Bier. Wenn sie sich krank fühlt, trinkt sie Kamillentee oder Milch mit Honig
*   Schläft immer auf der linken Seite ein und steht auch über diese auf
*   Legt sehr viel Wert auf ein gepflegtes Aussehen, insbesondere auf das ihrer Haare
*   Hört stets um 20.00 Uhr die Nachrichten und liest gerne die Anekdoten in der Tageszeitschrift. Sie hört gerne WDR 4 und klassische Musik.

• Ich überlege mit den Kollegen des Frühdienstes, wie die neuen Informationen in die Pflegeplanung miteinzubeziehen sind. Wir entschließen uns dazu:

1. Frau L. eine individuellere Morgentoilette anzubieten, wobei wir die Haarpflege besonders betonen und lassen dazu alle persönlichen Sachen von der Pflegestation abholen, um so eine größere Auswahl an privaten Pflegeutensilien zu haben.

Wir hoffen, so die Aufmerksamkeit von Frau L. auf gezielte Handlungen bzw. Dinge lenken können, um ihre Ansprechbarkeit und Selbstbestimmtheit zu erweitern.

2. Zur oralen Stimulation wollen wir ihr Kaffee anbieten.

Anmerkung: Nach meinen heutigen Kenntnissen weiß ich, dass Kaffee für uns nur dann einen Wiedererkennungswert besitzt, wenn wir schmecken und riechen können. Da die olfaktorische Wahrnehmung jedoch bei beatmeten Patienten stark beeinträchtigt ist, bleibt ein wieder erkennen fraglich. Ich möchte jedoch das Fallbeispiel so schildern wie es sich nach dem damaligem Erfahrungsstand entwickelt hat.

3. Bei motorischen Unruhezuständen könnten wir ihre Lieblingsseite einbeziehen.

4. Um dem Bewegungsdrang von Frau L. zu begegnen möchten wir eine Teilmobilisation auf die Bettkante anbieten. Dabei wollen wir die Patientin über die rechte Seite mobilisieren; sollte dies nicht möglich sein, werden wir auf ihre bevorzugte Seite zurückgreifen.

Die Mobilisation beinhaltet auch eine vestibuläre Anregung, die es ermöglicht, die Wachheit der Patientin weiter zu fördern.

Der Stationsarzt ist mit einer Teilmobilisation einverstanden und möchte diese mitbeobachten.

Die Reihenfolge der gezielten Stimulationsangebote nehmen wir weiter wie verabredet vor bzw. machen diese von den Reaktionen der Patientin abhängig.

Durchführung und Beobachtung (III. POP morgens)

8.30 Uhr: Ich begrüße Frau L. und hebe die Weichlagerung auf. Ich kann bei Frau L. keine Reaktionen wahrnehmen.

Die Patientin liegt in einer guten stabilisierenden körperbegrenzenden Lagerung. Damit das körpereigene Spüren noch deutlicher wird, leite ich die schiefe Ebene ein. Vorher betone ich das Oben mittels des Kopfkissens und das Unten durch das Anziehen Ihrer Schuhe. Das Anziehen der Schuhe „lockt" Frau L. aus ihrer Schläfrigkeit. Sie versucht nachzusehen, was da geschieht, dann entspannt sie sich wieder und scheint zu schlafen.

9.10 Uhr: Ich bringe Frau L. in eine bequeme Position für ihre Morgentoilette, für die Teilwaschung habe ich eine Wassertemperatur von ca. 37°C gewählt. Zunächst lasse ich die nicht betroffene Hand mit dem Wasser Kontakt aufnehmen und führe diese dann mit dem Waschhandschuh zum Gesicht, wo ich von der nicht betroffenen Seite zur betroffenen Seite überleite. Ich ermuntere Frau L., mich dabei zu begleiten. Zarte Ansätze sind zu erahnen. Im Weiteren übernehme ich für Frau L. die Durchführung der Morgentoilette. Es zeigt sich für mich keine erkennbare Anteilnahme.

9.40 Uhr: Frau L. zeigt bei der erneuten Begrüßung (Initialberührung) kein wahrnehmbares Interesse. Da die Patientin für mich keine erkennbaren Abwehrreaktionen zeigt entschließe ich mich die orale Stimulation mittels Kaffee anzubieten.

Diesesmal ermöglicht Frau L. es mir, bis zu ihrer Zunge zu gelangen, dort schiebt sie meinen Finger mit ihrer Zunge beiseite. Ich tränke einen kleinen Tupfer mit Kaffee, reibe an der Zungenseite entlang und lege ihn in die Wangentasche ein. Wir können deutlich beobachten, wie die Patientin versucht, mit der Zunge den Tupfer zu berühren. Ist es der taktile Reiz oder der geschmackliche Stimulus, der das „Interesse" von Maria L. weckt? Da Frau L. noch nicht in der Lage ist am Tupfer zu saugen, benetze ich nochmals den Mundinnenraum und beende die Stimulation. Ich stelle die Weichlagerung wieder her.

11.20 Uhr: Wie Frau L. heute auf ihre „Bezugsperson", die Physiotherapeutin, reagiert – ist nicht nur für mich beeindruckend, auch der Stationsarzt war überrascht, als Maria L. bei der Kontaktaufnahme versucht zu lächeln.

Gemeinsam mit den Physiotherapeuten und dem beobachtenden Stationsarzt setzen wir Frau L. auf die Bettkante. Die Patientin besitzt keine Kopf- oder Rumpfkontrolle. Sie muss in sitzender Position maximal unterstützt werden. Dabei stehen ihre Füße auf einem Bänkchen, damit sie guten Kontakt mit ihrem „Unten" hat und sich ein Muskeltonus aufbauen kann. Wir verbleiben mit der Patientin nur kurz in dieser Position, anschließend bringen wir sie in eine Seitenlagerung. Die kardiale, neurologische und pulmonale Situation war während der Belastungsphase stabil.

Mein Eindruck

Ich bemerke, dass die Patientin Frau L. immer weiter in den Hintergrund tritt und der Mensch, die Person Maria L. für mich deutlicher erlebbar wird. Es gelingt mir immer besser mich auf die Wachheits – und Ermüdungsphasen von Frau L. einzustellen, dabei entsteht ein gemeinsamer Rhythmus, der Sicherheit und Orientierung gibt.

Alle Betreuenden gaben in ihrem Feed-back an: Frau L. heute intensiver erlebt zu haben als dies bisher der Fall war.

Überlegungen zur basalen Stimulation (III. POP mittags)

13.00 Uhr: Bei der Übergabe kommen wir mit dem Stationsarzt zu dem Entschluss, die Patientin nochmals auf die Bettkante zu setzen und am nächsten Tag in den Sitzwagen zu transferieren. Auf Grund eigener Erfahrungen weiß ich, dass Patienten ohne Kopf - Rumpfkontrolle auf der Bettkante schwierig in einer stabilen Position zu halten sind. Hilfreicher ist es, wenn der Patient in einem Stuhl sitzen kann (nicht Sessel) und so eine bessere Stabilisierung und Aufrichtung erfährt.

Das Drehen des Kopfes (vestibuläre Anregung) im Rhythmus der Atmung halte ich nicht mehr für notwendig, da sich Wachheit und Eigenmobilisation der Patientin bedeutend verbessert haben.

IV. postoperativer Tag

Krankheitsverlauf

ZNS: Der Neurologe empfiehlt, den Ca-Antagonisten gegen Clonidin auszutauschen, da es nach seinen Erfahrungen zum zerebralen Steal-Phänomen kommen kann.

Herz: Die Situation ist zum Vortag unverändert, jedoch tritt nun häufiger ein arterieller Hypertonus auf.

Lunge: Die Situation ist unverändert.

Bilanz: Die vorgegebene Negativbilanz von 500ml konnte erreicht werden.

Pflegeverlauf

Da die Patientin nachts dünnflüssigen Stuhl abgesetzt hat ist ein Fäkalkollektor angebracht worden. Der enterale Kostaufbau wird zwischen 7.00 und 18.00 Uhr, mit 500 ml Tee und 200 ml Sondenkost begonnen.

Überlegungen und Beobachtungen zur „Basalen Stimulation" (IV. POP morgens)

Pflegende des Nachtdienstes
Der CT-Transfer am Nachmittag des III. POP hat die Patientin sehr erschöpft, sodass sie nicht mehr auf die Bettkante mobilisiert werden konnte. Bei pflegerischen oder ärztlichen Interventionen reagiert Frau L. mit Blutdruckspitzen bis zu 180 mmHg systolisch.

Frau L. war während der ganzen Nacht sehr schläfrig. Sie zeigte lediglich beim endotrachealen Absaugen eine deutliche Abwehrreaktion. Die Mundpflege konnte mit Sprudelwasser gut durchgeführt werden. Die Beatmung wird auf einem hohen SIMV-Modus (assistierte Beatmung) zu 65 % vom Respirator gewährleistet.

Mein Eindruck:

Frau L. scheint tief und fest zu schlafen und zeigt keinerlei Spontanbewegungen. Ihre Gesichtszüge wirken entspannt. Die beiden Körperhälften empfinde ich heute als mehr „zusammengehörig".

Durchführung und Beobachtungen (IV. POP morgens)

7.00 Uhr: Ich möchte mich auch heute wieder nach den Bedürfnissen und Möglichkeiten der Patientin richten. Ich beginne mit der Initialbegrüßung. Frau L. öffnet einen Spaltbreit die Augen. Ich spüre ihre Anspannung (Muskeltonus) unter meiner Hand und versuche eine Position einzunehmen, in der sie mich sehen kann.

Ich setze sie auf und bitte den Beobachter, die Weichlagerung aufzuheben, da ich den Kontakt nicht verlieren möchte.

Ich biete Maria L. Kaffee an, worauf sie die Lippen verschließt. Nun biete ich ihr die Morgentoilette an, worauf sich ihre Züge entspannen. Ich wähle diesmal etwas kühleres Wasser, in der Hoffnung, ihre Wachheit noch etwas länger erhalten zu können.

Die Aufmerksamkeit ist so hoch, dass Frau L. den Waschhandschuh im Wasser bewegt. Danach wirkt sie erschöpft, sodass ich die nachfolgenden Handlungen übernehme, wobei ich kleine Pausen entstehen lasse, um der Patientin ein Miterleben bzw. Nachspüren zu ermöglichen.

Die schiefe Ebene führe ich kurz vor dem Eintreffen der Physiotherapeuten durch. Frau L. fallen zwar immer wieder die Augen zu, doch wird deutlich, dass ihre Neugierde geweckt ist.

11.00 Uhr: Frau L. wirkt bei der Begrüßung der Physiotherapeutin etwas verschlafen. Nachdem ich die Weichlagerung aufgehoben habe, führt die Physiotherapeutin ein körperbezogenes Wahrnehmungstraining mit der Patientin durch. Im Anschluss bietet sie Frau L. mittels einer kleinen Spritze etwas Kaffee an, wobei die Patientin zu schlucken versucht.

Nach einer Pause von ca. 20 Minuten, beginnen wir in Anwesenheit des Stationsarztes mit dem Bett-Stuhl-Transfer, der gut gelingt. Die Patientin sitzt trotz fehlender Kopf-Rumpf-Kontrolle stabil im Stuhl. Ich brauche nur ihren Kopf zu unterstützen (siehe Abb. 3.11).

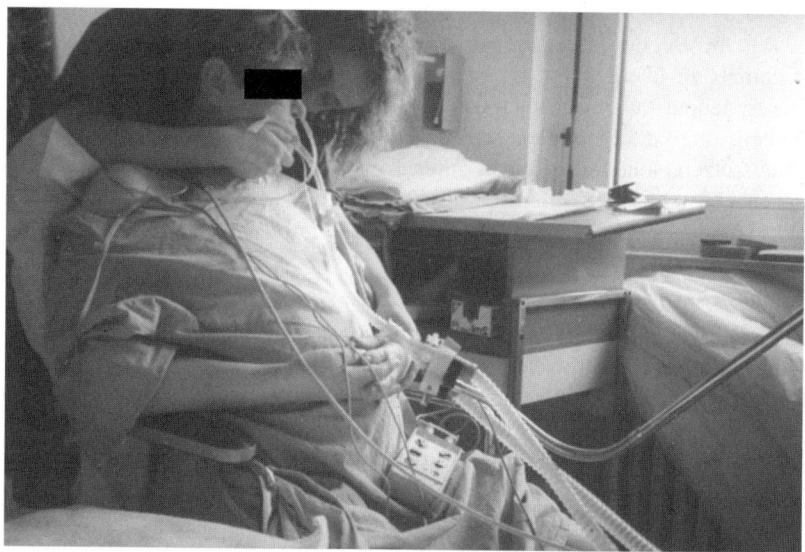

Abb. 3.11: Mobilisation am IV. POP

Die Patientin hat kurzzeitig die Augen geöffnet. Das Fenster hat ihr Interesse geweckt. Wir fahren sie dort hin, jedoch fallen Frau L. die Augen bereits wieder zu.

In sitzender Position ist es sogar möglich, den Beatmungsmodus von kontrolliert auf spontan-assistiert umzustellen, was nach meinen Erfahrungen für einen zunehmenden Wachheitsgrad der Patientin spricht. Die Kontrollparameter spiegeln eine suffiziente Spontanatmung wieder.

Hämodynamisch ist die Patientin stabil, neurologisch sind keine Veränderungen zu beobachten. Sie bleibt ca. 25 Minuten in dieser Position.

Einschätzungen

Wir sind alle überrascht von der kurzen, jedoch eindeutigen Aufmerksamkeit, die Frau L. uns und ihrem Umfeld gegenüber entgegenbringt. Der Spontanatemmodus kann noch in den nächsten 45 Minuten beibehalten werden. Die Patientin wirkt nun sehr erschöpft. Die Mundwinkel hängen nach unten. Der Transfer hat sie sehr angestrengt.

Ich werte die ganze Situation als Erfolg. Der Stationsarzt ist mit seiner Meinung zurückhaltend, befürwortet jedoch die Mobilisation für den nächsten Tag.

Überlegungen zur Stimulation

13.00 Uhr: Bei der Übergabe versuchen wir den Tagesablauf für die Patientin nochmals zu überdenken. Es ist nun wichtig, Frau L. nicht zu überfordern. Die Angebote sollen sich nach den Bedürfnissen und dem Tempo der Patientin richten. Von daher wollen wir die Patientin am Nachmittag nicht mehr heraussetzen, sondern ihr einen guten Kontakt zu ihren Angehörigen ermöglichen.

V. postoperativer Tag

Krankheitsverlauf

ZNS: Die Patientin wird als schwer erweckbar bis schläfrig eingeschätzt.
Herz: Der Herzschrittmacher ist nicht mehr erforderlich.
Lunge: Unverändert zum Vortag, wobei der Anteil des Respirators an der Beatmung nur noch 40 % beträgt.
Bilanz: Die vorgegebene Bilanz wurde erreicht.

Pflegeverlauf

Das Konzept der Pflegeplanung ist beibehalten worden.

Überlegungen zur basalen Stimulation (V. POP morgens)

Pflegende des Nachtdienstes:
Die GKW wurde am späten Abend durchgeführt (21 Uhr). Die Pflegende hat bei Frau L. deutliche Fortschritte gesehen, u.a. hat die Patientin bei der GKW ihr Vorgehen mitverfolgt und versucht, beim Kämmen den Kopf nach links zu drehen. Insgesamt ist die Nacht für Frau L. unruhig verlaufen, da sie zweimal massiv Stuhl abgesetzt hat.

Mein Eindruck:

Frau L. wirkt auf mich gestresst, eine hohe Stirnfalte ist sichtbar und die Augenbrauen sind leicht zusammengezogen. Frau L. bewegt ihr linkes Bein ruhelos hin und her.

Überlegung zur Stimulation

Um dem starken Bewegungsdrang, den die Patientin zeigt, nachzukommen, möchte ich sie vermehrt in die Pflegeabläufe mit einbeziehen.

Durchführung und Beobachtungen (V. POP morgens)

7.00 Uhr: Bei der Begrüßung meine ich wahrzunehmen, dass Frau L. mich wieder erkennt. Ich hebe die Weichlagerung auf und stelle mit Freude fest, dass Frau L. in der Lage ist, ihre linke Hand gezielt zu bewegen, um eine Lageveränderung durchzuführen.

Ich versuche sie bei der Suche nach der richtigen Position zu unterstützen und biete ihr die modifizierte körperbegrenzende A-Lagerung an, die ihre motorische Unruhe etwas dämpft. Frau L. wirkt erschöpft. Sie scheint einzuschlafen. Ich beende hier mein Vorhaben und stelle die Weichlagerung wieder her.

9.00 Uhr: Jetzt öffnet sie beim ersten Kontakt die Augen. Es ist mir nicht klar, ob sie mich als Person sieht oder erkennt. Ihr Blick schweift ab, dann schließt sie die Augen. Ich hebe die Weichlagerung auf, wobei die Patientin unruhiger wird.

Anschließend beziehe ich Frau L. weitmöglichst durch geführte Bewegungen in mein Handeln mit ein. Ich bemerke dabei, dass die Patientin über wesentlich mehr Kraft verfügt als am Vortag und meinen Bewegungen nicht immer folgen möchte. Sie hat eigene Vorstellungen, die sich zwar sehr zaghaft, doch konsequent bemerkbar machen!

Bei der Mundpflege kann Maria L. das Wasser kurz im Mund behalten, bevor es über ihre Mundwinkel in die Nierenschale abfließt. Abschließend biete ich Frau L. an, den Mund mit Kaffee auszuspülen. Das scheint ihr zu gefallen – die Gesichtszüge wirken freundlicher.

Die schiefe Ebene führe ich wieder kurz vor dem Eintreffen der Physiotherapeuten durch.

11.00 Uhr: Die Physiotherapeutin übernimmt als Bezugsperson die Anleitung und Begleitung von Frau L. beim Bett – Stuhl – Transfer. Beim Transfer tritt Frau L. mit dem linken Fuß fest auf.

Die Patientin kann sich gut im Stuhl stabilisieren, der Kopf muss lediglich voll unterstützt werden. Die assistierte Beatmung lässt sich nach kurzer Zeit in einen Spontanatemzyklus überleiten (CPAP + ASV 15) mit einer Atemfrequenz von 18 Atemzügen pro Minute und einer O_2-Sättigung von 97 % am Pulsoxymeter. Wir sind sehr zufrieden. Jedoch scheint Frau L. heute wenig Interesse an ihrer Umwelt zu haben. Frau L. lässt ihren linken Arm hängen - wir interpretieren ihre Körperhaltung dahingehend, dass sie wieder ins Bett möchte. Der Spontanatemmodus kann beibehalten werden.

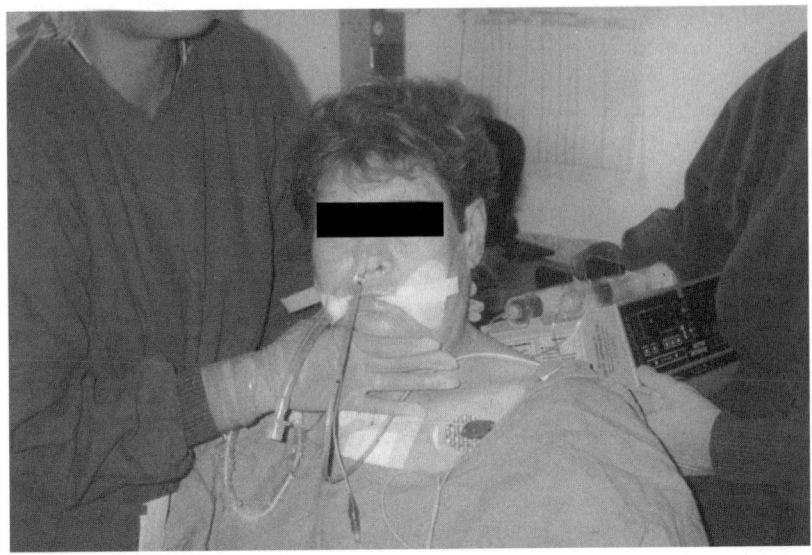

Abb. 3.12: Mobilisation am V. POP

Einschätzungen

Ich verspüre bei Frau L. eine zunehmende Ungeduld. Ist es die Auseinandersetzung mit der Situation? Wie kann ich Maria L. unterstützen? Meine Anteilnahme ausdrücken?

Die Physiotherapeutin äußert sich zuversichtlich. Sie hat mit diesen Fortschritten nicht gerechnet.

Der neurologische Oberarzt beschreibt die Bewusstseinslage weiterhin als somnolent.

Die Pflegenden sind mit ihrer Einschätzung sehr zurückhaltend, da sie die Entwicklung einer Pneumonie befürchten.

Überlegungen zur Stimulation

13.00 Uhr: Bei der Übergabe versuchen wir, den Tagesablauf für die Patientin zu überdenken.

Der Stationsarzt möchte die Patientin gerne am Nachmittag extubieren (ca. 16.00 Uhr).

Da Frau L. immer wieder in eine ungezielte motorische Unruhe verfällt, möchten wir sie nochmals mobilisieren, um ihr die Möglichkeit zu geben, sich in Bewegung bzw. im „gewohnten Tun" zu koordinieren und Orientierung zu finden. Wir werden uns dazu um 14.00 Uhr mit dem Stationsarzt am Bett der Patientin treffen.

Durchführung und Beobachtungen (V. POP mittags)

Die Patientin ist unruhig und kann keinen Augenblick ruhig liegen. Sie versucht ihren Kopf am Kissen zu reiben. Es ist zu diesem Zeitpunkt nicht möglich, von der Patientin zu erfahren, „was" ihre Unruhe auslöst. Der Stationsarzt entschließt sich nach Rücksprache mit dem Neurologen, die Patientin jetzt zu extubieren (14.20 Uhr). Die Extubation verläuft komplikationslos. Frau L. schläft danach tief und fest ein.

Weiterer Verlauf:

Die Patientin konnte am späten Nachmittag in Anwesenheit ihrer Schwester mobilisiert werden. Die Pflegende bemerkte dabei, dass Frau L. nun über mehr Kraft verfügt, um ihren Oberkörper aufrecht zu halten. Sie benötigt nur noch eine leichte Unterstützung des Kopfes. Unzufrieden äußert sich die Kollegin darüber, dass die Patientin bereits am nächsten, spätestens am übernächsten Tag verlegt werden soll.

Frau L. zeigte keine nennenswerte Reaktion auf ihre geplante Verlegung.

Abschließende persönliche Stellungnahme zu den Erfahrungen mit der Basalen Stimulation bei Frau L.

Allgemeines

Es war für mich hochinteressant miterleben zu dürfen, wie sich ein sinngebender Dialog zwischen den Betreuenden und der Patientin entwickelte. Dabei empfand ich die Auswirkungen der individuellen Lagerung als ebenso wichtig wie die gemeinsamen Überlegungen und Beobachtungen zur Situation der Patientin.

Ferner konnte ich im interdisziplinären Team beobachten, dass die Hemmschwelle gegenüber „neuen" Förderansätzen im gemeinsamen „Tun" schwindet.

Einige Kollegen äußern sich insofern skeptisch, dass die Förderangebote den schwerstkranken Patienten zu sehr belasten. Hier sehe ich für mich die Aufgabe, deutlicher herauszustellen, wo die Unterscheidung liegt zwischen der Förderung und der Begleitung in der Wahrnehmung schwerst beeinträchtigter Menschen.

Durchführung

Die Betreuung von Frau L. in der Phase „der zunehmenden Wachheit" löst in mir eine starke innere Anteilnahme aus. Ich bemerke, dass ich mich in dieser Situation wesentlich stärker auf meine Intuition verlasse, als ich es mir selbst gegenüber eingestehen möchte.

Die Treue zur eigenen Planung ist oftmals schwierig, da das Befinden der Patientin vielen Einflüssen unterliegt und die geplanten Angebote stets neu bewertet werden müssen. Dennoch halte ich es für notwendig, dass wir

Patienten im Rahmen ihrer Wahrnehmungsfähigkeit betreuen und unsere Pflege danach ausrichten. Damit ist gemeint

- das wir sinngebende Strukturen verdeutlichen,
- eine systematische Vorgehensweise entwickeln und
- orientierende Rituale einführen (Bartoszek 1998).

Abschließender Gedanke

Die Angebote der basal stimulierenden Pflege stellen für mich eine Möglichkeit dar, die Menschen auf der Intensivstation in ihrem Schicksal zu begleiten und einen ganzheitlichen individuellen Genesungsprozess anzuregen. Es gilt dabei das Überleben zu sichern, aber gleichzeitig auch das Menschsein zu stützen.

3.3 Angehörige integrieren ────────────

Die Einbeziehung von Angehörigen in die (Intensiv-)Pflege ist eine schwierige Angelegenheit. Die wenigsten Angehörigen sind medizinisch oder hygienisch geschult. Sie stehen meistens unter Schock, wenn sie die ihnen vertraute Person im Intensivbett liegen sehen und sind mit der Situation emotional überfordert. Die Pflegenden hingegen haben genug mit der Betreuung der Patienten zu tun und sind durch die Konfrontation mit weinenden Angehörigen oft selbst überlastet. Und neben der Sinnhaftigkeit, Angehörige pflegen zu lassen, stellt sich die Frage, ob die Patienten sich überhaupt von ihren Angehörigen pflegen lassen wollen.

In einer Befragung von 180 Patienten, die auf der Intensivstation B 1 in der Universitätschirurgie in Kiel gelegen (siehe Kap. 3.4), wurde deutlich, dass nur 12 % der Befragten es gut gefunden hätten, wenn ihre Angehörigen in die Pflege einbezogen worden wären. Anscheinend möchten die Patienten ihre Nächsten nicht mit ihrem Leiden überfordern, trauen ihnen die fachliche Kompetenz nicht zu oder möchten einfach nur ihre Ruhe, um sich erholen zu können. Es scheint nach diesem Ergebnis nur konsequent zu sein, wenn Angehörige erst gar nicht mit pflegerischen Aufgaben betreut werden.

Wir haben dennoch die Erfahrung gemacht, dass die Pflege durch die Angehörigen in einzelnen Fällen sinnvoll, therapeutisch indiziert und sogar lebensnotwendig sein kann. Zur Verdeutlichung seien im Folgenden zwei Beispiele aus der Praxis gegeben.

Beispiele :

Auf der Intensivstation B1 lagen zu unterschiedlicher Zeit zwei stark wahrnehmungsgestörte Patienten. Herr R., 50 Jahre, mit einer Hirnblutung, und Herr J., Anfang zwanzig, mit schwerem Schädel-Hirn-Trauma; beide mit allgemeinchirurgischen Komplikationen. Den Patienten wurde nach umfassender Diagnostik ein apallisches Syndrom prognostiziert. Beide Patienten wurden nach Absprache im Team vom ersten Tag an basal stimulierend betreut. Den Angehörigen der Patienten – der Ehefrau von Herrn R. und der Schwester von Herrn J. – wurden die Grundzüge und der Sinn dieser Pflegetherapie erläutert, und beide erklärten sich damit auch einverstanden.

Beide Frauen standen anfänglich unter Schock und trauten sich kaum, die Patienten zu berühren. Wir erklärten ihnen die Wirkung und Bedeutung basal stimulierender Berührungen, und sie begannen mit dem ersten körperlichen Kontakt. Durch die Anamnesegespräche lernten wir uns näher kennen, die Frauen schienen zwar emotional unter Druck zu stehen, geistig aber sehr flexibel und aufgeschlossen zu sein. Wir baten sie schließlich um Zusammenarbeit, zu der sie gerne bereit waren. Wir erklärten ihnen die Grundzüge der Basalen Stimulation, erläuterten die verschiedenen Wahrnehmungsbereiche und wiesen auf die bei den Patienten verbliebenen Wahrnehmungsmöglichkeiten hin. Die „Besuchszeiten" wurden erweitert, um die Patienten gemeinsam betreuen zu können. In einer kontinuierlichen und aufeinander abgestimmten Pflege erklärten wir jede Ansprache oder Berührung, boten den Patienten gemeinsam durchdachte Wahrnehmungsangebote an und beobachteten mögliche Reaktionen. Wir übten mit den Frauen die Atemstimulierende Einreibung und probten „trocken" die beruhigende Ganzkörperwaschung, bis sie die Patienten selbstständig und sehr intuitiv stimulieren konnten. Während dieser Zeit konnten bei den Patienten erste Reaktionen auf basal stimulierende Angebote, wie z. B. Kreislaufreaktionen oder gezielte Augenbewegungen, beobachtet werden.

Die Patienten mussten leider wenige Wochen später in die neurochirurgische Klinik zurückverlegt werden. Wobei die weitere Basale Stimulation von den beiden Frauen fortgeführt wurde. In dieser Zeit führten wir viele private Beratungen durch.

Monate später haben wir nochmals mit den beiden Frauen und mit den Patienten (!) gesprochen. Die Frauen standen anfänglich unter einem starken emotionalen Schock, sie fühlten sich völlig hilflos und mit der Situation überfordert. Das Angebot, mit uns zusammenzuarbeiten, erlebten beide als außerordentliche Hilfe. Sie konnten endlich etwas Sinnvolles tun, mussten nicht mehr hilflos abwarten, sondern konnten aktiv sein. Nach einer kurzen Hemmschwelle konnten sie endlich den Körper der Patienten spüren und ihn begreifen. Sie hielten die schwachen Arme in ihren Händen und konnten den Zustand der Patienten emotional realisieren. Sie waren in der Lage, den Zustand der Patienten zu akzeptieren und begannen, sich in die Wahrnehmungswelt der Patienten hineinzutasten. Vorher waren die Patienten im Koma wie tot, leblose Körper. Durch die Berührungen und Aktivitäten erschienen dieselben Körper den Frauen jedoch lebendig zu werden. Dadurch konnten sie eine emotionale Nähe aufbauen und die Pflege zu einer Grundlage für die Kommunikation mit den Patienten machen. Beide Frauen waren jetzt natürlich noch unsicher, aber nicht mehr hilflos. Sie begannen schnell, ihre ursprünglichen Gefühle der Zuneigung und Vertrautheit in ihre Tätigkeiten einfließen zu lassen. Die Frauen berichteten, dass diese pflegerische Kommunikation immer mehr nachließ, je mehr die Patienten diese Kommunikation erwiderten. Die Frauen entwickelten im weiteren Verlauf eigene, basal stimulierende Kommunikationsmöglichkeiten, bis die Patienten so weit waren, dass sie sich adäquat über Sprache verständigen konnten.

Die erste Erfahrung, an die sich die Patienten nach ihrem Trauma erinnern konnten, war Schmerz. Der Körper tat weh, und gleichzeitig fühlten sie sich in ihm wie eingesperrt. Sie wollten sich bewegen, konnten es aber nicht. Sie wollten sagen, dass sie bestimmte Sachen nicht haben wollten, waren dazu aber nicht in der Lage. Sie fühlten sich von allen angegriffen und erlebten die Außenwelt als Bedrohung, gegen die sie sich nicht zur Wehr setzen konnten. Sie realisierten ihr Trauma nicht, sondern dachten eher an einen bösen Traum, aus dem sie nur erwachen müssten. Die betreuenden Frauen berichteten, dass die Patienten anfänglich nur auf von ihnen durchgeführte Maßnahmen reagierten. Wurden dieselben Tätigkeiten von anderen Personen durchgeführt, verhielten sich die Patienten teilnahmslos. Später lehnten die Patienten die pflegerischen Tätigkeiten der Frauen ab, beharrten aber auf deren Gegenwart und Nähe. Sie entwickelten ein starkes Selbstbewusstsein und ein ausgeprägtes Gespür für andere Menschen. So erhielt ein Pfleger, der einmal die Initialberührung vergessen hatte, ein barsches: „Hau ab!" Ein Zweiter wurde nach hätschelnder Ansprache vom Patienten aufgefordert, „ordentlich zu reden".

Beide Patienten haben ähnliche, die beiden Frauen nahezu gleiche Erfahrungen durchleben müssen. Wir haben daraus folgende Schlussfolgerungen gezogen:

- Für stark wahrnehmungsgestörte Patienten ist eine kontinuierliche, emotionale Bezugsperson außerordentlich wichtig.
- Wir sind der Meinung, dass solch eine Beziehung einen entscheidenden Einfluss auf den Genesungsprozess haben kann und in den geschilderten Fällen auch tatsächlich hatte.
- Prinzipiell können natürlich auch Pflegekräfte eine derartige Beziehung zu den Patienten aufbauen. Da sie aber durch bestimmte Dienst- bzw. Freizeiten gebunden sind, können Angehörige eine derartige Kontinuität viel effektiver Gewähr leisten – gerade nach einer Verlegung. Die Voraussetzung ist natürlich, dass die Angehörigen zur Integration in die Pflege bereit und psychisch und physisch dazu in der Lage sind.
- Die Integration in die Pflege löst bei den Angehörigen psychische Spannungen und versetzt sie in die Lage, mit ihrer eigenen Hilflosigkeit und Überforderung umzugehen. Dadurch können sie – wie die Pflegenden – die Pflege als Grundlage der Kommunikation mit dem Patienten nutzen. Sie sind dann fähig, emotionale Nähe zu geben und den wahrnehmungsgestörten Patienten in seiner Welt zu erreichen.

Wir glauben, dass erst durch diese Nähe ein Kontakt mit dem Patienten überhaupt möglich wird und der Patient diesen emotionalen Kontakt als Anreiz zur Kommunikation mit der Außenwelt akzeptieren wird. Und erst dann wird eine therapeutische Frühförderung wie Basale Stimulation angenommen und sinnvoll sein.

Dieser Artikel ist erschienen in: Die Schwester Der Pfleger, Bibliomed Verlagsgesellschaft, Braun Melsungen 5/1996

3.4   Wie erleben Patienten die Intensivstation? – Eine Studie

3.4.1   Fragestellungen

Pflege im Intensivbereich ist eine Tätigkeit in Extremsituationen. Der übliche Umgang mit Mitmenschen ist irrelevant. Ungewöhnliche Verhaltensmuster werden sowohl von Pflegenden wie von Patienten als notwendig betrachtet und akzeptiert. Die Wahrnehmung und das Erleben der eigenen Person und der Umwelt sind ebenfalls verändert.

Wir haben die Studie unter folgenden Fragestellungen erstellt:
• Welche Betreuungsqualität hat unsere Pflege?
• Welche Defizite gibt es?
• Nehmen wir die Patienten so wahr, wie sie sich selbst wahrnehmen?
• Was wird von den Patienten als Belastung und Verunsicherung erfahren?
• Können oder müssen wir unsere Arbeitsstrukturen ändern?

3.4.2   Methodik

Im Januar 1995 wurde ehemaligen Patienten, die vom 1.1. bis zum 31.10.1994 auf der 8-Betten-Intensivstation B1 der Klinik für Allgemeine- und Thoraxchirurgie der Christian-Albrechts-Universität zu Kiel gelegen haben, ein anonymer, für uns codierter Fragebogen zum Erleben ihres Aufenthaltes auf der Intensivstation zugestellt. Der Bogen umfasste 77 Fragen mit den Möglichkeiten, „ja", „eher ja", „eher nein", „nein" anzukreuzen sowie eine freie Seite für persönliche Bemerkungen.
Die statistische Auswertung erfolgte nach prozentualer Berechnung. Diese prozentualen Angaben sind aufgerundet und beziehen sich in der Gesamtsumme auf die jeweilige Summe der Antwortenden einer Frage (nicht alle Befragten haben alle Fragen beantwortet). Zur Verdeutlichung wurden die Prozente der Antworten „ja" und „eher ja", bzw. „eher nein" und „nein" addiert.

Signifikanzen wurden mit dem Chi-Quadrat-Test nach Pearson ermittelt, allerdings hat sich hier die Anzahl in den Untergruppen häufig als zu gering erwiesen, um eine Signifikanz nachweisen zu können.

3.4.3 Patientendaten

Angeschrieben wurden 360 Patienten, die Rücklaufrate betrug 49 % (n = 178), davon 48 % Frauen und 52 % Männer. Das Durchschnittsalter betrug 57,1 Jahre, die durchschnittliche Verweildauer 4,0 Tage. Die Fachabteilungen waren wie folgt vertreten (s. a. Abb. 3.13):

Allgemeinchirurgisch:	54 %
Kardiovaskulär:	17 %
Traumatologisch:	16 %
Urologisch:	6,3 %
ZMK, Gyn. u. HNO:	6,7 %.

Diese Verteilung der Antwortenden entsprach den gesamten 360 Patienten.

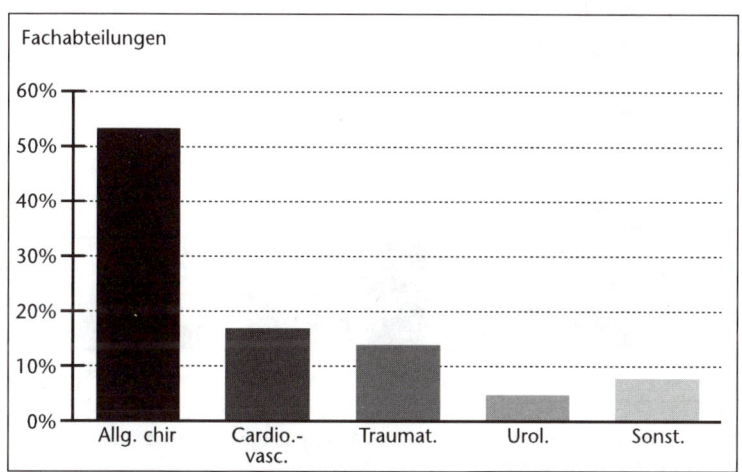

Abb. 3.13: Aufteilung der Fälle nach Fachbereichen

Geschlecht und Fachabteilungen

Signifikante Unterschiede zwischen Männern und Frauen oder Patienten einzelner Fachabteilungen waren nicht festzustellen, mit Ausnahme einer signifikanten Verunsicherung der Patientinnen durch unbekannte Geräusche.

Verweildauer

Die Liegezeiten auf der Station betrugen:

≤ 2 Tage:	68 %
3–9 Tage:	28 %
≥ 10 Tage:	8 %

Alter

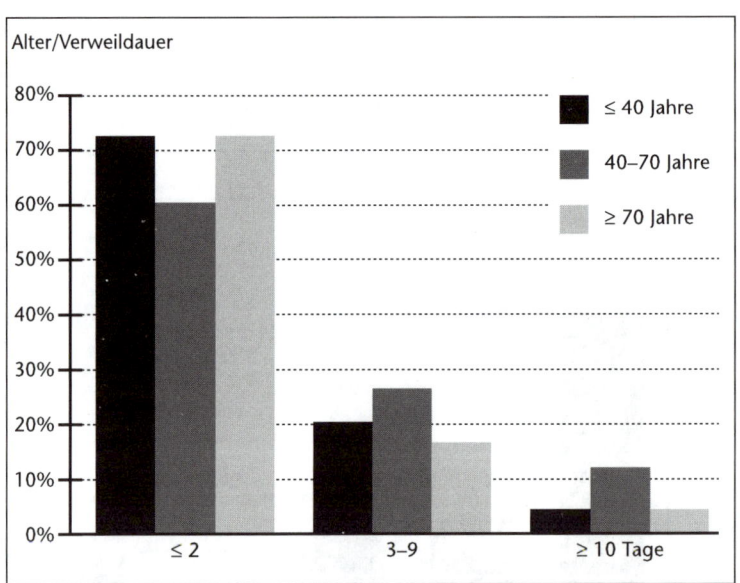

Abb. 3.14: Ältere Patienten lagen prozentual nicht länger auf der Station als jüngere Patienten. Die Verteilung der Liegezeit ist nahezu gleich.

40 Jahre	18 %
41–69 Jahre	67 %
(70 Jahre)	25 %

3.4.4   Erinnerungsvermögen

71 %	der Patienten dachten eher oder eindeutig oft an den Aufenthalt auf der Intensivstation zurück.
3 %	der Patienten konnten sich nicht an den Aufenthalt erinnern
55 %	der Patienten hatten Erinnerungslücken in den ersten Stunden, bzw. in den ersten Tagen (30 %).

Es gab keine Unterschiede zwischen Patienten, deren Aufenthalt kürzer und denen, deren Aufenthalt länger als ein halbes Jahr zurücklag.

3.4.5   Emotionaler Zustand

Während des Aufenthaltes auf der Intensivstation fühlten sich eher oder eindeutig:

sicher	91 %
verstanden	75 %
gelassen	69 %
hilflos	43 %
angespannt	38 %
unruhig	36 %
besorgt	36 %
niedergeschlagen	33 %
in sich zurückgezogen	33 %
traurig	32 %
ängstlich	26 %
gelangweilt	24 %
ausgeliefert	23 %
alleingelassen	15 %
unpersönlich behandelt	4 %
wütend	4 %

Hilflose Patienten gaben signifikant als Belastung bzw. Verunsicherung das ständige Auf-dem-Rücken-Liegen an (alle Patienten wurden auf Nimbus®-Matratzen gebettet, aber nicht darüber hinaus gelagert). Weitere Punkte (in dieser Reihenfolge) waren die mangelnde Information über ihre Diagnose,

Schmerzen, Durst, das An-die-Decke-Starren, mangelnde Verständigungsmöglichkeiten, und die Verwechslung von Traum und Wirklichkeit (Abb. 3.15).

Angespannte Patienten gaben (in dieser Reihenfolge) signifikant als Belastung bzw. Verunsicherung Schmerzen und mangelnde Information über medizinische Untersuchungen an (Abb. 3.16).

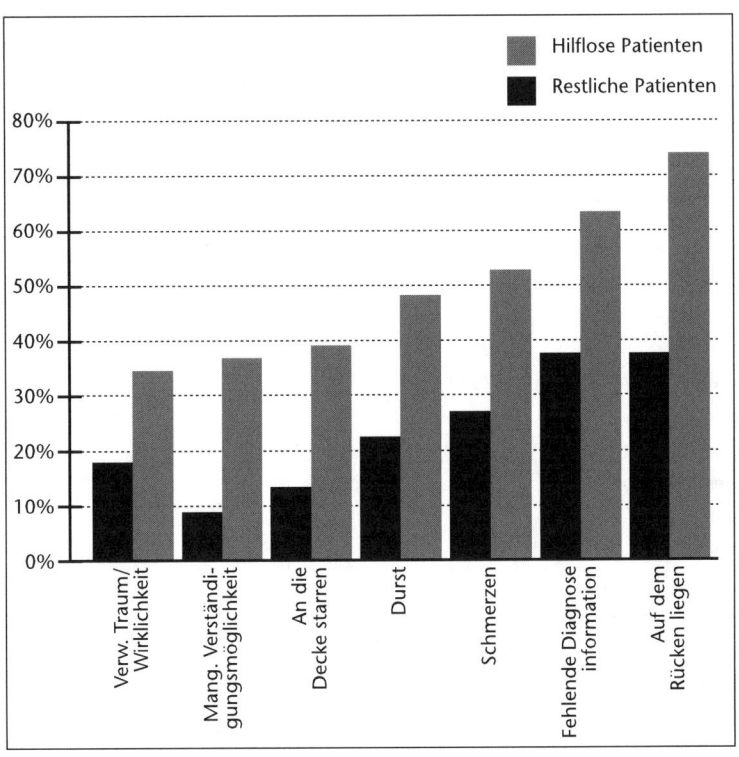

Abb. 3.15: Hilflose Patienten und ihre Beschwerden im Vergleich zu den übrigen Patienten. (s. Abb.)

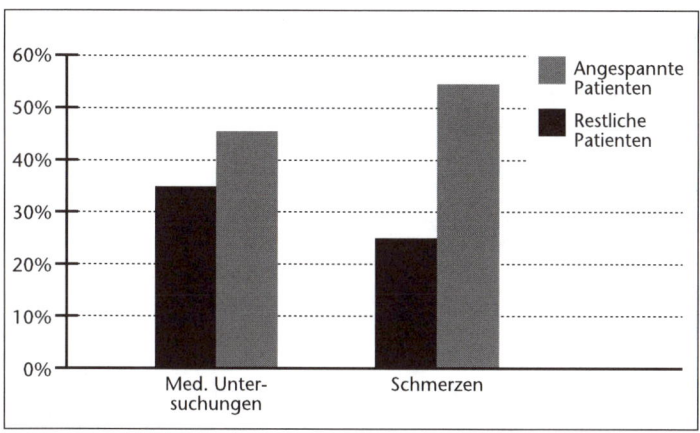

Abb. 3.16: Angespannte Patienten und ihre Beschwerden im Vergleich zu den übrigen Patienten.

In sich zurückgezogene Patienten gaben signifikant als Belastung, bzw. Verunsicherung zu wenig Gefühl für den eigenen Körper an.

3.4.6   Belastungen

Von den Patienten wurde Folgendes als Belastung empfunden:

Ständiges Auf-dem-Rücken-Liegen	56 %
Durst	39 %
Schlafmangel	38 %
Schmerz	35 %
Gleichbleibende (monotone) Geräuschkulisse	25 %
Mangelnde Verständigungsmöglichkeiten	25 %
Absaugen	25 %
Maschinelle Beatmung	23 %
Drehen im Bett	21 %
Umbetten bei Verlegung	20 %
Lärm in der Nacht	20 %
Lärm am Tage	16 %
Mobilisierung	14 %
Zu wenige Ruhephasen	11 %

Verbandswechsel	11 %
Waschen am Morgen	11 %
Mundpflege	10 %
Wechsel der Bettwäsche	9 %
Zu viele Aktivitäten am Morgen	9 %
Waschen am Abend	8 %
Häufige Kontrollmaßnahmen	8 %
Krankengymnastik	7 %
Ärztliche Visite	6 %
Privatgespräche des Personals	4 %
Augensalbe	2 %.

Schlafmangel: Patienten, die eher oder eindeutig unter Schlafmangel litten, gaben signifikant an, sich hilflos gefühlt zu haben und unter dem Mangel an Informationen über die Diagnose sowie unter Durst, Schmerzen, dem An-die-Decke-Starren, dem Lärm in der Nacht und dem Drehen im Bett gelitten zu haben (Abb. 3.17).

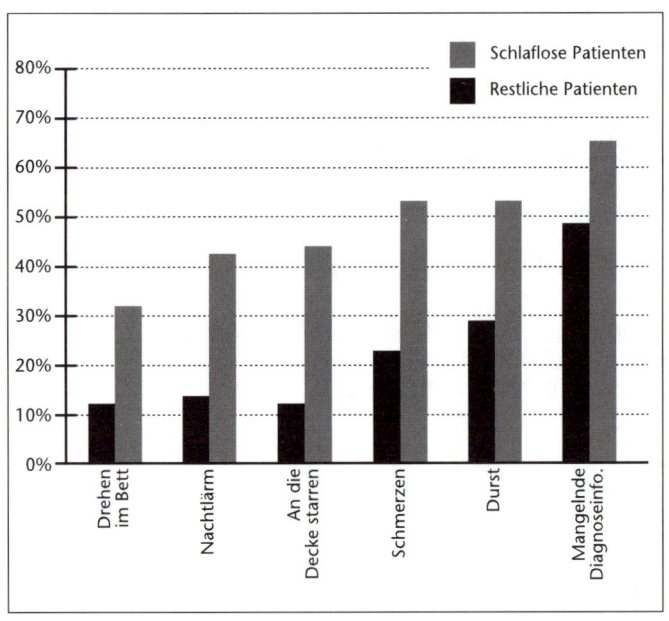

Abb. 3.17: Schlaflose Patienten und ihre Beschwerden im Vergleich zu den übrigen Patienten.

Schmerzen: Patienten, die eher oder eindeutig unter Schmerzen litten, gaben signifikant das ständige Auf-dem-Rücken-Liegen, Hilflosigkeit, Schlafmangel, Angespanntheit und Besorgtheit als Belastung an.

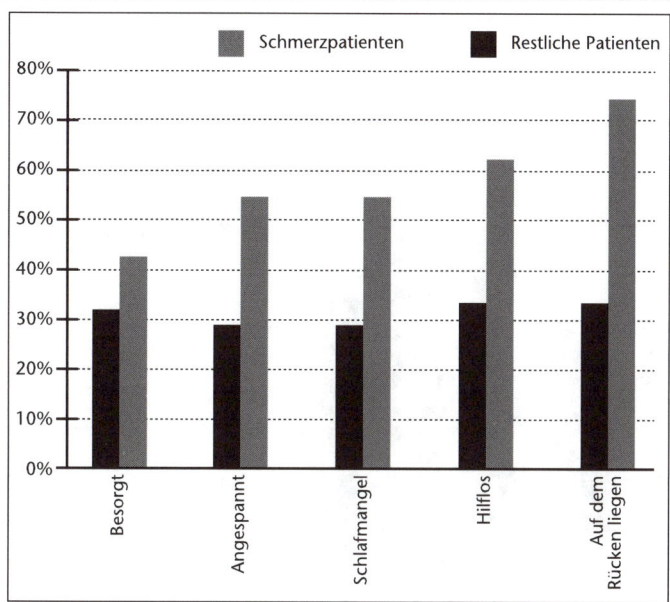

Abb. 3.18: Schmerzpatienten und ihre Beschwerden im Vergleich zu den übrigen Patienten.

3.4.7 Verunsicherung

Die Patienten fühlten sich eher oder eindeutig verunsichert durch:

Verwechslung von Traum und Wirklichkeit	28 %
Zu wenig Gefühl für den eigenen Körper	26 %
Das An-die-Decke-Starren	25 %
Einen veränderten Tag- und Nachtrhythmus	25 %
Schlechtes Sehen	18 %
Unbekannte Geräusche	16 %
Technische Geräte	14 %
Schlechtes Hören	11 %
Pflegerische Tätigkeiten	2 %.

Verwechslung von Traum und Wirklichkeit: Patienten, die eher oder eindeutig über die Verwechslung von Traum und Wirklichkeit klagten (Abb. 3.19), gaben signifikant als Belastung an, ständig auf dem Rücken zu liegen. Sie vermissten ebenso eine Uhr und litten unter zu wenig Körpergefühl und dem ständigen An-die-Decke-starren.

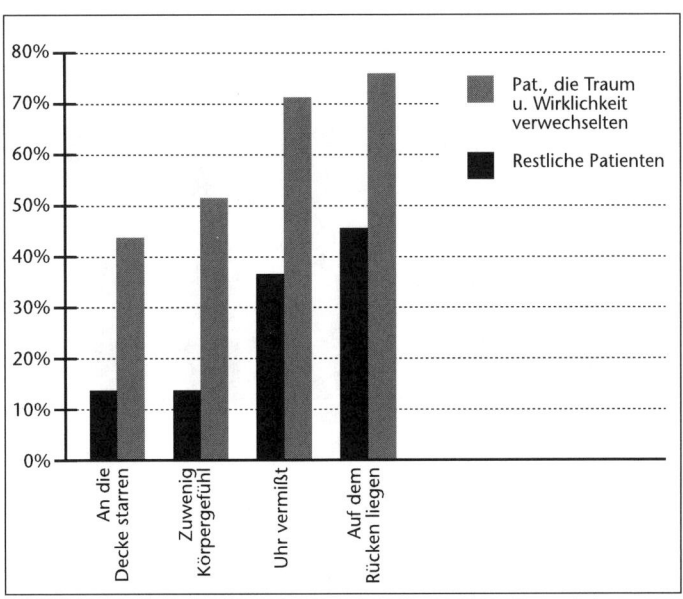

Abb. 3.19: Patienten, die Traum und Wirklichkeit verwechselten, im Vergleich zu den übrigen Patienten.

Zu wenig Gefühl für den eigenen Körper: Patienten, die eher oder eindeutig zu wenig Gefühl für den eigenen Körper empfunden haben, gaben signifikant an, traurig gewesen zu sein. Sie litten unter der Verwechslung von Traum und Wirklichkeit und waren niedergeschlagen (Abb. 3.20).

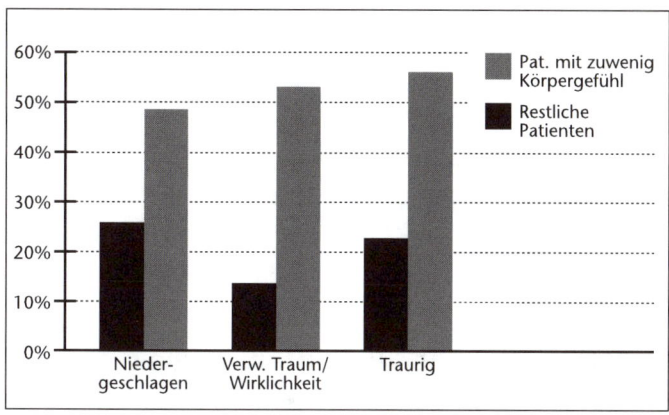

Abb. 3.20: Patienten, die unter zu wenig Gefühl für den eigenen Körper litten, im Vergleich zu den übrigen Patienten.

3.4.8 Ablenkung

Die Patienten hätten sich für ihren Aufenthalt gewünscht:

Eine deutlich lesbare Uhr	46 %
Telefon	30 %
Radio	32 %
Zeitschriften	30 %
Fernseher	30 %
Bilder	30 %
Kalender	26 %
Persönliche Gegenstände	22 %
Besuch	18 %

3.4.9   Informationsmangel

Die Patienten hätten zu folgenden Themen mehr Informationen benötigt:

Diagnose und weiterer Genesungsprozess	50 %
Medizinische Untersuchungen	40 %
Tagesablauf	19 %
Pflegerische Tätigkeiten	16 %.

3.4.10   Was hat den Patienten an der Betreuung gefehlt?

Namensschilder	48 %
Mehr Gespräche	16 %
Mehr Rücksicht auf Bedürfnisse	15 %
Einfühlungsvermögen	8 %
Wahrung der Intimsphäre	6 %
Distanz	2 %.

3.4.11   Integration der Patienten in die Gestaltung ihrer Pflege

Die Patienten hätten es gut gefunden, wenn sie folgende Punkte hätten mitgestalten können:

Zeitpunkt und Ablauf der Mobilisierung	27 %
Den Tagesablauf	25 %
Zeitpunkt und Ablauf des Waschens	23 %
Die eigene Pflege	23 %
Integration der Angehörigen in die Pflege	12 %.

3.4.12   Persönliche Anmerkungen der Patienten

Von den Antwortenden haben 73 % die Gelegenheit zu einer persönlichen Stellungnahme auf der letzten Seite des Fragebogens genutzt. 65 % von ihnen beschrieben mehr oder weniger ausführlich ihren weiteren Genesungsprozess. 64 % bedankten sich bei dem Pflegepersonal und den Ärzten, wobei 48 % explizit die gute Pflege und Betreuung, die Fürsorge, das Einfühlungsvermögen und eine liebevolle, freundliche Atmosphäre hervorhoben.

Besonders erwähnenswert fanden einige wenige z. B. Geduld und Gelassenheit des Pflegepersonals und dass sie sich besonders gut aufgehoben fühlten oder dass sie die Schwestern und Pfleger als große Hilfe erlebten, die hoffnungsvoll und trostspendend in einer besonders schweren Zeit auf sie einwirkten. Auch die großzügige Regelung der Besuchszeiten fand lobenswerte Erwähnung. Besonderen Nachdruck verliehen diejenigen Patienten ihrer Dankbarkeit, die betonten, dass die medizinische und pflegerische Betreuung auf der Intensivstation ihnen das Leben gerettet habe.

Aber auch negative Kritik fand ihren Platz. So betonten 8 % die fehlende Information durch die Ärzte. Einige nannten hier das Fehlen der Namensschilder für Ärzte und Pflegekräfte, das plötzliche Abbrechen der guten Betreuung nach Verlegung und ihre Schmerzen beim Umbetten zur Verlegung. Erwähnt wurden auch die fehlende psychische Betreuung, Angst vor tobenden Mitpatienten und mangelnder Zeitvertreib.

3.4.13 Interpretation und – mögliche – Konsequenzen

Die Studie deckt sich im Wesentlichen mit den Untersuchungen von Hannich (1987) und Tax (1994). Obwohl die Strukturen und Arbeitsabläufe der untersuchten Stationen verschieden sind, legen die Ergebnisse den Schluss nahe, sie verallgemeinernd betrachten zu können.

Betreuungsqualität und Defizite:

91 % der Patienten fühlten sich sicher, 75 % fühlten sich verstanden und 69 % gelassen. Unsere Pflege hat demnach eine sicherheitsvermittelnde, verstehende und ruhige Qualität. Nur wenige fühlten sich unpersönlich behandelt oder allein gelassen. Wir scheinen demnach auf die Individualität der Patienten eingehen zu können. Dennoch erlebten sich 43 % der Patienten als hilflos, 36 % als unruhig oder besorgt und schließlich 23 % als ausgeliefert. Eine Kausalität können wir zwar nicht beweisen, aber uns scheint die Ursache hier in einem zu geringen Informationsfluss und dem starken Bedürfnis der Patienten zu liegen, mehr über sich zu erfahren. 50 % der Patienten hätten sich mehr Informationen über ihre Diagnose und über medizinische Untersuchungen gewünscht. Patienten müssen demnach stärker über ihre Situation aufgeklärt werden. Und schließlich stand die mangelnde Information über die Diagnose wiederholt in signifikanter Relation zur Hilflosigkeit und zum Schlafmangel.

Wir müssen überdenken, ob dies nur ärztliche Aufgabe ist oder ob wir hier nicht auch in entsprechenden Situationen Informationen weitergeben oder ein pattientenorientiertes Gespräch zur emotionalen Entlastung führen können.

Pflege- und Patientenverständnis:

Für uns stehen Risiken und Stress der Intensivmedizin im Vordergrund, nicht aber die Lebensrettung, für die die Patienten dankbar sind. Wir scheinen die Patienten anders wahrzunehmen als sie sich selbst. Die Patienten fühlten sich sicher.

Die Ursachen für emotionalen Stress schienen nicht im unmittelbaren pflegerischen Verhalten, sondern in der körperlichen und seelischen Verarbeitung der postoperativen Phase zu liegen. Hier stellt sich uns die Frage, ob wir nicht unseren Stress auf die Patienten projizieren. Natürlich stehen einige Patienten unter Stress, aber es sind längst nicht so viele, wie wir ursprünglich angenommen hatten. Es stellt sich ebenso die Frage, ob wir nicht unseren Schmerz, unsere Abhängigkeit und unsere Ohnmacht auf die Patienten übertragen. Auch muss gefragt werden, warum wir uns ständig sagen müssen, wie sehr die Patienten leiden würden und warum wir ständig mit einem schlechten Gewissen nach Hause gehen müssen.

Die Patienten empfanden ihren Aufenthalt positiver, als wir ursprünglich angenommen hatten. Wir müssen demnach unsere Rolle als Pflegende und unser Selbstverständnis überdenken.

Belastungen und Verunsicherungen:

56 % der Patienten klagten über das ständige Auf-dem-Rücken-Liegen. Diese andauernde Lagerung hat eine deutliche Relation zum Schmerzempfinden und zur Verwechslung von Traum und Wirklichkeit.

Die Untersuchung von Knobel (1996) deutet an, dass eine Weichlagerung Verwirrtheitszustände, körperliche Missempfindungen und prolongierte Aufenthalte fördert. Die stationsinterne Vorgehensweise, Patienten wegen der Nimbus®-Matratzen nicht zu lagern, muss kritisch in Frage gestellt werden.

Ferner hatten 39 % der Patienten Durst, 38 % litten unter Schlafmangel und 35 % unter Schmerzen. Anscheinend können sich Durst, Schlafmangel und Schmerzen gegenseitig potenzieren. Hier ist ein besserer Informationsfluss zwischen Patient, Pflegenden und Anästhesie anzustreben. Das Durstgefühl kann durch gefrorene Watteträger (mit Fruchtsaft, Tee etc.) bei der Mundpflege ausgeglichen werden. Natürlich ist eine ausgeglichene, gesunde Flüssigkeitsbilanz fraglos das Wichtigste.

Medikamentös induzierter Schlaf spendet keine Erholung, deshalb ist es ratsam, den natürlichen Schlaf- und Wachrhythmus der Patienten zu fördern, z. B. durch abendliches, beruhigendes Waschen, zeitlich sinnvolles Mobilisieren oder eine späte Atemstimulierende Einreibung. Schmerzen und Analgesierung sind Sache der Anästhesie. Hier ist wieder der bessere Informationsfluss zwischen allen Beteiligten gefragt.

Die Faktoren Verunsicherung durch die Verwechslung von Traum und Wirklichkeit (28 %), zu wenig Körpergefühl (26 %) und An-die-Decke-Starren (25 %) zeigen eine deutliche Relation. Dem kann durch regelmäßiges Umlagern begegnet werden. Ferner können den Patienten individuelle basal stimulierende Angebote gegeben werden, z. B. eine therapeutische, den Körper nachformende Ganzkörperwaschung oder einer Frühmobilisierung, auch unter Beatmung.

Warum muss die Zimmerdecke einer Intensivstation beige sein und eine Klimaanlage zeigen, die den Patienten teilweise Angst macht? Klare und eindeutige Bilder oder Mobiles würden hier rasche Abhilfe schaffen, ebenso die Erhöhung des Kopfteils zur Erweiterung des Gesichtsfeldes sowie persönliche Bilder oder der vielfach gewünschte Fernseher.

3.4.14 Arbeitsstruktur

Den Wunsch nach Namensschildern äußerten 50 % der Patienten. Auch hier sollten deutlich lesbare Applikationen eingeführt werden.
Zur Orientierung wurden inzwischen deutlich lesbare Uhren an jedem Bettenplatz angebracht. Es fehlen aber noch große Kalender, ein tragbares Telefon oder zumindest eine Verlängerung der Leitung und ein häufigeres Angebot an Radio oder Zeitschriften.
Im untersuchten Kollektiv schienen es 25 % der Patienten zu begrüßen, wenn wir die Pflege und deren zeitliche Struktur gemeinsam gestaltet hätten. Dies waren vor allem jüngere Patienten unter 60 Jahren.
Unter dem Aspekt der Normalisierung des Schlaf-Wach-Rhythmus scheinen individuelle Angebote hier sehr sinnvoll. Die Integration der Angehörigen in die Pflege war ein Wunschgedanke von uns, allerdings mussten wir entdecken, dass dies nur ein Bruchteil der Patienten akzeptiert hätte. Natürlich ist es deshalb nicht ausgeschlossen, dass eine Integration in einzelnen Fällen als therapeutische Maßnahme indiziert sein kann.

3.4.15 Zusammenfassung

Im Januar 1995 wurden 360 ehemalige Patienten einer postoperativen Intensivstation angeschrieben und erhielten ein Fragebogen zum Erleben des Aufenthaltes. Wir wollten von ihnen erfahren, wie sie sich erlebt hatten, was sie als Belastung oder Verunsicherung empfunden haben und was ihnen gefehlt hat. 49 % der Befragten antworteten.
Die Patienten fühlten sich größtenteils sicher und verstanden; rund ein Drittel von ihnen erlebte sich hilflos, angespannt oder besorgt. Als Belastungen wurden vor allem das ständige Auf-dem-Rücken-Liegen, Durst, Schlafmangel und Schmerz beschrieben. Verunsicherung trat durch die Verwechslung von Traum und Wirklichkeit, zu wenig Körpergefühl und das ständige An-die-Decke-Starren auf. Als deutlicher Mangel wurde die geringe Information über ihre Diagnose und den weiteren Genesungsprozess oder über medizinische Untersuchungen genannt.
Unser Patientenverständnis, unsere Rolle als Pflegende, der Informationsfluss zwischen Patienten und Personal und viele gewohnte Handlungen müssen neu betrachtet und diskutiert werden.
Die Studie erfolgte unter der Mitarbeit von Lore Nydahl, Haiko Taudien, Michael Winzenburg, Pflegenden der Intensivstation B1 und Dr. Niederberger, Institut für Med. Psychologie der Christian Albrechts Universität Kiel.
Dieser Artikel ist erschienen in: Intensiv, Thieme, 4(1996) 6: 250–254.

3.5   Angst vor Basaler Stimulation ————

Es passiert immer wieder, dass Basale Stimulation von Pflegenden abgelehnt wird. Sie glauben, sie müssten zu den Patienten ins Bett krabbeln und kuscheln oder den Patienten ständig berühren. Viele Pflegende haben Angst vor Nähe. Sie sehen im Vorbeigehen, dass in der basal stimulierenden Pflege anscheinend enger Körperkontakt zu den Patienten gesucht wird, dass man den Patienten am besten mit dem eigenen Körper abstützt und scheinbar hemmungslos nahe ist. Ohne die (Selbst-)Erfahrung der Basalen Stimulation müssen die KollegInnen diese Pflege missverstehen.

Basale Stimulation ist etwas Neues, etwas Unbekanntes. Es gibt viele Gerüchte über die Inhalte der Basalen Stimulation. Wenn Pflegende erstmalig versuchen, diese Pflege umzusetzen, fühlen sie sich oft unsicher und nervös und überfordern sich und den Patienten.

Sie gelangen schnell in den Ruf eines exotisch Pflegenden und werden zur Zielscheibe der auf Station typischen Albernheiten. So ein Verhalten scheint normal zu sein. So normal, dass niemand dieses Verhalten hinterfragt.

Zahlreiche Pflegende gerade in der Intensivpflege scheinen eine ganz bestimmte psychische Struktur aufzuweisen. Viele der Pflegenden sind immer nett, freundlich und fleißig. Sie sind harmoniebedürftig und häufig nicht kritikfähig. Sie unterdrücken eine Reihe von Gefühlen, die sie nicht akzeptieren können. Sie verdrängen ihre eigene Hilflosigkeit und werden dabei ständig mit Hilflosigkeit konfrontiert. Extreme Minderwertigkeitsgefühle werden durch extreme Leistungen in der Pflege kompensiert. Sie grenzen sich nach innen ab und gehen nach außen in der Arbeit auf. Gleichzeitig haben sie ein schlechtes Gewissen, weil sie nur selten ihren unrealistischen Arbeitsanforderungen gerecht werden können. Dadurch stehen sie unter Druck. Sie müssen die Patienten und sich selbst ständig kontrollieren. Gerade die Intensivpflege bietet ihnen dafür ein ideales Arbeitsfeld. Sobald sie ihre Schattenseite spüren, müssen sie noch mehr leisten, um sich psychisch stabil zu halten. Sie arbeiten einerseits mit Menschen zusammen, sie suchen Nähe, scheuen aber gleichzeitig jeden echten Kontakt, weil das auch echten Kontakt mit sich selbst bedeuten würde.

Diese Pflegenden werden durch Basale Stimulation überfordert. Sie meiden emotionale Nähe. Gerade Apalliker und Komatöse sind gut geeignet, um in sie all die Gefühle von Machtlosigkeit, Hilflosigkeit, Abhängigkeit, Kummer und Trauer zu projizieren. Echter Kontakt und der Versuch, sich auf die Wahrnehmung des Patienten und damit auch auf seine emotionale Situation zu konzentrieren, bedeutet in Kontakt mit den projizierten Gefühlen zu treten. Dies ist gefährlich für die eigene psychische Stabilität und macht Angst.

Es gibt noch die anderen Pflegenden. Die entdecken die Basale Stimulation für sich als eine Art der Pflege, in der sie noch mehr leisten, noch besser pflegen können. Sie lernen und leisten dann auch Basale Stimulation, sie drücken ihre Angst vor Nähe beiseite und vergewaltigen ihre eigenen Gefühle, um mit ihrer „selbstlosen" Nähe etwas Gutes leisten zu können. Je mehr sie geben, desto besser wird es auch funktionieren. Basale Stimulation wird zu einem neuen Instrument, um die innere Abgrenzung zu verstärken, und sie werden Basale Stimulation „machen", weil sie glauben, dadurch endlich perfekt pflegen zu können.

Eine mögliche Lösung kann darin bestehen, sich darüber klar zu werden, welche eigenen Gefühle abgelehnt werden. Diese Gefühle müssen im eigenen Bewusstsein Schritt für Schritt wieder lebendig akzeptiert werden. Machtlosigkeit, Hilflosigkeit, Abhängigkeit, Kummer und Trauer werden dann wieder zu wichtigen Bestandteilen des eigenen Lebens. Die Abgrenzung nach innen wird aufgelöst, und eine bewusste, aktive Abgrenzung nach außen ist möglich. Körperliche wie emotionale Nähe zum Patienten werden möglich, weil Hilflosigkeit, Ohnmacht oder Verwirrung nichts Bedrohendes mehr darstellen. Durch die Akzeptanz der eigenen Minderwertigkeit muss nicht mehr maximale Leistung zur Kompensation gefordert werden. Gefühle müssen nicht mehr in den Patienten projiziert werden. Der Patient muss nicht mehr geheilt werden oder funktionieren, auch muss er nichts mehr leisten. Dadurch wird es möglich, den Patienten als emotional eigenständige Person wahrzunehmen, und dies ermöglicht eine viel deutlichere Wahrnehmung als vorher. Es ist möglich, seinen Stress, seine Trauer, seine Ohnmacht wahrzunehmen. Es ist möglich, dem Patienten in seiner Wahrnehmung zu begegnen und ihn auf seinem Weg zu begleiten. Die Ablehnung der pflegerischen Angebote ist nicht mehr ein persönlicher Misserfolg, sondern die Entscheidung des Patienten.

Und die körperliche Nähe ist dann nicht mehr „ins Bett krabbeln", sondern aktive, emphatische Wahrnehmungsförderung.

3.6 Basale Stimulation im Team umsetzen _

Basale Stimulation scheint sich als eine Möglichkeit der wahrnehmungsfördernden Pflege, als ein neues Pflegekonzept zu etablieren. Obwohl diese neue Pflege immer mehr Anklang findet, hören wir doch leider noch zu oft, wie schwer es sei, Basale Stimulation im Alltag umzusetzen. Basale Stimulation setzt eine Reflexion des eigenen Pflege- und Selbstverständnisses voraus und

stellt unterschiedliche Anforderungen an das Team und dessen Arbeits- und Zeitstrukturen.
Die hier genannten Aspekte möchten wir anhand der grundlegenden Gedanken der Basalen Stimulation und unserer Erfahrung vertiefen.

3.6.1   Pflegeverständnis

Die basal stimulierende Pflege erfordert eine ganzheitliche Sichtweise, die den Patienten als gleichwertigen, selbstverantwortlichen Mitmenschen betrachtet und seine Befindlichkeit im Erleben der Krankheit einbezieht.

Wie ist das Verhältnis zwischen Patient und Pflegenden?

Aus der Sicht der Basalen Stimulation wird der Patient als Mensch erlebt, der in seinem gesamten Sein durch die veränderte Wahrnehmung betroffen ist, und nicht nur als ein Patient, dessen Pflege seine Bedürfnisse berücksichtigt bzw. dessen krankheitsbedingte Defizite auszugleichen versucht. Desweiteren ermöglicht die Einbeziehung der persönlichen Biografie, der Angehörigen und Freunde, dem Patienten zu erhalten, was er kennt und schätzt. Daraus ergibt sich letztlich auch ein von Bienstein und Fröhlich immer wieder benanntes Prinzip: Der Patient entscheidet, welche Stimulationsangebote für ihn sinnvoll sind. Dadurch hat die Kommunikation in der Pflege eine andere Grundlage. Sie ist ein Angebot zum Dialog auf der Basis pflegerischen Handelns. Pflege und Interaktion werden gemeinsam entwickelt. Basale Stimulation ist nicht die Summe einzelner Maßnahmen, die am Patienten verrichtet werden, sie ist vielmehr eine andere, individuellere Art, mit Patienten - und mit sich selbst – umzugehen.

Diese hoch individualisierte Pflege signalisiert dem Patienten, dass er gemeint ist – als Mensch mit eigener Geschichte und Persönlichkeit. Dieses Erleben ermöglicht es dem in seiner Wahrnehmung beeinträchtigten Patienten nicht nur, eine sinnvolle Orientierung zu sich selbst und seiner Umwelt zu finden, sondern erhält auch seine Autonomie und Menschenwürde.

Die basal stimulierende Pflege erfordert beispielsweise gegenüber der Funktionspflege eine andere, prozessorientierte Denk- und Handlungsweise von den Pflegenden. Das Selbstverständnis, die Kommunikation und die Interaktion sind anders. Dies macht es für Pflegende schwierig, sie umzusetzen. Allerdings steht Basale Stimulation nicht im Widerspruch zur herkömmlichen Pflege, sondern baut auf dieser auf. Manche sprechen hier von einem neuen Pflegebewusstsein, das natürlich auch ein anderes, neues Selbstverständnis der Pflege meint.

3.6.2   Selbstverständnis

Basale Stimulation verändert auch die Pflegenden selbst. Sie schulen ihre Wahrnehmung, um die Wahrnehmung des Patienten fördern zu können.

Sie werden sensibler gegenüber ihren eigenen Bedürfnissen und ihrer eigenen Umwelt. Pflegende werden selbstbewusster, hinterfragen sich und erlangen die Fähigkeit, ihre Arbeit zu reflektieren.

Was bedeutet Basale Stimulation für den Einzelnen?

Gerade in der Betreuung wahrnehmungsgestörter Patienten ist es notwendig, sich der eigenen Ohnmacht, Abhängigkeit und Verwirrtheit etc. bewusst zu sein, um sich vor Übertragung und Projektionen in einer emotional nahen Situation zu schützen. Wenn Sie sich selbst als ganzheitlichen Menschen erfahren, können sie Nähe zulassen mit der Gewissheit, sich aktiv, ihren Bedürfnissen entsprechend, abgrenzen zu können und den Patienten als das zu betrachten, was er ist: als gleichwertigen Menschen, den Sie unterstützend begleiten. Diese Betrachtungsweise schafft für Sie den Freiraum, um sich auch in der Pflege individuell zu verwirklichen, um kreativ und selbstbewusst zu arbeiten.

Dieses positive, professionelle Selbstbewusstsein verändert auch das Berufsbild der Pflegenden, hin zu einer eigenverantwortlichen, therapeutisch arbeitenden Berufsgruppe.

Dabei sollte auch berücksichtigt werden, dass die Basale Stimulation sich als eine integrierende Pflege versteht, die anbietet und Ablehnung akzeptiert. Diese Art des Umgangs miteinander gilt auch für die Zusammenarbeit im Team.

3.6.3   Das Team

Oft wird ein Mitarbeiter aus einem Pflegeteam zu einem Grundlagenkurs Basale Stimulation entsandt oder ist aus eigenem Interesse dabei, um neue Impulse in der Pflege aufzunehmen. Doch wie sollen die hier gewonnenen Erkenntnisse an das Team weitergegeben werden, und wer entscheidet, ob und wie sich die Pflege daraufhin verändern soll?

Welche Reaktionen sind zu erwarten?

Etwas Neues wird in sehr menschlicher Weise von den meisten erst einmal misstrauisch auf Tauglichkeit beurteilt und nur sehr zaghaft angenommen. Basale Stimulation braucht in der ersten Umsetzungsphase sowohl von den Vertretern wie auch den Zaghaften viel Toleranz, damit sich das Team nicht in die Gruppe der Befürworter und der Gegner teilt.

Es hat sich aus unserer Erfahrung als sinnvoll erwiesen, die Einführung der Basalen Stimulation nicht von einer Person abhängig zu machen. Häufig gelten vorpreschende basal stimulierend Pflegende als Exoten (und erhalten schnell die soziale Rolle des schwarzen Schafes). Es kommt zu Missverständnissen, und die Idee der Basalen Stimulation wird an der Gruppenakzeptanz einzelner Personen festgemacht. Bewährt hat sich die Bildung einer Arbeitsgruppe (unterschiedlichster Auffassungen) mit der Zielsetzung: Was spricht für oder gegen die Einführung der basal stimulierenden Pflege?

Welche Befürchtungen werden häufig geäußert?

Die Nähe- und Distanzproblematik bildet oft einen Diskussionspunkt im Team. Die Vermittlung wahrnehmungsfördernder, emotionaler Nähe ist in der Basalen Stimulation fraglos einer der wichtigsten Punkte, allerdings wird hier nicht von den Pflegenden verlangt, dass sie sich emotional vergewaltigen.

Basale Stimulation regt die Pflegenden zur professionellen Nähe an. Diese Nähe ist vergleichbar mit der patientenorientierten Gesprächsführung nach Rogers:
Der Therapeut beobachtet und spiegelt Wahrgenommenes; der Patient fühlt sich verstanden, entlastet und emotional akzeptiert. Für unsere professionelle Nähe gilt das Gleiche: Wir müssen nichts Substanzielles geben, nicht ausbrennen, um Nähe vermitteln zu können.

Wir spiegeln Wahrgenommenes auf allen Wahrnehmungsebenen: auditiv, visuell, somatisch etc. und regen so einen emotionalen Dialog auf der Wahrnehmungsebene des Patienten an. Dies kann nach unserer Erfahrung für Außenstehende manchmal sehr nahe oder sogar zärtlich aussehen und so ist es nur verständlich, wenn Betrachter Bedenken äußern. Hier ist es wichtig, den KollegInnen Berührungsqualitäten erfahrbar zu machen!

Ein anderer Aspekt der Nähe- und Distanzproblematik entsteht vor allem in einer kontinuierlichen Bezugspflege, die eine sehr gute Basis für alle therapeutischen Konzepte darstellt, so auch für die Basale Stimulation. Sollte ihr Team noch keine Bezugspflege oder Bereichspflege umgesetzt haben, ist zu hinterfragen, wie die kontinuierliche Patientenbetreuung zu Gewähr leisten ist. Kontinuierliche Pflege ist für Ungewohnte eine anstrengende Erfahrung. Die Akzeptanz, unangenehme Gefühle aussprechen zu können, um sie zu verarbeiten und eventuell bearbeiten zu können, ist dabei außerordentlich wichtig. Wenn es vom Team akzeptiert wird, hat sich eine begleitende Supervision sehr bewährt.

Wie kann die Motivation im Team gefördert werden?

Wir haben die Erfahrung gemacht, dass die Kollegen selten durch eine sachbezogene und logische Argumentationsweise dahingehend zu motivieren sind, die basal stimulierende Pflege einzubeziehen. Es wirkt sich auch eher negativ aus, wenn durch die Basale Stimulation der Stationsablauf behindert wird. Wenn Sie beispielsweise wegen einer basal stimulierenden Ganzkörperwaschung nicht mit den anderen wie gewohnt um 9.00 Uhr am Frühstückstisch sitzen können, werden die Kollegen sich ihren Teil denken. Ihre Neugierde wird viel eher geweckt, wenn sie bemerken, dass der basal stimulierend Pflegende entspannt wirkt und mit seiner Arbeitsweise zufrieden ist. Die positiven Resultate in der Zusammenarbeit mit dem Patienten sind jedoch der eigentliche Schlüssel zur erfolgreichen Umsetzung und Akzeptanz der basal stimulierenden Pflege.

Was geschieht, wenn nicht alle Kollegen die basal stimulierende Pflege für sich annehmen können?

Wenn Sie im Team auch Ablehnung annehmen, so heißt dies auch, dass nicht restlos alle Kollegen die Basale Stimulation für sich akzeptieren müssen. Es jedoch wichtig, dass alle Kollegen über Basale Stimulation als wahrnehmungsfördernde Pflege informiert sind. Dies könnte beispielsweise durch eine abendliche Impulsveranstaltung erfolgen. Erleichternd ist es nach unserer Meinung, wenn die Stationsleitung die Umsetzung der Basalen Stimulation aktiv begleitet und reflektiert.

Welche Voraussetzungen sind notwendig, um die Basale Stimulation im Team einzuführen?

Die basal stimulierend Pflegenden sollten über fundierte Kenntnisse verfügen, wie sie in einem Grundlagenkurs vermittelt werden. Die Erfahrung hat gezeigt, dass die praktischen Probleme erst Wochen nach dem Kurs auftauchen. Von daher sollte nach einer im Team festgelegten Praxisphase eine Vertiefung bzw. Reflexion mit den eigenen Erfahrungen zur Basalen Stimulation angeboten werden. Sinnvoll erscheint es uns auch, einem Basisseminar in zwei Abschnitte zu teilen, wobei bereits ein Tag zur Reflexion vorgesehen ist.
Die Akzeptanz und die Effektivität dieser neuen Pflege im Team hängt insbesondere von dem gemeinsamen Pflegeverständnis ab, wie wir dies bereits im vorangegangenen Abschnitt verdeutlicht haben.
Bei der Umsetzung der Basalen Stimulation sind jedoch auch die vorhandenen Arbeitsstrukturen und die zeitlichen Ressourcen zu berücksichtigen, auf die wir im Anschluss eingehen möchten.

3.6.4   Arbeitsstrukturen

Wie ist das mit der Zeit?

Basale Stimulation als fördernde Pflege setzt andere Prioritäten, als eine funktionell orientierte Pflege. Es ist notwendig, Arbeitsabläufe flexibel gestalten zu können, um eine patientenorientierte Tagesstruktur zu Gewähr leisten, die insbesondere Zeiten für Aktivitäten (Angebote), Ruhe- und Nachtzeiten vorsieht. Diese Vorgehensweise erfordert gerade in der Intensivpflege eine hohe Akzeptanz und Toleranz vonseiten der Mitarbeiter. Das Anlegen einer Prioritätenliste hat sich als flexibles Hilfsmittel sehr bewährt. Hier soll klar formuliert und begründet werden, welche Tätigkeiten guten Gewissens (auch in die nächste Schicht!) verschiebbar sind und welche unbedingt erledigt werden müssen. Auch hier sind Kompromisse gefragt.

Wie kann basal stimulierende Pflege geplant und dokumentiert werden?

Gerade im Intensivbereich ist eine geplante Pflege aus den verschiedensten Gründen nur selten zu finden. Ein Kompromiss für den Übergang wäre hier zum Beispiel die gemeinsame Festlegung von Pflegeprioritäten wie „Wahrnehmung der nächsten Umwelt fördern" etc. Diese Prioritäten könnten in den Teambesprechungen oder bei den Pflegevisiten erarbeitet und als Zielsetzung für alle Angebote an den Patienten umgesetzt werden.

Diese Pflegeprioritäten müssen natürlich für alle leicht erkennbar und schriftlich dokumentiert sein. Ferner ist wegen der individuellen Betreuung eine ausführliche Dokumentations- und Informationsstruktur ratsam. Es gibt inzwischen verschiedene Anamnese- und Dokumentationssysteme für die basal stimulierende Pflege. Am besten ist es jedoch, wenn Sie ein eigenes System zur Dokumentation entwerfen. Wichtig: Alle diese Veränderungen benötigen Zeit!

Wie lange kann die Umsetzung dauern?

Die Integration und Umsetzung dieses neuen Pflegekonzeptes kann 2–4 Jahre dauern. Lassen Sie sich Zeit! Erstellen Sie am besten im Team einen Stufenplan zur Umsetzung. Überlegen Sie sich, welche Patienten mit welchen Problemen bei Ihnen liegen und was die Basale Stimulation für sie anbietet. Dabei sollte das Augenmerk darauf liegen, dass die Basale Stimulation nicht als noch mehr Pflege, sondern als eine andere Pflege verstanden wird.

3.6.5 Zum Abschluß

Wir zeigen Ihnen hier noch den Entwurf einer Umsetzungsstrategie für eine Intensivstation, der mit Einschränkungen natürlich auch für eine Allgemeine Station gelten kann. Verwenden Sie diesen Entwurf als Anregung, aber entwickeln Sie in jedem Fall eigene Ideen und sprechen Sie sich gut mit Ihren KollegInnen ab!

Umsetzung der Basalen Stimulation in einem Pflegeteam

Schritt 1: Informationssammlung und Konzeptentwicklung

- Welche Gründe sprechen dafür oder dagegen, das Konzept umzusetzen?
- Was kann im Team gefördert oder verdeckt werden?
- Welche Zielsetzungen können entwickelt werden?
- Für welche Patienten bietet sich das Konzept an?
- Welche Voraussetzungen muss das Team mitbringen?
- Wie werden die MitarbeiterInnen geschult?
- Wie gehen Sie mit Ablehnung Einzelner im Team um?
- Was setzen Sie wann um?
- Müssen die Arbeitsstrukturen verändert werden?
- Müssen die zeitlichen Abläufe geändert werden?
- Wie muss der Informationsfluss gestaltet werden?
- Wie sieht die Zusammenarbeit mit anderen Stationen /Abteilungen aus?

Schritt 2: Basale Stimulation kennenlernen

- Zuständigkeiten des Teams klären
- (Abendliche) Informationsveranstaltung – am besten am konkreten Patientenbeispiel
- Basisseminar Basale Stimulation
- Literatur und Videos bereitstellen
- Zeitliches Limit setzen: z. B. 8 Wochen als Testphase, danach Auswertung, damit die
  - KollegInnen nicht unter emotionalen Druck gesetzt werden, sondern weiterhin das
  - Gefühl haben, frei entscheiden zu können.

Schritt 3: Umsetzung beginnen

- Konzeptinhalte einüben (Bezugspflege, deutliches Berühren etc.)
- Einen für alle verbindlichen Minimalkonsens entwickeln:
  - Initialberührung
  - Klare, eindeutige Berührungen
  - Nur eine Information zur Zeit
  - Auf die Wahrnehmungsfähigkeit des Patienten Rücksicht nehmen

- Evtl. Personenunabhängige Angebote (z. B. Lagerungen)
- Zeitliche Struktur einbehalten
- Persönlicher Anamnesebogen zur Pflegeanamnese (im Post-OP Bereich)
- Verwendung Persönlicher „Wert"-Gegenstände der PatientInnen
- Initialberührung und Namensnennung
- Erste Umsetzung der basal stimulierenden Ganzkörperwaschung
- Atemstimulierende Einreibung
- Frühmobilisierung (auch unter kontrollierter Beatmung)
- Kontinuierliche Betreuung (Bezugspflege)
- Umgrenzende Lagerung in der Aufwachphase
- Uhr mit Datumsanzeige
- Anpassung der Arbeitsabläufe
- Reflektion im Team (evtl. Supervision).

Schritt 4: Weitere Konzeptinhalte

- Ausführliche Anamnese
- Angehörige integrieren
- Intensive Bezugspflege
- Weitere somatische Stimulation
- Vestibuläre und vibratorische Stimulation
- Aktivitäts- und Ruhephasen
- Strukturierung eines individuellen Tag- und Nachtrhythmus
- Organisatorische und zeitliche Umstrukturierung
- Zusammenarbeit mit stationsinternen KollegInnen, die nicht im Pflegebereich tätig sind
- Reflektion im Team.

Schritt 5: weitere Konzeptinhalte

- Orale, auditive und visuelle Stimulation
- Taktil-haptische Stimulation
- Individuelle Planung für einen Patienten
- Zusammenarbeit mit externen Bereichen
- Reflektion im Team.

Diese Umsetzung kann ein 4-Jahresplan sein!

In der Basalen Stimulation gibt es keine Patentrezepte, ebenso wenig können und wollen wir Ihnen welche für die Umsetzung auf Ihrer Station geben. Wir verstehen die Tipps als unterstützende Anregung, als Hilfe, um einen bestimmten Weg zu finden. Gehen müssen Sie ihn selbst.

4 Anhang

4.1 Dokumentation

Dokumentation ist wegen der individuellen Herangehensweise in der Basalen Stimulation ohne Frage wichtig. Gerade die „Kleinigkeiten" der Beobachtung und Durchführung machen den Erfolg der Basalen Stimulation aus.

Wie bei den Anamnesebögen genügen die herkömmlichen Dokumentationsbögen nur selten, und auch hier haben wir eigene Formulare entwickelt, die die Dokumentation erleichtern und nachvollziehbar machen sollen.

Der Durchführungsbogen soll uns ermöglichen, situativ darzustellen, in welcher Art und Weise basal stimulierende Pflege angeboten wird. Gleichzeitig kann der Bogen uns Gelegenheit geben, die Reaktionen der Patienten beschreibend wiederzugeben. Dieser Dokumentationsbogen und der Anamnesebogen aus Essen stellen für uns ein Instrument zur pflegerischen Evaluation (Sinnhaftigkeit der Angebote) dar.

Wir haben für die Intensivstation B1 in Kiel einen weiteren Dokumentationsbogen entworfen. Dieser Bogen wird zusätzlich zu den anderen Dokumentationsbögen benutzt, um die andere Pflege der Basalen Stimulation hervorzuheben.

Alle pflegerischen Tätigkeiten bis auf Verbandswechsel, Katheterwechsel u.a. können damit erfasst werden. Der in Abb. 4.2 gezeigte Bogen kann ein Beispiel sein und soll dazu anregen, selbst einen Dokumentationsbogen zu entwerfen, der den Anforderungen der jeweiligen Station gerecht wird. Als Anamnesebogen wird der „Persönliche Fragebogen zur Pflegeanamnese" verwendet, den notfalls auch die Angehörigen ausfüllen können.

DATUM:	POP:	HZ:

PFLEGEMASSNAHMEN

A. BEWUSSTSEINSSTIMULATION / basale Stimulation

Ebene: I.   II.   III.   VI.   V.
- somatisch   - basal   auditativ   - taktil   - visuell
- vibratorisch   - oral   - haptisch
- vestibulär

Ruhephasen: --> Dauer (Tag / Nacht)_____   Initialberührung: _____

B. SPEZIFISCHE MASSNAHMEN: _____

C. 1. Körperwäsche: (s. Standard)   **2. Haarwäsche:**   **3. Rasur:** _____ tg.
- belebend mit _____ / tg. ___ / ___ min.   - belebend mit _____ / ___ /Wo   - Klinge
- beruhigend mit _____ / tg. ___ / ___ min.   - beruhigend mit _____ / ___ /Wo.   - Elektro
- n. Bobath mit _____ / tg. ___ / ___ min.   - Rasierwasser j / n
- _____ / tg. ___ / ___ min.

4. Einreibung/ Massage   **5. Vibration:**   **6. Atmung:** _____ tg
- belebend mit _____ / tg. ___ / ___ min.   - Lunge ___ / ___ min. ___ pro Tag   - Richtungsatmen
- beruhigend mit _____ / tg. ___ / ___ min.   - _____ / ___ min. ___ pro Tag   _____ min.
- atemstim. mit _____ / tg. ___ / ___ min.   - _____ / ___ min. ___ pro Tag   - Lungendrainage
- _____ / tg. ___ / ___ min.   - _____ / ___ min. ___ pro Tag   _____ min.

7. Bettart: **8. Lagerung: (in Ruhe --> keine Massnahmen)**
- Wasserbett   - Rü/ re 15/ li 15/ Rü/ re 30/ li 30/ evtl. 135/
- Luftbett   - _____ - _____ - _____
- LF   - 2 stdl. --> 5 min. hart / ohne Lagerungshilfsmittel
- AC   - Wechsel Pulsation / Rotation alle 2 Stunden für _____ min.
- _____   -

9. Verbandswechsel: (s. Standard)   **10. Mobilisation:**
- SWK   - Sternum   - _____   - passiv/ aktiv _____ min. ___ tg.
- ZVK   - Mediast.   - _____   - _____ _____ min. ___ tg.
- art. Kath.   - Pleura re/ li   - _____   - _____ _____ min. ___ tg.
- Bein   - _____   - _____ _____ min. ___ tg.

D. PFLEGE / THERAPIE

Geschmacksrichtung
Stimulation   _____ min./___ tg.

E. PFLEGE/ THERAPIE

Geruchsrichtung
Stimulation   _____ min./___ tg.

F. PFLEGE/ THERAPIE

Geräusche/ Musik
Stimulation   _____ min./___ tg.

G. PFLEGE/ THERAPIE

Bilder/ Mobiles
Stimulation   _____ min./___ tg.

Abb. 4.1: Dokumentationsbogen aus Essen

Anmerkungen zu dem Bogen:
Der Bogen ersetzt nicht die mündliche Übergabe! In den jeweiligen Kategorien (siehe a) werden die einzelnen Maßnahmen eingetragen, im Uhrzeitbereich wird ein X für eine durchgeführte Maßnahme eingetragen mit einem Zusatz über das Verhalten des Patienten. Abkürzungen (siehe b) für das Verhalten sind unterhalb der Kopfleiste zu finden. Diese Abkürzungen werden mit „nicht feststellbar" etc. (siehe c) ergänzt, um das Verhalten des Patienten zu verdeutlichen.

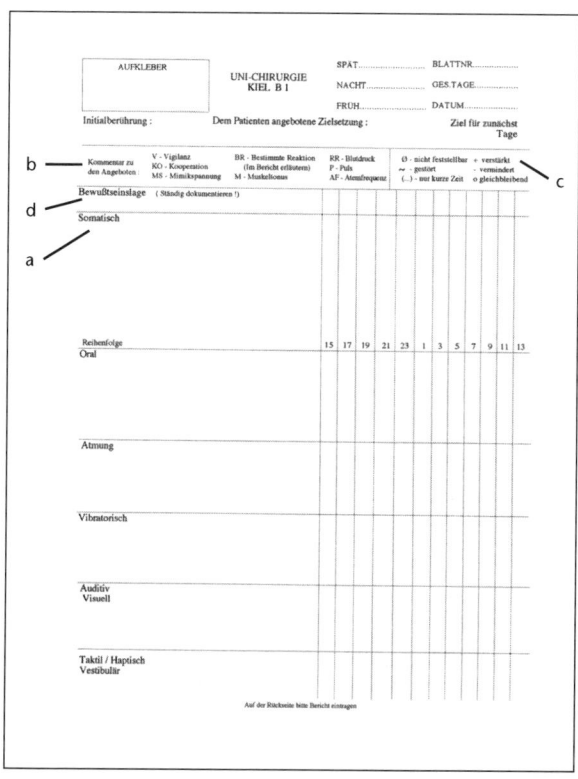

Die Bewusstseinslage (siehe d) wird ständig dokumentiert, um einen Verlauf und gegebenenfalls eine Relation zu bestimmten Medikamenten o.Ä.. erkennen zu können.

Die Kategorien Auditiv/Visuell und Taktil-haptisch/Vestibulär sind einfach aus Platzgründen zusammengefasst worden.

Auf der Rückseite ist Platz für einen ausführlichen Pflegebericht. Hier können Tipps wie „Bei der Mundpflege Ellenbogen unterstützen" oder „Hr. Meier hat heute zum ersten Mal einen Schluckversuch geschafft" eingetragen werden. Außerdem werden Angebote auf ihre Wirkung beurteilt, um sie gegebenenfalls zu verändern.

AUFKLEBER	UNI-CHIRURGIE KIEL B 1	SPÄT......................... BLATTNR................
		NACHT...................... GES.TAGE................
		FRÜH........................ DATUM......................

Initialberührung :   Dem Patienten angebotene Zielsetzung :   Ziel für zunächst Tage

Kommentar zu den Angeboten :	V - Vigilanz KO - Kooperation MS - Mimikspannung	BR - Bestimmte Reaktion (Im Bericht erläutern) M - Muskeltonus	RR - Blutdruck P - Puls AF - Atemfrequenz	Ø - nicht feststellbar + verstärkt ~ - gestört - vermindert (...) - nur kurze Zeit o gleichbleibend

Bewußtseinslage (Ständig dokumentieren !)

Somatisch

Reihenfolge — 15 | 17 | 19 | 21 | 23 | 1 | 3 | 5 | 7 | 9 | 11 | 13

Oral

Atmung

Vibratorisch

Auditiv Visuell

Taktil / Haptisch Vestibulär

Auf der Rückseite bitte Bericht eintragen

Bericht

Spät

Welche Angebote waren dem Erreichen des Zieles förderlich ?

Welche waren eher hinderlich ?

Nacht

Welche Angebote waren dem Erreichen des Zieles förderlich ?

Welche waren eher hinderlich ?

Früh

Welche Angebote waren dem Erreichen des Zieles förderlich ?

Welche waren eher hinderlich ?

Abb. 4.2: Dokumentationsbogen aus Kiel

4.2   Kursleiter und Praxisbegleiter für Basale Stimulation

Sollten Sie weitere Informationen benötigen oder auch einen Kontakt zu Personen aufbauen wollen, die sich im Bereich der basalen Stimulation qualifiziert haben, so wenden sie sich bitte an die Regionalgruppen. Hier können Sie auch Informationen über Fortbildungsangebote erhalten.

Zur Fortbildung im Bereich Basale Stimulation gibt es die Möglichkeiten, ein Einführungs-, Basis- oder auch ein Aufbauseminar zu besuchen. Diese werden von Kursleitern und auch Praxisbegleitern für Basale Stimulation in der Pflege angeboten. Da die Zahl dieser qualifizierten Personen immer mehr zunimmt, wollen wir auf eine Adressenliste, wie sie in der ersten Auflage erschienen ist, verzichten.

Regionalgruppe Nord

Inge Hintz und Thomas Pahl, Deichstr. 29, 21423 Winsen/Luhe

Regionalgruppe Rhein Main

Ingrid Galley, Am Apfelberg 15, 35638 Leun

Regionalgruppe NRW

Marlis Wedde, Gneisenaustr. 61, 47057 Duisburg

Regionalgruppe Süd-West

Uwe P. Ludwig-König, Hauptstr. 100, 75328 Schömberg

Regionalgruppe München

Gabriele Jordan, Scharfreiterplatz 14, 81549 München

Regionalgruppe St. Gallen

Peter Müller, Am Tobelbach 4, 88138 Weissenberg

Regionalgruppe Süd-Ost

Monika Hummel, Egerländerstr. 15, 96215 Lichtenfels

Regionalgruppe Österreich

Landesakademie für höhere Fortbildung in der Pflege, Sr. M. Restitutagasse 12, 2340 Mödlingen, Österreich

Schweiz

Regionalgruppe Bern

Elisabeth Röttlisberger, Hofenstr. 5a, 3032 Hinterkappellen, CH

Regionalgruppe Winterthur

Brigitte Gmelin, Spotstr. 5, 5430 Wettingen, CH;
Brigit Stahel, Im Winkel 3, 8562 Märstetten, CH

Regionalgruppe Zürich

Gabriele Breusch, Hildastr. 5, 8004 Zürich, CH;
Gerda Latterner, Buchenstr. 38, 4054 Basel, CH

Internet

Auf der Homepage der Basalen Stimulation finden sie weitere Informationen über das Konzept.
http://www.basale-stimulation.de

4.3 Praxisbegleiter für Basale Stimulation in der Pflege

Nachdem C. Bienstein und Prof. A. Fröhlich die weitere Ausbildung der Kursleiter wegen beruflicher Überlastung nicht mehr wahrnehmen können, haben sich im deutschsprachigen Raum fünf Gruppen qualifiziert, die nunmehr eine vertiefte Ausbildung im Konzept der Basalen Stimulation anbieten. Ziel dieser Ausbildung ist es, die Teilnehmenden zu befähigen, das Konzept der Basalen Stimulation in der Praxis umzusetzen und Pflegende darin zu begleiten.

Alle Angebote enthalten je 240 praktische und theoretische Unterrichtsstunden. Die Ausbildung wird über ein Jahr im Blockunterricht berufsbegleitend angeboten. Die Preise sind angeglichen.

Essen

Kontaktadresse: z. Hd. P. Schran, Bildungsinstitut der Elisabeth Kliniken, Beethovenstr. 15, 45138 Essen
Kursleiter: Th. Buchholz, A. Gebel-Schürenberg, P. Nydahl, A. Schürenberg

Kaiserswerth

Kontaktadresse: M. Goßen, Kaiserswerther Seminare, Alte Landstr. 161, 40489 Düsseldorf
Kursleiter: G. Bartoszek, E. v. Eimen, M. Friedhoff, M. Goßen, B. Hemmer, M. Pertzborn

Süddeutschland

Kontaktadresse: Jochen Koller, Haldenweg 1, 87789 Woringen, Tel.: 08331-490198, Fax: 82639
Kursleiter: B. Döttlinger, J. Koller, E. Meyer, G. Vogel-Schmelz, E. Wust.

Schweiz und Bodenseeraum

Kontaktadressen:
Wolfgang Götzfried, Eschlbacher Str. 22, 84524 Neuötting, Tel. u. Fax: 08671-71642 oder 0172-6704246 oder
Anne Christine Vögele, Flurhofstr. 52b, CH-9000 St. Gallen, Tel.: priv. 0041-71-2458134, geschäftl. 0041-71-4942597
Kursleiter: W. Götzfried, F. Lückhoff, Th. Musitelli, A. C. Vögele

Österreich

Kontaktadresse: D. Hoffmann, NÖ Landesakademie für höhere Fortbildung in der Pflege. Sr. M. Restitutagasse 12, A-2340 Mödling
Kursleiter: D. Hoffmann, M. Haimberger, H. Kirchweger, J. Rannegger, U. Reisenberger, B. Rupprecht, E. Sturmer

4.4 Literaturverzeichnis

Affolter, F.: Wahrnehmung, Wirklichkeit und Sprache. Neckar Verlag, Villingen-Schwenningen, 1991

Anzieu, D.: Das Haut-Ich. Verlag Suhrkamp Taschenbuch, Frankfurt/M., 1996

Ayres, J.: Bausteine der kindlichen Entwicklung, Springer Verlag, Berlin, Heidelberg, 1992

Bartoszek, G.; Nydahl, P.: Ich begleite dich durch deine Verwirrtheit. Zeitschrift für Mitglieder der Deutschen Gesellschaft für Fachkrankenpflege (GFK), (1996) 1: 15-20

Bartoszek, G.; Nydahl, P.: Von der pflegerischen Maßnahme zum therapeutischen Handeln. Pflege Aktuell, DBfK-Verlag, Eschborn (1995) 7-8: 509–511

Bartoszek, G.; Nydahl, P. (Hrsg.): Basale Stimulation: Gedanken und Anwendung in der Pflege (CD-ROM). Ullstein Medical, Wiesbaden 1998

Bartoszek, G.: Basale Stimulation in der postoperativen Intensivpflege – eine Übersicht. Intensiv 8/94: 83–85

Bartoszek, G.: Basale Stimulation in der Intensivpflege. In: Meyer et al. (Hrsg.): Handbuch der Intensivpflege. Ecomed Verlag 1998

Bielefeldt, E.: Tasten und spüren. Ernst Reinhardt Verlag, München, 1991

Bienstein, C.: Berührung ist Begegnung. not (1995) 4: 48–50

Bienstein, C.; Fröhlich, A. (Hrsg.): Bewusst-los. Verlag selbstbestimmtes Leben, Düsseldorf, 1994

Bienstein, C.; Fröhlich, A.: Basale Stimulation in der Pflege. Verlag selbstbestimmtes Leben, Düsseldorf, 1994

Bienstein, C.; Zegelin, A.: Handbuch Pflege. Verlag selbstbestimmtes Leben, Düsseldorf, 1995

Brechbühler, M.: Wiederbelebung durch die Sinne. Krankenpflege Soins Infirmiere (1995)

Breitenbach, E.: Material zur Diagnose und Therapie auditiver Wahrnehmungsstörungen. Verlag edition bentheim, Würzburg, 1995

Buber, M.: Ich und du. Reclam, Stuttgart 1995

Buchholz, Th.: Basale Stimulation – Pflegequalität. Pflegen ambulant (1993) 5: 11–18

Buchholz, Th.; Gebel-Schürenberg, A.; Nydahl, P.; Schürenberg, A.: Der Körper eine unförmige Masse – Wege der Habituationsprophylaxe. Die Schwester Der Pfleger, Bibliomed Verlagsgesellschaft, Braun Melsungen 7/1998

Dörner, K.; Plog, P.: Irren ist menschlich. Bonn, 1996

Dudel, J.; Menzel, R.; Schmidt, R.: Neurowissenschaft. Verlag Springer, Berlin, Heidelberg, 1996

Eriksen, Erik H.: Identität und Lebenszyklus. Suhrkamp, Frankfurt/M., 17. Aufl. 1998

Feldenkrais, M.: Abenteuer im Dschungel des Gehirns. Suhrkamp Taschenbuch Verlag, Frankfurt/M., 1981

Findeisen, D.G.R.; Pickenhain, L.: Immunantwort und Psyche. Edition Universitas, Stuttgart 1990

Fröhlich, A. (Hrsg.): Lernmöglichkeiten. Edition Schindele, Universitätsverlag Heidelberg, 1995

Fröhlich, A. (Hrsg.): Wahrnehmungsstörungen und Wahrnehmungsförderung. Edition Schindele, Universitätsverlag Heidelberg, 1997

Fröhlich, A.: Basale Stimulation. In: Neander, K. et al.: Handbuch der Intensivpflege. Ecomed Verlagsgesellschaft, Landsberg, 1994

Fröhlich, A.: Basale Stimulation. Pflege Aktuell (1995) 6–7: 504–508

Fröhlich, A.: Basale Stimulation – das Konzept. Verlag selbstbestimmtes Leben, Düsseldorf 1998

Fröhlich, A.; Haupt, U.; Bienstein, Chr.: Fördern – Pflegen – Begleiten. Verlag selbstbestimmtes Leben, Düsseldorf 1997

Grond, E.: Die Pflege verwirrter alter Menschen. Lambertus Verlag, Freiburg i. Br., 1992

Gründler, E.: Koma. In: Psychologie heute, 6/96: S. 36–41, Julius Beltz GmbH & Co. KG, Weinheim

Guski, R.: Wahrnehmen – ein Lehrbuch. Verlag W. Kohlhammer, Stuttgart, Berlin, Köln, 1996

Gustorff, D.: Musiktherapie als Orientierungshilfe bei bewusstseinsgestörten Patienten. Intensiv 4/96, 59–61

Hannich, H.: Medizinische Psychologie in der Intensivbehandlung. Springer Verlag, Berlin, Heidelberg, 1987

Hannich, H.; Dirkes, B.: Ist Erleben im Koma möglich? Intensiv 4/96: 4–7

Hannich, H.: Die Individualität des Patienten nicht aus den Augen verlieren. Krankenhaus Arzt 67 (1994) 4: 150–158

Hensel, U.; Nydahl, P.: Basale Stimulation – Entwicklung eines Dialogs mit bewusstseinsgestörten Patienten. Die Schwester Der Pfleger 10/97, Bibliomed Verlagsgesellschaft, Melsungen, S. 847–853

Jones, J.: Hearing and memory in anaesthetised patients. Br Med J 292 (1986): 1291–1293

Kalweit, E.: Psychoneuroimmunologie. Die Schwester Der Pfleger 6/99, Bibliomed, Braun Melsungen, S. 455–463

Knobel, S.: Wie man sich bettet, so bewegt man. Pflege 2/96: 134 ff., Verlag Hans Huber, Bern 1996

Lehmann, A.: Basale Stimulation in der Pflege verwirrter Patienten am Beispiel der Atemstimulierenden Einreibung. In: Lehmann, A.; Lengauer, A.; Schürenberg, A.; Taubenberger, M.: Die Atemstimulierende Einreibung und Basale Stimulation in verschiedenen Bereichen der Kranken- u. Altenpflege. Berichte zur Pflegeforschung und Pflegepraxis – herausgegeben im

Auftrag der Agnes Karll-Stiftung; Bd. 9 Sonderband, I.Zimmermann Verlag, Hervester Str. 26, 46286 Dorsten 1998

Lengauer, M.: Die Atemstimulierende Einreibung als Bestandteil der präoperativen Vorbereitung von kardiochirurgischen Patienten. In: Lehmann, A.; Lengauer, A.; Schürenberg, A.; Taubenberger, M.: Die Atemstimulierende Einreibung und Basale Stimulation in verschiedenen Bereichen der Kranken- u. Altenpflege. Berichte zur Pflegeforschung und Pflegepraxis – herausgegeben im Auftrag der Agnes Karll-Stiftung; Bd. 9 Sonderband, I. Zimmermann Verlag, Hervester Str. 26, 46286 Dorsten 1998

Luft, A.; Drews, U.: NeuroTutor. Das Gehirn auf vernetzten Wegen. Vers. 1.0, CD-ROM, Georg Thieme Verlag, Stuttgart, New York, 1994

Lurija, A.: Der Mann, dessen Welt in Scherben ging. Rowohlt Verlag, Hamburg, 1991

Montagu, A.: Körperkontakt. Klett-Cotta Verlag, Stuttgart, 1987

McDoughall, J.: Theater des Körpers. Weinheim, 1991. Und Anzieu, D.: Das Haut-Ich. Frankfurt/M., 1996

Neander, K.-D. et al.: Der Einfluss von Weichlagerung auf die Körperwahrnehmung und -haltung. Pflege 4/96, S. 293–299, Verlag Hans Huber, Bern 1996

Neander, K. D. (Hrsg.): Musik und Pflege. Urban & Fischer, München 1999

Nydahl, P: Wie erleben Patienten die Intensivstation? Intensiv, Thieme, 4(1996) 6: 250–254.

Nydahl, P.: Angehörige Integrieren. Die Schwester Der Pfleger (1996) 5: 439–440

Nydahl, P.: Basale Stimulation – Pflege als Basis zur Kommunikation. Pflegezeitschrift 4/99, Kohlhammerverlag, Stuttgart 1999.

Pickenhain, L.: Basale Stimulation – Neurowissenschaftliche Grundlagen. Verlag selbstbestimmtes Leben, Düsseldorf, 1998

Platting, K.-H.: Spürnasen und Feinschmecker. Springer Verlag, Berlin, Toronto, New York, London, Paris, Tokyo, Hong Kong, Barcelona, Budapest, 1995

Rannegger, J.: Kornfeld Übung® KÄF - Ü® - Förderung des menschlichen Gleichgewichtssystems. Rannegger, J. Graz, Österreich 1997. Weitere Informationen durch
© DGKP J. Rannegger, Wieserstr. 8, A-8541 Schwanberg

Roth, G.: Das Gehirn und seine Wirklichkeit. Suhrkamp Verlag, Frankfurt/M., 1996

Salomon, F.: Bewusstsein und Bewusstlosigkeit aus anästhesiologischer und intensivmedizinischer Sicht. In: Bienstein, C.; Fröhlich, A. (Hrsg.): Bewusst-los. Verlag selbstbestimmtes Leben, Düsseldorf, 1994

Scheidt von, J.; Scheidt von, Ch.; Eikelbeck, M.: Psychologie für Krankenpflegeberufe. München, 1991

Schmidt, R.: Neuro- und Sinnesphysiologie. Springer Verlag, Berlin, Heidelberg, 1995

Schönle, P.W.: Neurophysiologische Untersuchung von extern nicht beobachtbaren Fähigkeiten (covert behavoir) bei Patienten der Frührehabilitation. In: Symposium-Kuratorium ZNS, HVBG Hauptverband der gewerblichen Berufsgenossenschaften 1995

Schürenberg, A.: Die Atemstimulierende Einreibung als einschlafförderndes Mittel in der Klinik. Pflege 6 (1993) 2: 135–143

Schwender, D.: Wachheit während der Narkose. Wissenschaftliche Verlag Abteilung, Abbott GmbH, 1992

Schwender, D.: Wachzustände während Allgemeinanästhesie. Anaesthesist (1995) 44: 743–754

Schwörer, Ch.: Der apallische Patient. Gustav Fischer Verlag, Stuttgart, 1992

Smith, S.A.: Extended body image in the ventilated patient. Intensive Care Nursing (1989), Longman group UK Ltd. 1980

Tax, E.: Einfluss pflegerischer Maßnahmen auf das Wohlbefinden des Patienten. Intensiv, Thieme Stuttgart, 3/94: 111–116

Thiele, G.: Handlexikon der Medizin: Urban & Schwarzenberg, 1980

Thornton, C.: Evoked Potenzials in anaesthesia. Europ J Anaesth 8 (1991): 89–107

Thornton, C.; Newton, D.: The auditory evoked response: A measure of depth of anaesthesia. Balliere's Clin Anaesth 3 (1989): 559–585

Traub, R.: Der Mensch, ein Schrank. In: Neander, K. D. (Hrsg.): Musik und Pflege. Urban & Fischer, München 1999

Vester, Frederik: Denken, Lernen, Vergessen. dtv Verlag, München 1978

Zieger, A.: Dialogaufbau mit komatösen neurochirurgischen Patienten. In: Lipp, Schlaegel: Wege von Anfang an. Neckar Verlag 1996

4.5 Autorenverzeichnis ───────────

Gabriele Bartoszek, Fachkrankenschwester für Anästhesie- und Intensivpflege und Kursleiterin für Basale Stimulation®, von 1981 bis 1994 in der Intensivpflege tätig, seit 1996 beschäftigt in der innerbetriebliche Fortbildung (IBF) am Universitätsklinikum der Gesamthochschule Essen, Sevenarstr. 7 D-45127 Essen
e-mail: gabriele.bartoszek@uni-essen.de

Dr. paed. Andreas Fröhlich, Professor für Allgemeine Sonderpädagogik in Landau/Pfalz,
Xylanderstr. 1, 76829 Landau/Pfalz

Renate Gsodam, diplomierte Schwester für Gesundheits- und Krankenpflege, Fachschwester für Anästhesie- und Intensivpflege, Praxisbegleiterin für Basale Stimulation® in der Pflege.
Gerlamoos 37, 9754 Steinfeld, Österreich

Ute Hensel, freiberuflich tätige Diplom Psychologin und Supervisorin für Krankenpflege (DGS), Hallerstr. 72, 20146 Hamburg

Ulf Lindstedt, Anästhesist in der Klinik für Anästhesiologie und operative Intensivmedizin am Klinikum der Christian Albrechts Universität zu Kiel, Arnhold-Heller-Str. 2, 24105 Kiel

Peter Nydahl, Krankenpfleger und Kursleiter für Basale Stimulation®
seit 1990 in der Intensivpflege tätig, Klinik für Neurologie am Klinikum der Christian Albrechts Universität Kiel, Niemannsweg 147, 24105 Kiel
e-mail:p.nydahl@ki.comcity.de

Index